A SOLUÇÃO PARA O ALZHEIMER

Dra. Ayesha Sherzai & Dr. Dean Sherzai

A SOLUÇÃO PARA O ALZHEIMER

Um programa revolucionário para prevenir e reverter os sintomas da perda de memória em qualquer idade

Tradução de
Eduardo Rieche

1ª edição

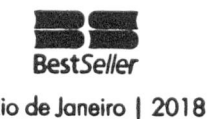

Rio de Janeiro | 2018

CIP-BRASIL. CATALOGAÇÃO NA PUBLICAÇÃO
SINDICATO NACIONAL DOS EDITORES DE LIVROS, RJ

S557s

Sherzai, Ayesha
    A solução para o Alzheimer: um programa revolucionário para prevenir e reverter os sintomas da perda de memória em qualquer idade / Ayesha Sherzai, Dean Sherzai; tradução Eduardo Ceschin Rieche. – 1ª ed. – Rio de Janeiro: Best*Seller*, 2018.

    Tradução de: The Alzheimer's Solution
    ISBN 978-85-4650-104-5

    1. Alzheimer, Doença de. 2. Alzheimer, Doença de – Pacientes – Cuidado e tratamento. I. Sherzai, Dean. II. Rieche, Eduardo Ceschin. III. Título.

18-48749
                    CDD: 616.83
                    CDU: 616.89-008.461

Texto revisado segundo o novo Acordo Ortográfico da Língua Portuguesa.

Título original
THE ALZHEIMER'S SOLUTION

Copyright © 2017 Dean Sherzai e Ayesha Sherzai.
Copyright da tradução © 2018 by Editora Best Seller Ltda.

Capa: Anderson Junqueira
Editoração eletrônica: Abreu's System

A permissão para usar a arte da página 163 foi concedida
pelo The Royal Melbourne Hospital Radiology.

Este livro contém conselhos e informações sobre cuidados de saúde. Deve ser usado para complementar, mais do que substituir, as orientações de seu médico ou outro profissional de saúde especializado. Se você souber que teve ou suspeite ter algum problema de saúde, recomendamos que procure a orientação de seu médico antes de aderir a qualquer programa ou tratamento médico. Todos os esforços foram feitos para garantir a precisão das informações contidas neste livro na data de sua publicação. Esta editora e os autores não se responsabilizam por quaisquer consequências médicas que possam ocorrer como resultado da aplicação dos métodos sugeridos neste livro.

Todos os direitos reservados. Proibida a reprodução,
no todo ou em parte, sem autorização prévia por escrito da editora,
sejam quais forem os meios empregados.

Direitos exclusivos de publicação em língua portuguesa para o Brasil
adquiridos pela
EDITORA BEST SELLER LTDA.
Rua Argentina, 171, parte, São Cristóvão
Rio de Janeiro, RJ – 20921-380
que se reserva a propriedade literária desta tradução.

Impresso no Brasil

ISBN 978-85-4650-104-5

Seja um leitor preferencial Record.
Cadastre-se e receba informações sobre nossos lançamentos e nossas promoções.

Atendimento e venda direta ao leitor
mdireto@record.com.br ou (21) 2585-2002.

*Dedicamos este livro a dois
dos maiores homens que já conhecemos:*

*nossos avôs,
Dr. Zahir e F.M. Zikria,*

*que plantaram as sementes do conhecimento
e da descoberta, e que acabaram perdendo suas vidas
para a mesma doença que buscamos curar.*

Sumário

Introdução   9

PARTE 1
A verdade sobre o Alzheimer

1. Mitos e mal-entendidos   19
2. O poder da medicina do estilo de vida   48
   A solução para o Alzheimer: avaliação de risco 79

PARTE 2
O plano NEURO

3. Nutrição   93
   Seu programa personalizado de nutrição 136
4. Exercícios   153
   Seu programa personalizado de exercícios 177
5. Descontração   191
   Seu programa personalizado de descontração 206
6. Restauração   214
   Seu programa personalizado de restauração 233
7. Otimização   245
   Seu programa personalizado de otimização 270

Conclusão   285
Uma observação sobre nossas pesquisas   289
Receitas   295

Agradecimentos   *333*
Notas   *335*

Introdução
A epidemia do Alzheimer

Se alguém nos dissesse, há 15 anos, que escreveríamos o primeiro livro sobre a única solução cientificamente comprovada para a epidemia mundial da doença de Alzheimer, nunca teríamos acreditado. Quinze anos atrás, éramos jovens neurologistas praticando a medicina da maneira como haviam nos ensinado. Esperávamos que os bilhões de dólares doados para financiar pesquisas sobre o Alzheimer resultariam em uma cura, algum tipo de pílula que pudesse afetar a patologia sobre a qual aprendemos tanto. Procuramos pelas bolsas de pesquisa mais prestigiadas em nosso campo — nos Institutos Nacionais de Saúde e na Universidade da Califórnia, em San Diego, — e trabalhamos com os principais pesquisadores na vanguarda da luta contra a doença de Alzheimer. Queríamos encontrar uma solução. E, finalmente, a encontramos — mas não é a solução que esperávamos.

Durante esses 15 anos, descobrimos pesquisas científicas promissoras sobre os fatores que influenciam significativamente a doença de Alzheimer; pesquisas que revelaremos no Capítulo 2 deste livro e que revolucionaram a forma como praticamos a medicina. Durante esses 15 anos, realizamos um dos estudos mais abrangentes sobre a incidência da demência e concebemos um protocolo inovador para o tratamento e a prevenção do Alzheimer, um trabalho que teve início na Universidade de Loma Linda e depois nos levou ao Cedars-Sinai, em Los Angeles, antes de voltarmos a Loma Linda para continuar nossa pesquisa e atender as comunidades em todo o sul da Califórnia e mais além. E, durante esses 15 anos, tratamos milhares de pacientes que sofriam desde uma deficiência cognitiva leve até a doença de Alzheimer com nosso inovador plano NEURO, ajudando-os a reverter os sintomas, a evitar novos declínios, a acrescentar alguns anos às suas vidas e a mudar a trajetória de sua saúde.

Muitos desses pacientes compartilharam suas histórias conosco. Eles nos contaram que seus pais ou avós tiveram a doença de Alzheimer e que desenvolvê-la era seu maior medo. Eles nos contaram sobre a humilhação de precisar depender de cuidadores para atender às suas necessidades básicas. Eles acreditavam que não existia tratamento; que seriam condenados ao ostracismo se outras pessoas descobrissem sobre sua condição. Alguns desses pacientes estão em estado de negação. Alguns estão tendo problemas para se lembrar de nomes, ou ficam perdidos em um ambiente familiar. Alguns já possuem um diagnóstico formal de Alzheimer quando chegam à nossa clínica, incapazes de se expressar ou de reconhecer seus entes queridos. Se escolheu este livro, então há uma grande chance de você ou alguém que ama ter uma dessas histórias para contar. Você pode estar sem esperança em relação ao futuro. Sabemos que está procurando algo, qualquer coisa que possa fazer. Sabemos que você está com muito medo.

Há motivos para ter medo. Enquanto todas as doenças crônicas que você possa imaginar — doenças cardiovasculares, diabetes, câncer, acidente vascular cerebral, HIV — estão em declínio, as mortes devido ao Alzheimer aumentaram quase 87% na última década. A próxima década pode ser ainda pior: 10% das pessoas com mais de 65 anos desenvolverão alguma forma de demência, e as pessoas com mais de 85 anos têm 50% de chance de desenvolver a doença. Muitos de nós podem esperar, razoavelmente, viver além dos 85 anos, ainda mais com os tratamentos para câncer e outras doenças graves melhorando. Isso significa que quase todos, e com certeza todas as famílias, serão afetados pela doença de Alzheimer.

Em 2016, a doença de Alzheimer foi a sexta maior causa de morte nos Estados Unidos. Alguns pesquisadores acreditam que ela seja grosseiramente subestimada nos atestados de óbito. Muitas vezes, a causa oficial da morte de uma pessoa com a doença é um problema relacionado à demência, como pneumonia por aspiração. Isso significa que a doença de Alzheimer pode, de fato, ser a terceira doença com maior índice de mortalidade dos Estados Unidos, atrás apenas de problemas cardíacos e do câncer. A questão não é mais *se* desenvolveremos a doença, mas *quando*.

Como se os custos emocionais não fossem altos o suficiente, também há impressionantes custos financeiros. A doença de Alzheimer é, de longe, a mais cara a ser administrada, com valores atingindo 226 bilhões de dólares nos Estados Unidos em 2017, e 604 bilhões de dólares em todo o mundo. É provável que este custo anual aumente para trilhões de dólares nas próximas décadas, sobrecarregando nosso já tensionado sistema de saúde. Em 2015, a Organização Mundial de Saúde estimou que o número total de pessoas com Alzheimer em todo o mundo aumentará para 135,5 milhões até 2050. Até lá, os custos globais superarão os 20 trilhões de dólares. Esse número não leva em conta a grande quantidade de horas não remuneradas aos cuidadores. Somente em 2015, eles forneceram cerca de 18 bilhões de horas em cuidados não remunerados. As exigências dessa doença poderiam implodir não apenas nosso sistema de saúde, mas todo o nosso sistema financeiro.

Quinze anos atrás, não fazíamos ideia de que nosso campo de estudo e pesquisa desempenharia um papel crucial em nossa saúde, como nação e como espécie. Naquela época, aceitávamos a abordagem convencional da neurologia, embora pudéssemos constatar que ela deixava os pacientes com declínio da capacidade cognitiva dolorosamente à míngua. Tal abordagem cumpria quase sempre o seguinte protocolo: os pacientes eram examinados, realizavam testes neuropsicológicos abrangentes e, às vezes, eram submetidos a ressonâncias magnéticas cerebrais. Um diagnóstico seria elaborado com base no estágio de declínio da capacidade cognitiva e, em uma consulta de acompanhamento com familiares, os pacientes seriam informados de que sua doença era crônica e sem tratamento. Eles recebiam panfletos informativos de lares de idosos e eram encorajados, naquele momento, a tomar decisões de vida importantes, enquanto suas faculdades ainda estavam intactas. Muitos pacientes seriam, então, transferidos para médicos de atendimento básico, pois acreditava-se que um neurologista pouco poderia fazer além de definir o diagnóstico e prescrever um tratamento sintomático. Devido a essa abordagem convencional, os pacientes presumiam que seus sintomas eram determinados por genes inconvenientes. Acreditavam que o declínio era inevitável, que nada poderia ser feito. Todo esse processo era devastador para nossos pacientes e para nós.

Se isso lhe parece familiar, queremos que saiba que há esperança. Existe uma maneira de prevenir o declínio da capacidade cognitiva, retardar sua progressão e melhorar a qualidade de vida para aqueles que já têm um diagnóstico. O que a medicina convencional não contou a você nem a seus entes queridos, nem a qualquer uma das quase 6 milhões de pessoas que vivem com a doença de Alzheimer nos Estados Unidos, ou às 47 milhões em todo o mundo, é que, dentro de uma expectativa de vida normal, 90% dos casos de Alzheimer podem ser prevenidos. Este percentual merece ser repetido: 90% dos avós, pais, maridos e esposas poderiam ter sido poupados. Noventa por cento das pessoas que conviveram com a doença de Alzheimer ou a demência não tinham os recursos ou o conhecimento de que precisavam para evitar essa doença devastadora. Noventa por cento dos seres humanos podem evitar a doença de Alzheimer e, em relação aos restantes, os 10% com forte risco genético para o declínio da capacidade cognitiva, a doença pode ser adiada entre dez a 15 anos.

Esta não é apenas uma estimativa ou um desejo impossível: são índices baseados em uma ciência rigorosa e nos resultados notáveis que observamos em nossa clínica, que compartilharemos neste livro. Como ficou comprovado, a solução para o Alzheimer estava escondida bem à nossa vista. Hoje, sabemos que a doença e a saúde cognitiva geral são profundamente influenciadas por cinco principais fatores de estilo de vida representados, em inglês, pelo acrônimo NEURO — Nutrição, Exercícios, Descontração, Restauração e Otimização. Existem ligações diretas entre a nutrição deficitária, a falta de exercícios, o estresse crônico, o sono ruim, a medida com que desafiamos e envolvemos nossos cérebros e as doenças neurodegenerativas. A verdade é que as escolhas que fazemos a cada dia determinam nosso destino cognitivo — mas quase não temos consciência desse fato crucial, apesar da verdadeira crise em que estamos imersos quando se trata da doença de Alzheimer.

Por que não somos mais conscientes? Por que não existem avisos de utilidade pública sobre os efeitos cognitivos causados por uma dieta com alto teor de açúcar e pelo sedentarismo? Por que os médicos não informam seus pacientes que eles são capazes de controlar o processo de declínio da capacidade cognitiva e, inclusive, de aumentar o poder e a resiliência de seus cérebros? Como é possível que tantos pacientes nossos tenham pulado de médico em médico e ainda não tenham encontrado ninguém no sistema de saúde que soubesse como intervir e mudar os comportamentos que aceleram a doença?

Se está buscando respostas para essas perguntas, está no lugar certo:

- Se você tem um ente querido com doença de Alzheimer e quer ajudar a retardar a progressão dos sintomas, está segurando a única solução comprovada para cumprir tal objetivo.
- Se você está sofrendo de uma deficiência cognitiva leve, nosso plano NEURO o ajudará a reverter os sintomas e evitar um diagnóstico formal.
- Se está preocupado com a saúde do seu cérebro por causa de problemas crônicos, como hipertensão arterial e colesterol elevado, ou até mesmo diabetes e doenças cardíacas, nosso abrangente protocolo abordará os fatores de risco para cada doença crônica, incluindo a doença de Alzheimer e todos os outros tipos de demência.
- Talvez você seja o principal cuidador ou o cônjuge de alguém que está lutando contra o Alzheimer. Os cônjuges dos pacientes com a doença têm 600% a mais de probabilidade de desenvolver a doença. Este livro o ajudará a mudar seu estilo de vida e a reduzir drasticamente o risco de desenvolver um declínio da capacidade cognitiva.
- Se você não apresenta sinais de declínio, mas quer melhorar significativamente sua função cognitiva e manter seu cérebro saudável à medida que envelhece, esse plano também o ajudará.

Depois de 15 anos de pesquisa e prática, temos certeza de que o estilo de vida causa profundo impacto na saúde do cérebro e sabemos que a medicina do estilo de vida, área dedicada a abordar os fatores que contribuem para as doenças crônicas, é a única maneira tanto de evitar quanto de tratar a doença de Alzheimer. O cérebro é um universo vivo. Ele responde a como você cuida dele, como o alimenta, como o desafia, às maneiras pelas quais permite que ele descanse e se recupere. A vida moderna aumenta significativamente o risco de declínio da capacidade cognitiva. Os alimentos processados com alto teor de açúcar e as gorduras saturadas são tóxicos para o cérebro. A maioria de nós passa o dia inteiro sentada atrás de uma mesa ou no trânsito, mas precisamos de movimentos regulares para nos manter saudáveis. Vivenciamos um estresse gigantesco, sem as ferramentas adequadas para gerenciá-lo. Quase nenhum de nós consegue ter uma noite de sono boa e consistente, e, de modo geral, nossos trabalhos exigem uma atividade repetitiva, exatamente o oposto do que o cérebro precisa para se manter resiliente à medida que envelhecemos. Mas, apesar desses desafios bastante reais, depende de nós preservar e, até mesmo, melhorar o funcionamento de nossos cérebros.

Durante muito tempo, o problema foi o fato de ninguém acreditar que isso seria possível. Quase todos no meio médico estão convencidos de que intervir no estilo de vida é inútil. Nossa própria formação médica nos ensinou que a mudança do estilo de vida é impossível, e a maneira como temos conduzido a pesquisa do Alzheimer baseia-se no pressuposto de que as pessoas não podem mudar. Tivemos de tomar uma decisão 15 anos atrás: continuar acreditando no que nos ensinaram e sucumbir a um sistema que se recusava a considerar o papel do estilo de vida na saúde cognitiva — ou encontrar outro caminho.

Juntos, juramos ajudar as pessoas de todas as formas possíveis. Dean obteve um ph.D. em chefia de cuidados de saúde para aprender sobre as complexidades das mudanças comportamentais e como capacitar indivíduos e comunidades inteiras. Ayesha obteve uma bolsa de pesquisa combinada em neurologia vascular e epidemiologia na Universidade de Columbia, na qual se concentrou em saúde pública e nos complexos aspectos vasculares da doença neurológica. Enquanto esteve lá, ela também frequentou um curso de culinária — sabia que seus pacientes só mudariam suas dietas se ela pudesse preparar uma comida saudável e deliciosa. Trouxemos todas as nossas habilidades para a Universidade de Loma Linda, onde realizamos estudos retrospectivos sobre estilo de vida, evidenciando que comportamentos saudáveis estavam associados à longevidade e a taxas de demência dramaticamente mais baixas. Observamos esses mesmos efeitos em nossa clínica. Lá, tivemos a oportunidade única de atender duas populações opostas: nossos pacientes de Loma Linda, Califórnia, com sua grande população de adventistas do sétimo dia, que adotam uma alimentação baseada em vegetais, o exercício regular e o serviço comunitário, sendo algumas das pessoas mais saudáveis do mundo; e aqueles que vivem nas proximidades de San Bernardino, Califórnia, uma área carente, afetada por doenças crônicas e falta de acesso a cuidados básicos de saúde, algumas das pessoas mais doentes do mundo. Constatamos, sistematicamente, que as pessoas que mantêm um estilo de vida saudável apresentam uma prevalência muito menor de demência. Em contrapartida, aquelas que mantêm estilos de vida pouco saudáveis apresentam demência com mais frequência, e, de modo geral, ela surge cedo. Observar todos os dias os notáveis efeitos da dieta, dos exercícios, do gerenciamento do estresse, da qualidade do sono e da atividade cognitiva alterou nossa perspectiva sobre a doença. A verdade era inegável: um estilo de vida saudável para o cérebro praticamente previne o Alzheimer.

Agora, como codiretores do programa de saúde do cérebro e prevenção de Alzheimer da Universidade de Loma Linda, orientamos milhares de pessoas por meio de planos personalizados de mudança do estilo de vida. Todos os dias, nos sentamos com os pacientes e procuramos as sementes das mudanças potenciais, um pequeno aspecto da vida saudável a partir do qual podemos começar e desenvolver. Ajudamos pessoas com uma ampla gama de limitações mentais e físicas. Nós nos tornamos verdadeiros mestres na mudança de comportamento na meia-idade, em pacientes desprovidos de qualquer entusiasmo para qualquer mudança. Passo a passo, provamos que o sistema estava errado: as pessoas são capazes de mudar suas vidas. E se você escolheu este livro hoje pelo fato de estar preocupado com o risco de declínio da capacidade cognitiva, ou se deseja fazer algo em relação aos sintomas que está experimentando agora, o plano NEURO é a solução que você esperava.

Nosso plano é muito mais do que um mero plano de três, cinco ou sete dias. É muito mais abrangente do que um médico apressado, dizendo que você deve "encontrar maneiras de atenuar o estresse", "dormir mais" ou "prestar atenção em sua dieta". Nosso plano NEURO não apenas define o que é uma dieta saudável para o cérebro, mas também ensina você a conceber sua própria dieta. Como reduzir sistematicamente a ingestão de açúcar refinado, ainda mais se você ama doces? Como diminuir o consumo de carne, não apenas cortando-a, mas substituindo-a por alternativas saudáveis e deliciosas? As respostas estão neste livro. Como evitar o comportamento sedentário, se você trabalha atrás de uma mesa e é forçado a ficar sentado o dia todo? Como ensinamos um homem de meia-idade, com excesso de peso e com problemas de diabetes e equilíbrio a começar a andar de bicicleta, uma prática que acabou transformando sua vida? As respostas estão neste livro. Por que o sono é tão importante para a saúde do cérebro e quais as medidas práticas que você pode tomar para garantir que esteja tendo o sono restaurador do qual precisa? Quais medicamentos comumente prescritos podem aumentar seu risco de demência? As respostas estão neste livro. Tudo o que oferecemos é fundamentado na ciência, e cada capítulo ("Nutrição", "Exercícios", "Descontração", "Restauração" e "Otimização") é acompanhado por um programa personalizado que permite avaliar seus pontos fortes e recursos únicos. Nós mesmos mudamos nossas vidas com o plano NEURO. Toda a nossa família, incluindo nossos filhos, mantém um estilo de vida saudável para o cérebro, e incluímos nossas histórias pessoais, além das inúmeras histórias de pacientes, como exemplos de como aplicar o que foi aprendido. Esses mesmos métodos são a base de nosso trabalho em Loma Linda, onde estamos conduzindo a pesquisa mais abrangente até o momento, explorando os fatores de risco decorrentes do estilo de vida e o desenvolvimento de doenças neurodegenerativas. O que descobrimos até agora mudará para sempre sua maneira de pensar a doença de Alzheimer.

Uma vez manifestada, não existe cura para ela, mas você pode se manter cognitivamente ativo, reverter os sintomas debilitantes e acrescentar anos felizes e saudáveis à sua vida — mesmo com o diagnóstico da doença. O estilo de vida é importante. É a melhor defesa que temos, e é mais fácil do que você imagina. Sentimos que era nosso dever como médicos compartilhar o que aprendemos. Nossa esperança é que use este livro para transformar sua vida e ajudar a reverter o curso da doença de Alzheimer.

PARTE 1

A verdade sobre o Alzheimer

Em novembro de 1901, um jovem médico alemão chamado Alois Alzheimer estava trabalhando no Hospital Psiquiátrico de Frankfurt quando recebeu uma nova paciente. O nome dela era Auguste Deter, e seu marido relatou que ela estava sofrendo de comportamento paranoico, rompantes emocionais e crescente confusão mental. Às vezes, ela gritava por horas. Em outras, não respondia. Quando era solicitada a escrever o próprio nome, Deter lutava com as letras e ficava repetindo: "Eu me perdi." Ela parecia não ter noção de tempo ou lugar, e tinha pouca ou nenhuma memória de curto prazo. Embora os problemas de memória na velhice fossem documentados há séculos — pelos antigos egípcios, romanos e gregos —, Alzheimer nunca tinha visto nem lido sobre um paciente com deterioração da memória em uma idade tão precoce: Deter tinha apenas 50 anos. Ele ficou muito interessado em seu caso, examinando-a até mesmo depois de ser transferido para outro hospital, em Munique. Infelizmente, Deter apresentou um declínio rápido e morreu em 1906. Quando Alzheimer examinou seu cérebro, encontrou placas amiloides (fragmentos de proteína anormais que se agregam ao redor das células cerebrais) e emaranhados tau (fibras de proteína retorcidas que impedem o suprimento de nutrientes dentro das células cerebrais). Tais placas e emaranhados são considerados os marcadores da patologia que hoje chamamos de doença de Alzheimer.

Desde que este primeiro caso foi descoberto há mais de um século, médicos, cientistas e pesquisadores formularam hipóteses sobre a causa, as manifestações físicas e a cura para a terrível doença. Ela é causada por um único gene? Pode ser curada com uma única droga? Seu progresso é repentino ou ela se desenvolve ao longo de um período de tempo? É modificável ou suscetível a mudanças no meio ambiente? Ficamos reféns dos sintomas assim que a doença se instala?

Ao fazer essas perguntas, e sem nunca conseguir respondê-las com a pesquisa disponível, cientistas e médicos perpetuaram alguns mitos preocupantes sobre a doença de Alzheimer, criando muita confusão e ansiedade. É por isso que precisamos dissipar esses mitos e revelar o que as pesquisas nos dizem. Como você ficará sabendo em breve, o prognóstico não é tão terrível ou inevitável quanto pensamos. O Alzheimer tem muitas causas que estão interconectadas em uma configuração de uma doença complexa. Em vez de um mero jogo da velha, a doença de Alzheimer é mais parecida com um xadrez tridimensional: o que importa é a combinação de sua idade, a sobreposição de seu perfil de risco genético e como suas escolhas de estilo de vida protegem ou danificam seu cérebro. Você não pode controlar sua idade nem controlar seu perfil de risco genético. Mas pode controlar seu estilo de vida. Pode controlar a saúde e a resiliência de seu cérebro e, ao fazer isso, atrasar significativamente ou evitar por completo a angústia da doença de Alzheimer. Se todos nós — médicos, pacientes e principais pesquisadores — entendermos que nossas escolhas de estilo de vida têm um impacto profundo na função cognitiva, podemos abandonar uma abordagem ineficaz condenada ao fracasso e evitar um sofrimento desnecessário.

1.

Mitos e mal-entendidos

Quando se trata da doença de Alzheimer, o mito mais prejudicial de todos é o estilo de vida não ter nada a ver com a doença. A maioria de nossos pacientes está convencida de que os genes determinam tudo, que suas escolhas diárias têm pouco ou nenhum impacto sobre o que acontece com seus cérebros. Quando chegam à nossa clínica, eles já estão vivenciando confusão cerebral, problemas de memória de curto prazo e outros sintomas de comprometimento cognitivo. Acreditam que o declínio começou quando seus primeiros sintomas surgiram. A doença e os sintomas, segundo supõem, devem compartilhar a mesma linha do tempo. Mas a verdade é que o Alzheimer começa a se desenvolver décadas antes de ser diagnosticado. É durante essas décadas que o cérebro se torna cada vez mais vulnerável ao que comemos, ao quanto nos exercitamos, à nossa capacidade de gerenciar o estresse crônico, à qualidade do sono e às formas sob as quais desafiamos nossas habilidades cognitivas. Só mais tarde, geralmente quando chegamos à casa dos 60 ou 70 anos, que o cérebro se mostra incapaz de compensar nossas escolhas pouquíssimo saudáveis, e é aí que começamos a notar mudanças no raciocínio e na memória. O propósito deste livro — e o objetivo de nossa vida — é tornar essa conexão clara e mostrar por que a medicina do estilo de vida, e especificamente o nosso plano NEURO, é tão eficaz no tratamento e na prevenção de doenças neurodegenerativas.

TERMOS COMUNS ASSOCIADOS AO ALZHEIMER

Acetilcolina: um mensageiro químico indispensável à aprendizagem e à memória.

APOE4: um dos genes responsáveis pela produção da proteína apolipoproteína E, cuja função é ajudar na regulação do colesterol no cérebro. Existem outros dois genes responsáveis (APOE2 e APOE3). O APOE4 parece aumentar o risco de desenvolver a doença de Alzheimer, e o APOE2 protege contra a doença de Alzheimer.

Aterosclerose: endurecimento e estreitamento das artérias devido ao acúmulo de placas de colesterol, o que compromete o fluxo sanguíneo em todo o corpo.

Atrofia: o encolhimento de um órgão, em função da degeneração celular.

Beta-amiloide: fragmentos de proteínas anormais que se agregam entre as células cerebrais e atrapalham a função neuronal.

Citocinas e quimiocinas: moléculas de sinalização que dão suporte ao sistema imunológico atacando substâncias indesejáveis.

Dopamina: mensageiro químico envolvido em muitos comportamentos, como o circuito de recompensa e motivação e o controle motor. A diminuição da produção de dopamina é uma característica proeminente da doença de Parkinson.

Emaranhados tau: fibras de proteína retorcidas dentro dos neurônios que causam danos neuronais e contribuem para a doença de Alzheimer.

Fator neurotrófico derivado do cérebro (BDNF, na sigla em inglês): proteína responsável pelo crescimento e pela função adequada dos neurônios.

Glia: o tipo mais comum de células no cérebro, cuja função é proteger e dar suporte aos neurônios.

Glutamato: o neurotransmissor mais abundante no cérebro.

Inflamação: uma função naturalmente protetora do sistema imunológico no combate a bactérias e vírus nocivos. A inflamação aguda nos ajuda na recuperação de uma lesão. A inflamação crônica nos coloca sob o risco de diabetes, doenças cardíacas e declínio da capacidade cognitiva.

Microglia ativada: pequenas células que ajudam a limpar resíduos e neurônios danificados.

Microvasculatura: os menores vasos sanguíneos do corpo.

Mielinização: processo que reveste as conexões de um neurônio com mielina, uma membrana de gordura que facilita a comunicação entre as células.

Neurônios: células que compõem o sistema nervoso, incluindo os nervos, a medula espinhal e o cérebro.

Neurotransmissor: um mensageiro químico no cérebro que facilita a comunicação entre os neurônios.

Oxidação: processo químico que envolve a transferência de elétrons, criando, assim, radicais livres.

PPA (proteína precursora de amiloide): encontrada em muitas membranas celulares, é responsável pela produção de amiloide, a proteína anormal associada à doença de Alzheimer.

Radicais livres: moléculas que não possuem um elétron e, portanto, são instáveis e altamente reativas. No cérebro, podem danificar os neurônios e o DNA.

Saúde vascular: o estado de saúde do sistema vascular, que inclui artérias, veias e vasos menores. A ausência de um fluxo sanguíneo ideal para o cérebro devido à aterosclerose (endurecimento das artérias) pode fazer com que ele careça de oxigênio e glicose, acelerando assim o desenvolvimento da doença de Alzheimer.

REGIÕES DO CÉREBRO

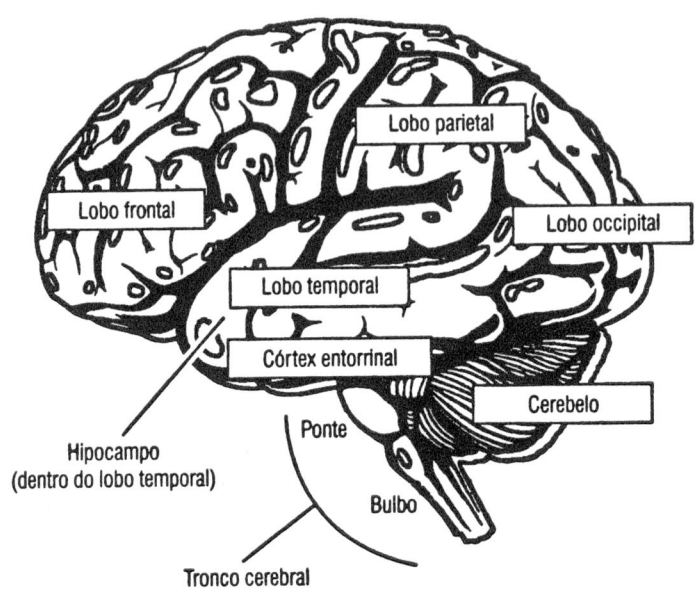

Os quatro caminhos principais para a doença de Alzheimer

Quatro processos biológicos interligados são responsáveis pela maior parte das degenerações que contribuem para a doença de Alzheimer e outras demências. Você os verá ao longo deste livro — por isso, é importante entender o que eles significam. O primeiro é a inflamação. A inflamação é uma função naturalmente protetora do sistema imunológico no combate a bactérias e vírus nocivos. A inflamação aguda — a vermelhidão e o inchaço de um corte no dedo, por exemplo — aumenta o fluxo sanguíneo para a área lesada, facilitando a cicatrização. Esse tipo de inflamação é essencial — sem ele, não conseguiríamos nos curar. A inflamação crônica, por outro lado, ocorre quando a resposta inflamatória é ativada a longo prazo, muitas vezes devido a fatores irritantes constantes, como dietas com alto teor de açúcar, estresse absoluto e várias outras escolhas não saudáveis. Quando a inflamação é crônica, deixa de ser protetora para se tornar destrutiva. Os tecidos são danificados ao invés de curados. Na verdade, o corpo começa a atacar a si próprio quando a inflamação não é controlada. Se você pudesse observar o cérebro de pessoas com Alzheimer logo no início da doença, identificaria evidências de inflamação crônica na forma de citocinas e quimiocinas (proteínas que dão suporte ao sistema imunológico atacando substâncias indesejáveis), além de microglias ativadas (pequenas células que ajudam a limpar resíduos e células cerebrais danificadas). A microglia ativada responde tão rápido limpando os resíduos que acaba prejudicando os neurônios (as células do sistema nervoso) e suas estruturas de apoio, resultando em morte celular e em danos estruturais. É por esse motivo que a inflamação crônica é considerada um fator primordial no desenvolvimento da doença de Alzheimer.

O segundo processo é a oxidação. A oxidação é um processo natural, que ocorre quando o oxigênio reage com outras substâncias e, a partir daí, as modifica. Uma banana fica marrom quando você a deixa sobre o balcão — isso é oxidação, e essa mesma reação química acontece dentro de nossos corpos. A oxidação promove a formação de subprodutos oxidativos, chamados radicais livres. Os radicais livres são moléculas que não possuem um elétron e, portanto, são instáveis e muito reativos. Sua alta reatividade os obriga a roubar elétrons de outras moléculas. No cérebro, os radicais livres roubam elétrons de neurônios, glias (células que dão suporte aos neurônios) e organelas (pequenas estruturas celulares localizadas no interior das células), bem como de proteínas, lipídios, ácidos graxos e, até mesmo, do DNA — e tudo isso resulta em danos permanentes. Pelo fato de o cérebro funcionar com mais intensidade do que qualquer outro órgão do corpo, consumindo 25% do oxigênio corporal, ele é especialmente vulnerável a reações oxidativas. Também é uma espécie de sistema embalado a vácuo. A energia para limpar subprodutos oxidativos deve vir de dentro do próprio sistema — a ajuda externa parece ser mínima. Embora o cérebro tenha células e moléculas especiais que ajudam a quebrar e a neutralizar os radicais livres, tais células e moléculas são danificadas ao longo do tempo pela alimentação inadequada, a falta de exercícios, o estresse crônico, a falta de qualidade do sono e o envelhecimento. Quando o sistema de depuração natural do cérebro fica comprometido, os radicais livres se tornam prejudiciais.

A desregulação da glicose é outro processo biológico que contribui para a doença de Alzheimer, e é comum nos estágios iniciais da doença. De modo geral, o sistema responsável pela manutenção da glicose começa a diminuir à medida que envelhecemos, ainda mais quando seguimos uma dieta rica em açúcares e carboidratos refinados (embora, em alguns casos, também haja um componente genético na desregulação da glicose). A produção e o consumo anormais de glicose afetam o pâncreas, hormônios, enzimas e células que compõem o sistema, e, pelo fato de a glicose ser uma fonte importante de energia para todo o corpo, as consequências — como o prejuízo da função imune e a incapacidade de limpar produtos residuais nocivos — são enormes. Os efeitos negativos são potencializados no cérebro, devido à sua considerável exigência de energia.

Uma consequência perigosa da desregulação da glicose é a resistência à insulina, que é uma mudança em nossa sensibilidade a esse hormônio (o qual permite que nossos corpos façam uso da energia da glicose, sendo o mecanismo regulatório mais importante da glicose). A glicose alimenta nossas células cerebrais, mas só consegue ser ativamente internalizada — ou trazida para dentro da célula — na presença da insulina. Quando a insulina se une à célula, os receptores celulares são solicitados a transportar a glicose para dentro. Mas quando há muita glicose na corrente sanguínea, surgem dois problemas significativos: 1) Os níveis de insulina aumentam e as células se tornam resistentes aos seus efeitos. É como se houvesse menos fechaduras (receptores) para a chave (insulina) abrir. O resultado é que os níveis de glicose aumentam do lado de fora das células, mas, como os receptores não estão funcionando corretamente, ela não consegue ser internalizada. As células, então, acabam morrendo de fome por falta de glicose, mesmo que a corrente sanguínea esteja carregada pela substância; e 2) Os níveis elevados de insulina no sangue provocam uma cascata de outros processos prejudiciais, incluindo inflamação, oxidação, desregulação de lipídios (gorduras) e fosforilação de tau (que cria a forma anômala da proteína tau, muito associada à doença de Alzheimer). Você pode encontrar mais informações sobre a resistência à insulina e o cérebro no Capítulo 3. Muitas pessoas não sabem que são resistentes à insulina, mas esta única patologia pode levar ao declínio da capacidade cognitiva e à doença de Alzheimer. Se da resistência à insulina você passar para um diagnóstico de diabetes, a consequência mais perigosa da desregulação da glicose, seu risco de declínio da capacidade cognitiva se torna ainda maior. Estudos demonstraram que indivíduos com diabetes experimentam atrofia cerebral no hipocampo, um importante centro da memória.

A desregulação de lipídios é o quarto processo biológico responsável pelas mudanças associadas à doença de Alzheimer. Os lipídios são substâncias semelhantes a gorduras que formam os elementos constitutivos das paredes celulares, de hormônios e esteroides, e são essenciais à estrutura celular, ao armazenamento de energia e à sinalização — todas funções que sustentam a vida. Os lipídios estão difundidos por todo o corpo e compõem mais de 50% do peso seco do cérebro.

A desregulação lipídica ocorre quando o corpo é submetido ao excesso de lipídios, inflamação, dano oxidativo e outras formas de estresse. Em resposta, o transporte de lipídios e o metabolismo são prejudicados, o que leva à oxidação dos lipídios (criando subprodutos oxidativos ainda mais nocivos). Essa desregulação gera inúmeros efeitos patológicos, mas destacamos dois dos processos desse complexo sistema que são relevantes para a doença de Alzheimer: 1) O colesterol é um tipo de lipídio cujos processamento e depuração são alterados durante momentos de estresse. O colesterol anormal começa a se acumular nos vasos sanguíneos e forma placas que entopem as artérias e impedem o suprimento de sangue para os pequenos vasos. O resultado é a doença microvascular (danos aos nossos menores vasos sanguíneos). Ao longo do tempo, doenças macrovasculares (danos aos vasos sanguíneos maiores) também podem se desenvolver. As doenças micro e macrovasculares são consequências derivadas da desregulação lipídica no sistema vascular e, como você aprenderá ao longo deste livro, a doença vascular é um importante fator de risco para a demência; e 2) Depuração e processamento inadequados do colesterol e outros lipídios também podem levar a uma série de danos que, em última análise, contribuem para a formação de placas amiloides (a patologia do cérebro muito associada à doença de Alzheimer). O APOE4, o gene mais pesquisado ligado ao Alzheimer, está envolvido na desregulação lipídica no cérebro. Esse gene codifica uma proteína responsável pela limpeza de lipídios e amiloides — e, com a versão da proteína ineficiente na limpeza de resíduos, lipídios e amiloides se acumulam ao redor das células cerebrais e começam a danificar o tecido neural. Mais tarde, ao longo da vida, o trauma cumulativo da desregulação lipídica, da doença vascular e da depuração imprópria de amiloide, combinado com anos de inflamação e estresse oxidativo, pode se manifestar como doença de Alzheimer.

Todos os quatro processos biológicos estão interconectados, embora a doença de Alzheimer possa ser provocada por apenas um ou por mais de

FATORES DE RISCO

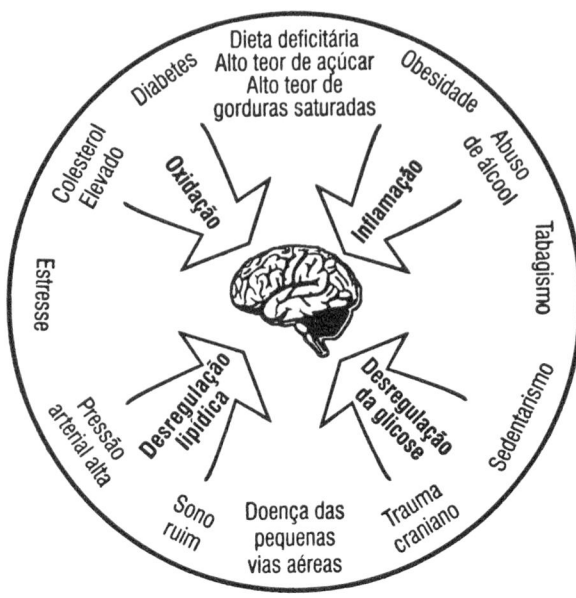

FATORES DE PROTEÇÃO

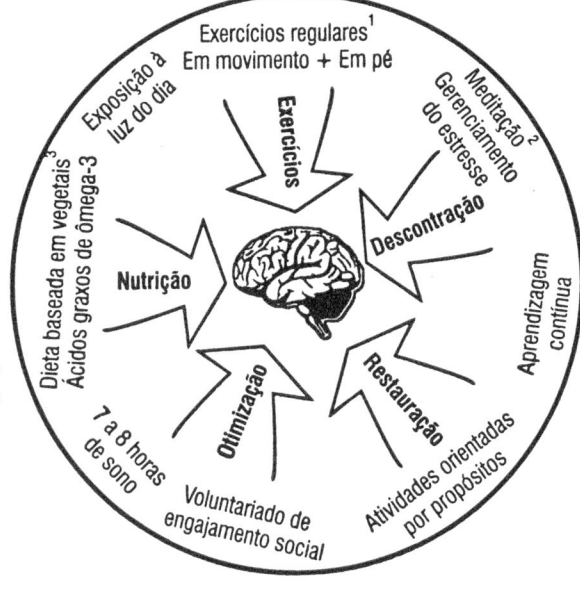

1. Exercícios aeróbicos, treinamento de resistência e fortalecimento do equilíbrio. Saiba mais no Capítulo 4.
2. Meditação em movimento, respiração consciente, ioga e outros. Saiba mais no Capítulo 5.
3. Saiba mais sobre alimentos benéficos e prejudiciais na página 140.

um desses processos. Ou seja, a doença percorre caminhos diferentes até atingir o mesmo resultado. Uma pessoa com uma dieta rica em colesterol e gordura saturada pode desenvolver a doença vascular primeiro, o que leva à inflamação e, em seguida, à oxidação, enquanto uma pessoa com uma dieta com alto teor de açúcar pode começar com a resistência à insulina, o que leva à doença vascular e à inflamação.

O efeito combinado desses quatro processos no corpo resulta na formação das proteínas amiloide e tau: a série de mudanças biológicas vem em primeiro lugar, seguida da patologia física da doença de Alzheimer (exceto em casos raros de início precoce, em que as proteínas amiloide e tau parecem conduzir o processo da doença). Dessa forma, o Alzheimer é, na verdade, uma cons-

---

PRINCIPAIS FATOS SOBRE O ALZHEIMER

Os últimos cento e poucos anos de pesquisas resultaram nestes principais fatos sobre a doença de Alzheimer:

- É uma doença progressiva do cérebro que prejudica a memória, o raciocínio, o humor e a resolução de problemas.
- É um tipo de demência que responde por 60 a 80% dos casos de demência.
- A maioria dos pacientes observa os primeiros sintomas entre os 60 e 70 anos de idade.
- É subdeclarada em atestados de óbitos, e é provável que seja a terceira maior causa de morte nos Estados Unidos.
- A patologia associada à doença inclui:
  - Placas amiloides e emaranhados tau no cérebro;
  - Perda de conexões entre os neurônios;
  - Eventual atrofia, ou encolhimento, do cérebro.
- Inflamação, oxidação, desregulação da glicose e dos lipídios são os principais processos biológicos que impulsionam o seu desenvolvimento.

telação de vários caminhos distintos da doença, que, em última instância, se manifestam nos sintomas e na patologia que chamamos de Alzheimer. O mais incrível é que os quatro caminhos são profundamente influenciados pelo estilo de vida. Nossas escolhas diárias são a força propulsora no início da doença e ao longo de toda a sua progressão. Como mostraremos na Parte 2, cada um desses caminhos pode ser controlado e, até mesmo, revertido pela forma como você vive sua vida.

Com esses processos biológicos se acumulando no cérebro há décadas, por que os sintomas cognitivos não aparecem mais cedo? Como o cérebro é capaz de suportar ataques diários sem demonstrar sinais de emergência? A resposta é que o cérebro é naturalmente — e profundamente — resiliente. A redundância faz parte da sua sofisticada concepção. Com algo entre oitenta e noventa bilhões de neurônios e cerca de um quatrilhão de conexões, bem como artérias sobrepostas que abastecem várias regiões cerebrais com nutrientes e oxigênio, o cérebro humano pode contornar os danos que lhe são infligidos. Ele pode evitar vasos interditados e neurônios destruídos por placas, inflamações e oxidação. Se acontecer algum evento sob a forma de um acidente vascular cerebral ou lesão, outras partes do cérebro podem assumir o controle. Estudos têm demonstrado que em acidentes vasculares cerebrais, por exemplo, partes próximas aos tecidos cerebrais danificados compensam a perda de função, assim como as regiões espelhadas em seu lado oposto. O cérebro também é capaz de regenerar algumas células, embora essa capacidade seja limitada. Nos pacientes com Alzheimer, os sintomas cognitivos emergem somente após o dano atingir um grau tão elevado que a resiliência inata do cérebro já não consegue mais compensar. Isto é o mais insidioso em relação à doença de Alzheimer: só nos tornamos conscientes da doença quando o dano é considerável.

Apesar da enorme capacidade do cérebro de suportar danos, ele é extremamente sensível ao estresse no nível celular, ainda mais em regiões como a CA1 do hipocampo e do córtex entorrinal, ambas envolvidas na memória. Como explicamos anteriormente, o trabalho do cérebro é muito difícil. Ele consome mais energia do que qualquer outro órgão do corpo enquanto processa a entrada de dados e interpreta o mundo que nos rodeia. Ele também é o maior produtor de calor, energia e resíduos. Esses resíduos — incluindo subprodutos oxidativos — são prejudiciais se não forem devidamente depurados. Mas não vemos nem sentimos o dano imediatamente. São necessários anos para que o trauma se acumule e, durante esse período, estamos focados em outros sistemas biológicos. Em pacientes com diabetes, por exemplo, monitoramos o dano renal, a filtragem e o acúmulo de creatinina — indicações claras de desregulação da glicose. Enquanto isso, o alto índice glicêmico também está destruindo a microvasculatura do cérebro (os vasos sanguíneos menores), bem como bilhões de neurônios e glias. Em pacientes com doença cardiovascular, checamos danos diretos ao coração, vasos, artérias e veias. Paralelamente, as artérias se endurecem no cérebro, diminuindo o fluxo sanguíneo em todo o corpo. O cérebro é, de fato, o "órgão-alvo" do corpo — o estresse experimentado em outras partes se acumula no cérebro ao longo do tempo e acaba causando danos exponencialmente maiores.

O Alzheimer e os genes

Nossos corpos são pré-carregados com um conjunto de dados essenciais na forma de DNA. Essa informação genética é um produto da história biológica de nossa família — herdamos isso de nossos antepassados. A maioria das pessoas já ouviu dizer que a doença de Alzheimer é hereditária e, por isso, acredita que ela não possa ser prevenida ou influenciada. Nossos genes, de fato, desempenham um papel no processo da doença, mas estão longe de ser o único fator determinante. Até o momento, mais de vinte genes diferentes foram relacionados ao Alzheimer, a maioria afetando a resposta imune, a depuração de subprodutos nocivos e a saúde vascular, mas nenhum garante que você desenvolverá a doença.

O APOE4, o gene de Alzheimer mais investigado, é responsável pela produção da apolipoproteína E, uma proteína que ajuda a regular as gorduras. Quem carrega esse gene é menos resistente à doença de Alzheimer e também pode apresentar um início precoce (de 15 a vinte anos). Embora o fato de ser portador do APOE4 signifique ter uma chance maior de desenvolver a doença, o Alzheimer não é um resultado inevitável. Estar sob risco não significa, necessariamente, ser acometido pela doença. Para entender como o APOE4 afeta seu risco de desenvolver Alzheimer, primeiro precisamos compreender como os genes funcionam.

Os genes são extensões de DNA que determinam características específicas. Cada um de nossos pais nos fornece uma forma específica de um determinado gene. Essas variantes de genes são chamadas alelos, e eles podem ser dominantes ou recessivos (quando apenas um conjunto de alelos determina a característica), aditivos (quando as características do alelo se combina para determinar a característica) ou multiplicativos, como no APOE4 (em que o efeito de alelos múltiplos é exponencial). Vejamos alguns exemplos. Primeiro, eis aqui como os alelos dominantes e recessivos determinam a cor dos olhos: seu pai transmite um alelo dominante para olhos castanhos (B), e sua mãe transmite um alelo recessivo para olhos azuis (b). Pelo fato de (B) ser dominante sobre (b), o recessivo, você terá olhos castanhos. A cor da pele é determinada de forma aditiva. O principal gene responsável pela cor da pele produz o pigmento da melanina, cuja quantidade determina a tonalidade de nossa pele. Ter menos alelos — e, portanto, um nível mais baixo de melanina — significa uma pele mais clara. Ter mais alelos — e, portanto, um nível mais alto de melanina — significa uma pele mais escura. O APOE4 funciona de forma multiplicativa, de tal modo que ter mais alelos aumenta exponencialmente seu risco de desenvolver a doença de Alzheimer e também diminui a idade em que ela é desencadeada:

- Se você não possui nenhum gene APOE4, tem o índice padrão de 50% de chance de desenvolver a doença de Alzheimer aos 85 anos.
- Se você tem uma cópia do gene APOE4, tem 50% de chance de desenvolver a doença aos 75 anos.
- Se você tem duas cópias do gene APOE4, você tem 50% de chance de desenvolver a doença aos 65 anos, vinte anos antes do que aqueles que não possuem o gene. Indivíduos com dois genes têm um risco de 12 a vinte vezes maior de desenvolver Alzheimer do que aqueles sem genes APOE4.

É importante assinalar que nenhum desses cenários — mesmo com duas cópias do gene APOE4, que abarca apenas 2% da população — determina o desenvolvimento do Alzheimer. Se você não implementar práticas saudáveis ao seu estilo de vida, terá apenas 50% de chance de desenvolvê-lo algum dia. E, para a grande maioria, cerca de 90% de nós, adotar um estilo de vida saudável para o cérebro elimina esse risco por completo.

Para os outros 10%, aqueles com genes como a presenilina 1, a presenilina 2 ou a proteína precursora de amiloide (PPA), que os colocam em um grupo de risco especialmente alto, o efeito do estilo de vida é ainda mais surpreendente. Consideremos indivíduos com síndrome de Down. Daqueles que estão na faixa etária entre 50 e 59 anos, um em cada três sofre da doença de Alzheimer. Cinquenta por cento dos acima de sessenta anos desenvolvem a doença. Esse aumento do risco da doença de Alzheimer está relacionado às causas da síndrome de Down. Indivíduos com síndrome de Down têm três cromossomos 21, e o código genético no cromossomo 21 produz PPA, uma proteína transmembrana responsável pela produção de amiloide, a proteína anormal associada à doença de Alzheimer. Esses indivíduos, portanto, possuem uma quantidade maior do que o normal de PPA, e, potencialmente, níveis mais altos de amiloide.

Seja funcionando normalmente, seja contribuindo para a patologia da doença de Alzheimer, a PPA depende da ação das enzimas (proteínas que deflagram ou propagam reações químicas no corpo). As enzimas dividem a PPA em pedaços menores, como parte do processo natural de depuração de amiloide. Quando esse processo funciona de forma tranquila, a amiloide é fracionada e eliminada pelo sistema inato de descarte de resíduos do cérebro. Quando corre mal, a beta-amiloide se acumula em pequenas unidades ao redor dos neurônios, onde, então, se aglutina e começa a formar placas. Essas placas causam inflamações que danificam tanto as células quanto as estruturas de suporte.

Considerando-se o papel da PPA na formação de placas amiloides, seria previsível que quase todos os indivíduos com síndrome de Down desenvolvessem a doença de Alzheimer, mas não. Estudos têm demonstrado que indivíduos com uma menor prevalência de diabetes e doenças cardíacas apresentam menor risco de desenvolver a doença de Alzheimer ou um início tardio da doença. Novamente, isso se verifica apesar de uma anormalidade genética que deveria assegurar o aparecimento da doença de Alzheimer. Como parte de nosso trabalho em Loma Linda, estamos investigando quais comportamentos saudáveis conferem maior proteção contra a doença em indivíduos com síndrome de Down. Estudando os fatores de risco comuns a todas as doenças crônicas — obesidade, inflamação, metabolismo do colesterol —, esperamos aprender mais sobre como reduzir o risco do Alzheimer, independentemente do perfil genético.

Prova ainda mais contundente de que os genes não são uma garantia da doença provém do estudo com gêmeos idênticos, entre as idades de 60 e 70

MULHERES E O ALZHEIMER

Muitos de nossos pacientes ficam surpresos ao tomar conhecimento de que dois terços das pessoas com doença de Alzheimer são mulheres. Uma em cada seis mulheres desenvolve a doença após os 65 anos, enquanto que, entre os homens, as chances são de apenas um em cada 11. As mulheres na casa dos 60 anos têm duas vezes mais probabilidade de desenvolver a doença do que um câncer de mama. Não sabemos por que isso acontece. A longevidade, pelo menos, é parte da equação: as mulheres vivem mais do que os homens e, portanto, são mais propensas a desenvolver a doença. Mas, mesmo levando em consideração a longevidade, elas ainda parecem ter um risco maior. As mulheres que possuem o gene APOE4 são duas vezes mais propensas a desenvolver o Alzheimer do que os homens que possuem o mesmo gene. Alguns pesquisadores postulam que, tradicionalmente, as mulheres tiveram menos acesso a ocupações intelectualmente desafiadoras e ao ensino superior, ambos fatores protetores contra a doença de Alzheimer. As que têm diversos filhos apresentam maior risco de acidentes vasculares cerebrais no decorrer da vida (tanto pequenos acidentes vasculares cerebrais quanto os considerados normais), existindo uma clara relação entre a vulnerabilidade ao acidente vascular cerebral e a vulnerabilidade ao declínio da capacidade cognitiva. As alterações hormonais durante a menopausa também afetam o cérebro nos níveis neuronal e vascular, o que, por sua vez, poderiam promover o declínio da capacidade cognitiva.

---

anos. Pesquisadores do King's College London acompanharam 324 gêmeas ao longo de dez anos para investigar se o tônus muscular prenunciava mudanças na cognição. Apesar de possuírem o mesmo perfil genético, a gêmea com maior aptidão muscular nas pernas experimentava menor declínio da capacidade cognitiva do que a gêmea que não estava tão fisicamente preparada. Quando os pesquisadores analisaram o cérebro das gêmeas usando ressonância magnética (IRM), descobriram que aquelas com pernas mais fortes tinham cérebros maiores. Esse estudo mostra que mudanças no estilo de vida — no caso, exercício físico e força muscular — podem sobrepujar o risco genético e influenciar drasticamente a saúde cognitiva.

Os vinte genes restantes envolvidos na doença de Alzheimer afetam os processos que deflagram e impulsionam a sua progressão. Alguns desses genes governam o sistema imunológico e podem diminuir sua resposta, resultando no acúmulo de resíduos que danificam o cérebro, ou causar uma resposta imune hiperativa, sujeitando o cérebro à inflamação crônica. Outros genes comprometem nosso sistema de depuração, levando ao acúmulo de moléculas que prejudicam os neurônios e suas conexões. Além disso, os genes associados ao metabolismo lipídico e à saúde vascular afetam os vasos que fornecem oxigênio e nutrientes ao cérebro, e podem desencadear doenças vasculares, bloqueio vascular e danos neuronais.

Embora não possamos escolher os genes que herdamos, temos controle sobre como esses genes serão expressos. Esse conceito científico relativamente novo é o cerne da epigenética, o estudo de fatores ambientais que regulam a expressão dos genes, ativando-os e desativando-os. A epigenética está preocupada com todas as experiências de vida capazes de afetar a forma como nossos genes são expressos, tudo que vai além da genética, mas que influencia nossa saúde. Sabemos que a genética explica, pelo menos, alguns dos riscos de desenvolver o Alzheimer, mas a epigenética desempenha um papel ainda maior na determinação de nosso destino cognitivo. As pesquisas demonstraram que nosso genoma realmente muda ao longo do tempo quando exposto a estímulos ambientais nocivos, como nutrição deficitária, estilos de vida sedentários, poluição, produtos químicos e estresse crônico (tanto mental quanto físico). Todos esses fatores podem influenciar não apenas os genes de embriões em desenvolvimento, como também os genes de idosos. Seja qual for o ambiente ao qual estivermos expostos, seja o útero ou um corpo em processo de envelhecimento que tenha passado por algumas décadas de vida pouco saudável, estamos sempre sujeitos a processos epigenéticos. Novos estudos mostram que os estressores ambientais se acumulam à medida que envelhecemos, o que torna a epigenética relevante para aqueles que estão com seus 60 e 70 anos querem envelhecer bem e evitar doenças crônicas.

Um dos principais processos biológicos estudados na epigenética é a metilação, um processo metabólico no qual um grupo metila (um composto formado por um átomo de carbono e três átomos de hidrogênio) passa de uma molécula para outra, alterando a expressão gênica. Esse processo é um aspecto fundamental na modificação e na eliminação de metais pesados (que podem ser tóxicos se mantidos no corpo e no cérebro), na regulação

EPIGENÉTICA EM AÇÃO

Vários estudos importantes ilustram o papel da epigenética no desenvolvimento de doenças neurodegenerativas. O Honolulu-Asian Aging Study descobriu que os japoneses que vivem nos Estados Unidos têm uma maior prevalência de Alzheimer do que os que vivem no Japão. Nesse estudo, houve pouca variação genética entre os homens, de modo que o risco aumentado de Alzheimer pode ser atribuído quase que exclusivamente à influência epigenética da dieta deficitária, da falta de exercícios e de outros comportamentos pouco saudáveis comuns na moderna vida norte-americana. Outros estudos mostraram que, nos Estados Unidos, filhos de imigrantes da China e do Japão sofrem mais de doenças crônicas do que as crianças que ficaram na Ásia. Nesse caso, também, a semelhança genética entre os indivíduos aponta para os processos epigenéticos como causadores da doença.

Em países como China e Índia, estamos observando as consequências epigenéticas à medida que as pessoas se afastam dos estilos de vida tradicionais e adotam modos de vida mais modernos. Dietas ricas em vegetais e grãos foram substituídas por produtos de origem animal, açúcar refinado e gorduras saturadas. Em vez de se movimentarem ao longo do dia, as pessoas estão mais propensas ao sedentarismo. Todos esses comportamentos pouco saudáveis alteram nossa expressão gênica e promovem doenças crônicas. Essas drásticas — e infelizes — mudanças de estilo de vida dão origem ao paradoxo da abundância: o chamado

---

da expressão gênica, na regulação da função proteica e no processamento de RNA (transformando a informação genética do DNA em proteínas). Alterações na prevalência de metilação em certas regiões de nosso DNA têm sido relacionadas ao envelhecimento e parecem estar associadas a doenças neurodegenerativas, como a doença de Alzheimer. Uma deficiência de vitaminas B (causada por nutrição deficitária) é, por exemplo, um dos principais fatores que contribuem para prejudicar a metilação, resultando em correção anômala do DNA e subsequente demência.

A epigenética irá influenciar bastante no tratamento de doenças crônicas complexas como cardiopatias, diabetes, câncer e demência. Podemos comba-

progresso levando a mais doenças. A China, agora, apresenta a maior epidemia de diabetes do mundo, com 11,6% dos adultos desenvolvendo essa condição crônica, e muitos milhões com pré-diabetes. O país também ocupa o segundo lugar em obesidade, atrás apenas dos Estados Unidos. Tanto a diabetes quanto a obesidade são fatores de risco importantes para a demência, que também está aumentando exponencialmente. A Alzheimer's Disease International estima que a China contabilizava mais de 6,4 milhões de pacientes com Alzheimer em 2009; outra avaliação, em 2010, descobriu que cerca de 9,19 milhões de chineses viviam com demência. A população chinesa passa por um rápido processo de envelhecimento, uma grave escassez de centros de saúde e especialistas, e pouca compreensão dos desafios da doença de Alzheimer, ou de como o estilo de vida afeta a doença. A Índia está experimentando um aumento semelhante nos casos de Alzheimer — mais de 4 milhões de pessoas na Índia apresentam alguma forma de demência, e esse número deve aumentar drasticamente à medida que a população se torna mais urbana e mais influenciada pelos estilos de vida ocidentais. Como em tantos outros países em desenvolvimento, lá a doença de Alzheimer é subdiagnosticada e mal compreendida. Tememos que esses países não estejam preparados para lidar com a iminente explosão de doenças causadas pelo estilo de vida. É por isso que entender o papel da epigenética na doença neurodegenerativa é tão importante para enfrentar a epidemia global da doença de Alzheimer.

ter todas essas doenças reduzindo os fatores ambientais que nos colocam em risco: alimentos açucarados e processados, poluentes e metais pesados, falta de exercícios e estresse. Diminuir a quantidade de açúcar em sua dieta, por exemplo, impede a glicação, outro processo epigenético responsável por altos índices de inflamação, respostas adaptativas prejudicadas em nível celular e estresse oxidativo — e tudo isso danifica as proteínas e o DNA dos neurônios. Os exercícios físicos regulam muitos processos celulares, resultando em mudanças de metilação que melhoram o metabolismo de amiloides e subprodutos oxidativos no cérebro. Os exercícios também estimulam os genes que codificam o fator neurotrófico derivado do cérebro (uma proteína responsável pelo crescimento neuronal) e promovem conexões entre as células cerebrais. Todos os dias aprendemos mais sobre como nossas escolhas alteram tanto a expressão de nossos genes quanto o risco de algum dia desenvolvermos uma doença crônica.

O Alzheimer e a idade

Quando Jeanne Calment completou 90 anos, decidiu vender seu apartamento em Arles, na França, imaginando que só teria alguns anos de vida pela frente. A oferta vencedora veio de seu advogado de 47 anos, que concordou em lhe pagar um aluguel mensal até que ela falecesse, permitindo-lhe adquirir o apartamento por uma ninharia. O advogado de Calment morreu de câncer trinta anos depois, tendo pagado mais do que o dobro do valor do apartamento. Para a surpresa de todos, Calment ainda estava viva. Ela, inclusive, viveu sozinha até seu 110º aniversário. Quando tinha 118 anos, ela foi submetida a testes neuropsicológicos e a exames cerebrais. Suas pontuações cognitivas eram condizentes com as de pessoas entre 80 e 90 anos de idade. Seu cérebro não aparentava nenhuma evidência de doença neurológica.

Outro mito duradouro sobre a doença de Alzheimer é que ela é uma consequência natural do envelhecimento. As pesquisas demonstraram que a doença é um processo único de degeneração, e há inúmeros exemplos de pessoas vivendo vidas longas — em alguns casos, extremamente longas — sem nunca chegar a desenvolver os estágios iniciais do declínio da capacidade cognitiva. A idade é um fator de risco importante para a doença de Alzheimer apenas porque quanto mais velhos ficamos, mais provável é que tenhamos experimentado os efeitos cumulativos da inflamação, oxidação, desregulação da glicose e dos lipídios ao longo do tempo. Cada década de vida tem o potencial de causar um estresse significativo no cérebro, nos predispondo a desenvolver a doença de Alzheimer posteriormente.

Na primeira infância, traumas físicos e emocionais podem causar um estresse considerável. A aterosclerose (endurecimento das artérias que fornecem oxigênio ao corpo) começa durante a infância, devido a fatores de estilo de vida, como nutrição deficitária e falta de exercícios. Talvez não seja surpreendente verificar que a negligência física e o abuso emocional sofridos em tenra idade tenham sido associados a déficits de memória na idade adulta. A maior parte da mielinização do cérebro (o processo de revestimento das conexões dos neurônios por uma membrana gordurosa chamada mielina, que facilita a comunicação entre as células) e do crescimento celular ocorre em nossos primeiros cinco anos de vida (embora a mielinização continue durante toda a adolescência e vá até os vinte e poucos anos). Tanto a mielinização quanto o número de conexões celulares ajudam o cérebro a desenvolver sua resiliência diante de traumas posteriores. O estresse afeta significativamente o crescimento nos cérebros em desenvolvimento. Isso significa que, se desde o começo você tiver menos ligações e menos resiliência cognitiva, terá um risco muito maior de desenvolver demência quando alcançar a faixa de idade entre 60 e 70 anos. As crianças que experimentam um trauma precoce também estão sob um risco muito maior de desenvolver doenças intermediárias causadas pelo estilo de vida, como hipertensão arterial, diabetes e colesterol elevado, o que aumenta seus riscos posteriores tanto de um acidente vascular cerebral quanto da doença de Alzheimer. O traumatismo craniano relacionado ao esporte é outro fator de risco que pode predispor crianças ao desenvolvimento de problemas cognitivos. Um estudo de 2013, publicado na revista *Radiology*, descobriu que as "cabeçadas" repetitivas no futebol estavam associadas a mudanças estruturais na substância branca, que, mais tarde, poderiam contribuir para o declínio da capacidade cognitiva.

Na faixa dos 20 e 30 anos, continuamos acumulando os primeiros traumas em nossos cérebros, e eles nos conduzem ao risco. Durante essas décadas de vida, muitos de nós experimentamos estresse acadêmico e profissional, consumimos alimentos pouco saudáveis e, muitas vezes, ignoramos tanto o exercício quanto o sono. Todos esses comportamentos preparam o cenário para o declínio da saúde na meia-idade.

À medida que progredimos da casa dos 30 anos para o início dos 40, podemos perceber os primeiros indícios de doença crônica — pressão arterial alta, colesterol elevado, pré-diabetes —, todos afetando de modo negativo o cérebro. Mais tarde, na faixa dos 50 e 60 anos, a doença vascular cumulativa surge na forma de acumulação de placa de colesterol, danos microvasculares e pequenos acidentes vasculares cerebrais, tão ínfimos que não conseguimos observá-los em exames cerebrais regulares. O sistema de eliminação de resíduos do cérebro também fica sobrecarregado com subprodutos inflamatórios e outras toxinas, o que leva ao acúmulo das proteínas amiloide e tau.

Quando chegamos aos 60 e 70 anos, os sinalizadores da doença começam a aparecer em ressonâncias magnéticas e outros exames laboratoriais.

MEDICAMENTOS APROVADOS PELO FDA* PARA A DOENÇA DE ALZHEIMER

Até o momento, o FDA aprovou cinco medicamentos para o tratamento dos sintomas de Alzheimer. Os inibidores de colinesterase (Aricept, Exelon e Razadyne) são usados em casos de Alzheimer em estágios que variam de inicial a moderado, e são projetados para tratar a perda da memória de curto prazo, confusão e problemas de pensamento e de raciocínio. Esse tipo de medicamento funciona impedindo a quebra de acetilcolina, um mensageiro químico essencial para a aprendizagem e a memória. Os inibidores de colinesterase não impedem a progressão da doença de Alzheimer, mas podem diminuir os sintomas por um tempo limitado (uma média de seis a doze meses em cerca de metade dos pacientes, embora haja casos raros de sintomas que diminuem por até quatro anos; a outra metade não experimenta efeito algum). Em pacientes com Alzheimer mais avançado, a memantina (Namenda) pode ajudar a bloquear um tipo específico de neurônio receptor chamado NMDA, que se liga ao glutamato (o neurotransmissor mais abundante em nossos cérebros). Algumas pessoas experimentam uma desaceleração dos sintomas do declínio da capacidade cognitiva, mas esse efeito é apenas temporário. O Namzaric é uma nova combinação de drogas (uma mistura de Aricept e memantina), e, às vezes, é prescrito para pessoas com a doença em estágios que variam de moderado a grave. Todas essas drogas podem ter efeitos colaterais debilitantes (náuseas, vômitos, tonturas, pesadelos, dores de cabeça) e não impedem a progressão do Alzheimer.

A droga mais recente em desenvolvimento, o Aducanumab, mostrou resultados promissores em um grupo de 166 pessoas: removeu eficazmente a amiloide, sem os efeitos colaterais graves de outros medicamentos. Em um pequeno subgrupo de quarenta pessoas, comprovou-se que este medicamento diminuiu significativamente a progressão do Alzheimer, mas vários estudos demonstraram resultados similares que não puderam ser replicados em um grupo maior. Um ensaio clínico de fase 3 está em andamento, com resultados previstos para 2020.

---

* *Food and Drug Administration*: órgão regulador de medicamentos nos EUA. [N. da E.]

A primeira indicação da doença de Alzheimer é a presença de placas beta-amiloides (que, geralmente, surgem na faixa dos 60 anos); os emaranhados tau intracelulares se formam pouco depois (geralmente, na faixa dos 70 anos). Essas duas proteínas tóxicas causam hipometabolismo, situação em que as células cerebrais usam a glicose (seu principal combustível) de forma menos eficiente, especialmente nos lobos temporais e parietais, duas áreas do cérebro mais suscetíveis à doença de Alzheimer. As mudanças no metabolismo causam, então, alterações estruturais. O cérebro perde conexões, neurônios e volume global. O hipocampo (que regula as emoções e a memória de curto prazo) e outras regiões fundamentais do cérebro começam a se atrofiar. É quando, finalmente, começamos a vivenciar os debilitantes efeitos psicológicos e cognitivos do Alzheimer — prejuízos à memória (especialmente à memória de curto prazo), à função executiva (nossa capacidade de realizar tarefas complexas) e ao sentido visuoespacial (nossa capacidade de interpretar de forma rápida e precisa aquilo que vemos).

Embora existam casos de Alzheimer de início precoce, em que a doença aparece entre a quarta e a quinta década de vida (e as proteínas amiloide e tau começam a se acumular entre os 30 e 40 anos), eles são extremamente raros. De modo geral, a doença aparece após a sexta década de vida, depois que o cérebro já acumulou traumas suficientes para que os danos se tornem diagnosticáveis. À medida que entramos nos 80 anos, ficamos ainda mais propensos a vivenciar tais mudanças cognitivas. Quanto mais tempo vivermos, maior será o risco.

As falhas nas pesquisas sobre o Alzheimer

Um estudo recente, publicado na *Alzheimer's Research & Therapy*, examinou todos os exames clínicos de Alzheimer realizados entre 2002 e 2012. Os pesquisadores descobriram que 244 compostos foram testados durante aquela década, em um total de 413 testes clínicos. Desses compostos, apenas *um* medicamento foi aprovado: o Namenda, um bloqueador da glutamina que pode diminuir temporariamente alguns dos sintomas, mas que não tem qualquer efeito sobre o processo subjacente da doença. A taxa global de sucesso nas pesquisas ao longo de toda a década foi de apenas 0,4%. O que significa que a taxa de fracasso foi de impressionantes 99,6%; uma das mais altas taxas de fracasso em qualquer tipo de pesquisa acerca de doenças no mundo. Quando se trata de diminuir a progressão ou deter a doença de Alzheimer, a taxa de sucesso atual é 0%.

As pesquisas sobre o Alzheimer são o maior — e o mais caro — fracasso de todos. Não é preciso ser um neurocientista brilhante para constatar que há algo de muito errado com a forma como estamos conduzindo as pesquisas. Como é possível investir tanto conhecimento científico e tanto dinheiro — os Institutos Nacionais de Saúde já gastaram bilhões de dólares em pesquisas sobre o Alzheimer — apenas para fracassar repetidamente? Por que isso vem acontecendo há décadas, e por que aderimos teimosamente à mesma abordagem, apesar dos óbvios insucessos?

A resposta é mais simples do que se pensa — você só tem que entender como as pesquisas funcionam. Abaixo estão os principais mal-entendidos sobre a doença de Alzheimer que vêm dificultando as pesquisas e atrasando significativamente nossa busca por uma cura.

Pesquisa de moléculas únicas

A pesquisa médica moderna é fundamentalmente equivocada quando se trata de curar uma doença crônica como o Alzheimer. Quase todas as nossas pesquisas estão baseadas em doenças, o que significa que os cientistas se concentram em desenvolver uma cura sob a forma de um medicamento único. Os Institutos Nacionais de Saúde, as principais agências de financiamento que determinam quais tipos de pesquisas receberão suporte financeiro, adotam um modelo simplista que tem orientado a pesquisa médica desde o século XVIII: infecção--bactéria-droga-resultado. Esse método levou a muitos avanços espetaculares. No início do século XX, por exemplo, nossa maior causa de morte eram as doenças infecciosas. A cólera levou dezenas de milhões de vidas em todo o mundo antes que um antibiótico fosse descoberto. Hoje em dia, sabemos que uma única dose de doxiciclina pode ser usada para tratar essa doença anteriormente temida. Hoje em dia, a cólera ainda afeta os países em desenvolvimento, assim como outras doenças infecciosas como a malária e a tuberculose — e é por isso que esse modelo persiste. Embora o tratamento para tais doenças às vezes possa exigir múltiplas etapas, o princípio subjacente é, quase sempre, um único medicamento destinado a erradicar um agente infeccioso específico.

Quando se trata de doenças crônicas e complexas relacionadas ao processo de envelhecimento, especialmente as doenças do cérebro, esse método de pesquisa não faz sentido. De modo geral, as doenças agudas e infecciosas como a cólera envolvem um componente que emerge e danifica imediatamente os tecidos, invocando uma forte resposta imune do corpo. As doenças crônicas, ao contrário, representam camadas de dano acumulado que se sobrepõem e se tornam mais complexas ao longo do tempo. O problema é que os cientistas não investigam esses danos vastos e multifacetados. Em vez de fazer isso, captam apenas uma imagem única e distorcida da doença — geralmente, um elemento em um quadro patológico muito mais complicado e mais amplo.

No caso da doença de Alzheimer, esse elemento é a proteína amiloide (e, em menor grau, a tau). Existem, de fato, evidências de que a amiloide tem algo a ver com o Alzheimer. As placas amiloides foram identificadas décadas atrás, quando descobrimos os genes envolvidos no início precoce da doença: presenilina 1, presenilina 2 e PPA. É claro que a amiloide se multiplica em algum nível à medida que a enfermidade progride, mas há muitos outros processos paralelos que contribuem para a doença de Alzheimer (como inflamação, oxidação, desregulação da glicose e dos lipídios).

Existe também uma confusão permanente sobre os papéis da amiloide e da tau na progressão da doença de Alzheimer. Já na década de 1990, alguns pesquisadores alegaram que, na verdade, os emaranhados tau intracelulares estavam mais intimamente associados aos sintomas do declínio da capacidade cognitiva. Novas evidências sugerem que eles emergem posteriormente no processo, e são melhores prognosticadores da doença de Alzheimer e de sua progressão do que as placas amiloides. Um estudo de 2017, publicado por pesquisadores da Mayo Clinic na revista *Brain*, concluiu que a proteína tau pode, realmente, desencadear o processo de declínio da capacidade cognitiva, o que significa que as drogas que visam combater a amiloide podem não ser complexas o suficiente para tratar ou curar a doença.

Apesar das evidências das quais dispomos agora, os cientistas ainda parecem estar cegamente focados na amiloide, ignorando todas as outras descobertas que não são compatíveis com essa abordagem de molécula única. Eles não querem — ou não conseguem — olhar para o Alzheimer como ele realmente é: uma doença complexa, multifatorial e cronológica que requer uma solução complexa e multifatorial. Essa incapacidade de entender a complexidade da doença já desperdiçou bilhões de dólares e vem prolongando o sofrimento por décadas.

Modelos inadequados

Os medicamentos contra a doença de Alzheimer são desenvolvidos e testados em modelos animais — ratos e camundongos geneticamente modificados. Em certo sentido, esses animais são modelos adequados para testes sobre doenças humanas porque temos muitos genes em comum. Até o momento, cerca de quatro mil genes foram estudados em seres humanos e camundongos, e apenas alguns deles foram encontrados em uma única espécie. Mas, ainda assim, esses genes únicos dão origem a todos os tipos de diferenças biológicas, que variam desde o modo que os genes como um todo são ativados e desativados até qualidades importantes, como a expectativa de vida. Os camundongos vivem de dois a três anos. Sua expectativa de vida não lhes permite enfrentar o tipo de estresse que um ser humano suporta ao longo de 70 ou 80 anos de vida. Eles não são submetidos a inflamação, oxidação, resistência à insulina e ataques vasculares da mesma maneira que nós. Simplesmente, não conseguimos reproduzir neles a complicada biologia da doença de Alzheimer no cérebro humano.

O outro grande problema com camundongos geneticamente modificados é que eles são projetados para expressar a patologia no estágio tardio do Alzheimer — acúmulo de amiloide e atrofia do hipocampo —, desprezando todos os caminhos que, a longo prazo, também contribuem para a doença (inflamação, oxidação, desregulação de glicose e de lipídios). Os modelos com ratos podem representar a mesma evolução da doença, mas a causa não será a mesma. Os pesquisadores estão conscientes de que não existe uniformidade entre os caminhos de camundongos geneticamente modificados e os de seres humanos, mas continuam a trabalhar com um modelo impreciso. É por isso que tantos testes clínicos falham: nossos modelos animais estão muito distantes da representação da doença que estamos tentando curar.

Nos últimos anos, os modelos do Alzheimer progrediram, especialmente com as iPSCs (células-tronco pluripotentes induzidas). As iPSCs são células adultas manipuladas geneticamente para se transformar em qualquer tipo de célula que queiramos estudar: coração, fígado, pâncreas, cérebro. Podemos, agora, extrair células incipientes de pacientes com doença de Alzheimer e transformá-las em neurônios. A partir desses neurônios, os cientistas criam as chamadas redes neurais, minicérebros cultivados a partir de tecido humano real. Embora ter um modelo genético humano seja um enorme passo à frente, essas redes neurais ainda não possuem a tridimensionalidade do cérebro real, e nem todos os outros processos alheios à genética — como a dieta, os exercícios e o estresse —, que, sabemos, são muito importantes para doenças crônicas como o Alzheimer.

Nenhum dos modelos que usamos é, em absoluto, uma representação precisa da complexidade da doença. Nos modelos com camundongos, falsas lesões de amiloide levam a falsos resultados. Em modelos de redes neurais, uma imagem incompleta leva a um tratamento incompleto. Como qualquer cientista poderá lhe dizer, um modelo inadequado apenas produzirá resultados inadequados.

Assumindo que a depuração equivale à restauração

Outro aspecto falacioso das pesquisas sobre o Alzheimer é o pressuposto de que depurar as proteínas amiloide e tau restaurará a função cognitiva. Os medicamentos são projetados para combater a amiloide. Os modelos com ratos são projetados para favorecer a expressão da amiloide, de modo que possamos descobrir maneiras diferentes de excluí-la. Mas, no momento em que as proteínas amiloide e tau se acumularam no cérebro, centenas de milhares de neurônios morreram. As estruturas do cérebro foram permanentemente alteradas, e o volume global do cérebro diminuiu. Apesar de a remoção das proteínas amiloide e tau poder acarretar algum efeito modesto, porém temporário, sobre a cognição, essa abordagem nunca constituirá uma cura. Há pouquíssimas chances de se restaurar significativamente a função cognitiva depois que todos esses danos foram infligidos de forma consistente. Na maioria dos testes clínicos, os tratamentos são administrados a indivíduos doentes em estágios que variam de leve a moderado, muito tempo após as proteínas amiloide e tau terem se acumulado sobre todos os outros danos estruturais presentes no cérebro. É por isso que nenhum medicamento destinado a curar a doença melhorou a cognição. Precisamos intervir muito mais cedo se quisermos influenciar o desenvolvimento do Alzheimer, e precisamos reconhecer que a amiloide e a tau são uma pequena parte de um quadro maior — provavelmente o resultado de agressões que se somam há anos ou, até mesmo, décadas.

———

Levando em consideração as muitas limitações do nosso modelo de pesquisa dominante, não é de surpreender que os testes clínicos tenham uma taxa de fracasso tão impressionante. Até o momento, a única coisa que mostrou afetar a curva de declínio ou retardar a progressão da doença foi a mudança no estilo de vida, que é a base do plano NEURO, apresentado na segunda parte deste livro. Não se trata de uma medicação para depuração da amiloide, nem nada desenvolvido com base em um equivocado modelo com ratos, que consome bilhões de dólares e anos de testes — mas mudanças no estilo de vida. Temos uma cura, e temos provas. Então, por que não estamos colocando em prática o que funciona? Por que o meio mais esperançoso de prevenir e retardar a doença de Alzheimer é quase completamente ignorado pelos centros de pesquisa e pelos médicos?

Uma resposta simples: há uma velha crença de que um órgão tão complexo quanto o cérebro não pode ser afetado pelo estilo de vida. De alguma forma, o cérebro está fora do corpo, sujeito a um conjunto diferente de regras. O que não poderia estar mais longe da verdade. Como explicamos anteriormente neste capítulo, o cérebro é o "órgão-alvo" que recebe toda a carga de estresse e trauma — ou, inversamente, toda a resiliência e resistência — de outros sistemas corpóreos. Cada capítulo referente ao estilo de vida contido neste livro mostrará como o cérebro é parte do corpo, e como os prejuízos que causamos ao nosso corpo com escolhas pouco saudáveis de estilo de vida prejudicam especialmente nosso cérebro.

A resposta mais preocupante é que os centros de pesquisa nunca tentaram experimentar a intervenção no estilo de vida — apesar de muitos pesquisadores reconhecerem sua influência no caso do Alzheimer. O NIH, a National Science Foundation (NSF) [Fundação Nacional de Ciências] e outras grandes organizações de pesquisa similares rejeitam categoricamente a possibilidade de mudanças no estilo de vida. Acreditam que não vale a pena. Alegam que as intervenções são difíceis, ou até mesmo impossíveis, para o público em geral e que, invariavelmente, os protocolos de estilo de vida não são capazes de estabelecer mudanças duradouras. Embora uma pequena quantidade de verba seja alocada para intervenções básicas em estudos sobre os efeitos do estilo de vida na saúde cognitiva (uma dieta específica, por exemplo, ou uma rotina básica de exercícios), tais intervenções nunca são abrangentes e, portanto, nunca têm a chance de revelar a sua força. O financiamento em peso vai para estudos sobre moléculas únicas, que são profundamente deficitários, em função de todos os aspectos que já discutimos anteriormente. Mesmo que alguns pesquisadores desejassem estudar a doença de forma mais ampla, não conseguiriam obter financiamento para pesquisas multifacetadas e multivariáveis, pois são financiadas por empresas farmacêuticas interessadas em patentear pílulas, e por bolsas concedidas exclusivamente a pesquisadores que acreditam em doenças crônicas com moléculas únicas.

Qualquer um que tenha se consultado com um clínico geral ou um neurologista sabe que essa mesma atitude também permeia a prática clínica. Os médicos não são treinados em prevenção. Eles passam por muitos anos de formação e especialização, treinando para identificar e gerenciar doenças, com, talvez, apenas uma ou outra disciplina voltada para a prevenção. Essa abordagem especializada e distorcida da saúde global ensina os médicos a não acreditarem em nada além de sua formação, e é por isso que quase todos desprezam a prevenção e as mudanças comportamentais. A maioria dos médicos nunca viu uma intervenção para mudança de estilo de vida bem planejada e eficaz, e o sistema de cuidados de saúde não oferece tempo nem espaço para tais tentativas (o clínico geral médio gasta de dez a 15 minutos com cada paciente). Os poucos médicos que desejam abordar o assunto extrapolam o tempo ou não sabem como fazê-lo. Todo paciente que esteja sofrendo de um declínio da capacidade cognitiva deve ser informado dos inúmeros fatores de risco decorrentes do estilo de vida, mas isso não acontece quase nunca. E, por causa da abordagem onisciente e inflexível que os médicos têm da medicina, muitas vezes os pacientes ficam intimidados demais para falar e perguntar.

Apesar dos obstáculos, alguns cientistas corajosos têm insistido nas pesquisas sobre o estilo de vida, e os dados de que dispomos são verdadeiramente notáveis: a nutrição e os exercícios adequados reduzem de forma significativa o risco de um comprometimento cognitivo leve progredir até a demência e, em primeiro lugar, também diminuem as chances do declínio da capacidade cognitiva. E, mesmo assim, a cobertura da mídia e o interesse científico são insignificantes. Isso não é uma conspiração: trata-se, simplesmente, de uma desconexão cultural. A pesquisa é imperfeita, a aplicação clínica é imperfeita e nossa compreensão é imperfeita. Mas, se conseguirmos mudar nossa compreensão, se conseguirmos desfazer os mitos e os mal-entendidos sobre a doença de Alzheimer, poderemos revolucionar a forma como lutamos contra a doença.

Cura à vista

Apesar de todos os mitos e mal-entendidos dos testes clínicos fracassados e das teorias equivocadas, há um meio de seguir adiante. As pesquisas apontam, inequivocamente, para a intervenção no estilo de vida como a cura para o declínio da capacidade cognitiva. Todos os dias, aprendemos mais sobre como nosso comportamento afeta a saúde e a resiliência de nossos cérebros. As pessoas estão cada vez mais frustradas com a abordagem convencional dos cuidados com a saúde, especialmente quando se trata do Alzheimer e da demência. A conscientização está aumentando e o sistema está mudando. Os profissionais mais progressistas da medicina estão cada vez mais interessados em encontrar a causa de uma doença, em vez de apenas medicar os sintomas e os fatores de risco. Em quase todas as doenças crônicas, é possível rastrear a raiz do problema até um estilo de vida pouco saudável. E, quando os pacientes fazem mudanças em suas vidas, experimentam uma regressão em todos os tipos de doenças crônicas.

Temos, também, um precedente sobre como estudar a mudança no estilo de vida e implementá-la em contextos clínicos. Graças ao incrível Lifestyle Heart Trial [teste cardíaco do estilo de vida], criado em 1990 por Dean Ornish, sabemos agora que a doença cardíaca, a principal causa de morte nos Estados Unidos, não apenas pode ser prevenida, mas também, na maior parte dos casos, revertida por meio de uma dieta rica em vegetais, exercícios moderados e gerenciamento do estresse. Outro estudo descobriu que as pessoas que seguiam estilos de vida saudáveis experimentavam uma diminuição de mais de 90% no risco de desenvolver doenças cardíacas. O mesmo acontece com a diabetes. As pesquisas mostram que as dietas à base de vegetais diminuem o risco de desenvolver diabetes e melhoram os níveis de açúcar no sangue. Um estudo de referência, publicado em 2002 no *New England Journal of Medicine*, descobriu que a intervenção no estilo de vida era mais eficaz para reduzir o risco de diabetes do que o tratamento médico padrão. Um estudo de acompanhamento realizado quatro anos depois revelou que os participantes conseguiram sustentar suas mudanças no estilo de vida e reduzir o risco de diabetes mesmo após o aconselhamento ter sido concluído. Em outras palavras, eles aderiram à sua nova maneira de viver e permaneceram mais saudáveis como resultado. Novas pesquisas também vêm descobrindo esses mesmos efeitos no tratamento e na prevenção do câncer.

Hoje, existem centenas de projetos de pesquisa e muitos fundos apoiando estudos sobre estilo de vida, doenças cardiovasculares, diabetes e câncer, e os médicos, rotineiramente, sugerem mudanças no estilo de vida para pacientes com alto risco de desenvolver tais doenças crônicas. É apenas uma questão de tempo até que tenhamos a mesma conversa sobre a doença de Alzheimer, e no próximo capítulo você vai conhecer a incontestável pesquisa que comprova essa conexão.

Temos esperança nas pesquisas sobre estilo de vida relacionadas a doenças cardiovasculares e a diabetes. Temos esperança na aceitação generalizada de outros fatores, para além da genética, que nos colocam sob um risco elevado de desenvolver doenças crônicas. E, acima de tudo, temos esperança em nossos pacientes. Não concordamos que as pessoas sejam preguiçosas ou incapazes de mudar. As pessoas com quem encontramos todos os dias estão amedrontadas e farão tudo aquilo que, em seu entendimento, possa lhes ajudar. Em nossa clínica em Loma Linda, temos observado uma atitude proativa: uma necessidade de assumir o controle e enfrentar o Alzheimer de frente. O problema, porém, é que nossos pacientes exercem esforços de maneiras erradas. Eles estão convencidos de que conseguirão encontrar uma solução por meio de vitaminas e supernutrientes para o cérebro. Gastam bilhões de dólares em jogos de treinamento cerebral. Filiam-se a programas de exercícios elaborados e intensivos, mas seu quociente diário de exercícios é de apenas vinte minutos. Eles levam seus entes queridos a hospitais renomados para consultar os principais neurologistas do país, quando a solução está em casa, dentro das geladeiras. Mas ninguém lhes disse isso. Ninguém lhes ensinou sobre mudanças comportamentais duradouras. Ninguém acredita que eles são suficientemente disciplinados, motivados ou inteligentes para viver uma vida saudável.

Este livro oferece uma perspectiva diferente. Sabemos que a abordagem atual não está funcionando e não temos tempo a perder. Por que ignorar todas as pesquisas sobre estilo de vida das quais dispomos agora? Por que presumir que as pessoas não conseguem mudar, que um protocolo de estilo de vida bem planejado não possa inaugurar uma nova maneira de pensar as doenças crônicas como o Alzheimer? Os Institutos Nacionais de Saúde estão convencidos de que a intervenção no estilo de vida representa um desafio, mas, como mostraremos nos próximos capítulos, é a única solução para a saúde do cérebro e, com a ajuda do nosso plano NEURO, está ao alcance de todos.

2.

O poder da medicina do estilo de vida

Os mitos e mal-entendidos sobre a doença de Alzheimer e a demência podem ser desanimadores e, até mesmo, devastadores quando se pensa no desperdício de tempo e dinheiro de inúmeros médicos, pacientes e cuidadores. Mas este livro não se chama *A solução para o Alzheimer* à toa.

Neste capítulo, apresentaremos dados convincentes, que demonstram que a doença é profundamente influenciada por fatores relacionados ao estilo de vida — como o que comemos, a frequência com que nos exercitamos e a qualidade de nosso sono. Embora seja mais fácil colocar a culpa de uma doença tão devastadora em um único gene, essa falsa crença está vitimando milhões de pessoas. A verdade é muito mais difícil de aceitar: estamos levando o Alzheimer para nossos lares por meio das escolhas que fazemos todos os dias. Mas a verdade também é libertadora, pois coloca o controle novamente em nossas mãos.

Loma Linda

A primeira coisa que notamos foi a comida. Paramos na lanchonete do hospital depois de fazermos nossa entrevista na Universidade de Loma Linda esperando encontrar os alimentos habituais. Qualquer pessoa que tenha passado algum tempo em um hospital dos EUA sabe que a maior parte dos alimentos oferecidos em suas lanchonetes é muito pouco saudável. Talvez haja um bufê de saladas obrigatório, mas também é possível pedir hambúrgueres, batatas fritas, pizzas gordurosas e sobremesas açucaradas — ou seja, escolher entre os alimentos menos saudáveis disponíveis, quando, por estar doente, se deveria fazer o oposto. Mas em Loma Linda havia vegetais grelhados, sanduíches orgânicos, sopas nutritivas — tudo vegetariano —, e os itens mais saudáveis estavam identificados com a inscrição "vida integral", de modo que as pessoas pudessem fazer escolhas conscientes.

Do outro lado da rua, encontramos o Mercado Loma Linda, que oferecia uma grande variedade de produtos frescos, ao lado de cestas de frutos secos, cereais e grãos. Não havia seção de carnes no estabelecimento. Alguns edifícios adiante ficava uma das maiores e melhores academias de ginástica que já havíamos visto, e bem no centro da comunidade se erguia uma igreja. As portas estavam abertas, e podíamos ver pessoas de todas as idades reservando um momento de seu dia para a prática religiosa que as fortalecia.

Depois, visitamos uma casa de repouso local e conheci Margaret, uma mulher de 102 anos que caminhava 4,82 km por dia. Ela não apenas caminhava — ela andava depressa. Ela também comprava os próprios mantimentos, fazia trabalhos voluntários na Igreja Adventista do Sétimo Dia e sabia os nomes de todas as enfermeiras e dos residentes. Muitos idosos que chegam à casa dos 80 e 90 anos apresentam uma considerável lentidão de raciocínio, mas Margaret se mostrava tão afiada nas conversas quanto uma mulher com metade de sua idade. Ela personificava integralmente um estilo de vida saudável — adotava uma dieta baseada em vegetais, exercitava-se regularmente, servia sua comunidade — e estava cercada por outras pessoas que, assim como ela, levavam vidas satisfatórias mesmo com mais de 90 anos, e ainda além dessa idade.

Loma Linda, na Califórnia, uma pequena cidade localizada a 96 km a leste de Los Angeles, é considerada um dos lugares mais saudáveis do mundo. Um terço de seus 25 mil habitantes são adventistas do sétimo dia, cuja fé está profundamente relacionada à saúde e ao bem-estar. A religião celebra o vegetarianismo, os exercícios regulares, o gerenciamento do estresse e o serviço comunitário. Fumar, beber e até mesmo consumir cafeína é desencorajado. Este estilo de vida excepcionalmente saudável traz como resultado o fato de os adventistas viverem, em média, dez anos a mais do que a população em geral e de forma mais saudável, uma estatística que os tornou conhecidos no mundo inteiro. Desde a década de 1950, organizações como a Sociedade Americana de Câncer e os Institutos Nacionais de Saúde vêm analisando Loma Linda em busca de respostas às doenças crônicas que explodiram em outras localidades, mas pareciam ter deixado essa comunidade relativamente intacta. As pesquisas que surgiram ao longo dessas décadas nos forneceram profundas percepções sobre a relação entre estilo de vida, longevidade e prevenção de doenças crônicas:

- Um estudo de 2007 descobriu que os adventistas que consumiam uma dieta à base de vegetais, livre de ovos e laticínios, apresentavam menor risco de obesidade do que os vegetarianos que ingeriam ovos e laticínios e do que os não vegetarianos. A prevalência de diabetes era de 2,9% em vegetarianos, contra 7,6% em não vegetarianos. De forma geral, os vegetarianos apresentavam um risco aproximadamente 50% menor de desenvolver diabetes ao longo da vida, em comparação com os não vegetarianos.
- Outro estudo com a população adventista descobriu que os vegetarianos tinham menor risco de desenvolver todos os tipos de câncer do que os não vegetarianos. O risco de cânceres específicos do sexo feminino era até 34% inferior nos vegetarianos.
- Em um estudo de 2003 publicado no *American Journal of Clinical Nutrition*, pesquisadores da Universidade de Loma Linda compararam seis estudos sobre o baixo consumo de carne e a expectativa de vida com os Estudos Adventistas de Saúde, uma série de estudos que analisou o estilo de vida e as doenças em mais de 96 mil indivíduos. Descobriu-se que as pessoas que seguiam uma dieta predominantemente vegetariana tinham uma expectativa de vida maior em quatro dos seis estudos (e, nos outros dois estudos, não foram identificadas associações positivas nem negativas entre a carne e a longevidade).
- Um estudo de 1993 intitulado "Incidência de demência e ingestão de produtos animais" descobriu que, em um grupo de mais de 3 mil indivíduos, aqueles que consumiam carne — incluindo quem ingeria apenas aves e peixes — tinham o dobro de risco de desenvolver demência, em comparação com os vegetarianos.

Vários outros estudos encontraram associações semelhantes entre o modo de vida de Loma Linda e a prevenção de algumas de nossas doenças mais temidas.

Loma Linda também é a única "zona azul" dos Estados Unidos, um termo popularizado por Dan Buettner em *The Blue Zones*, seu livro best-seller sobre estilo de vida e longevidade. Zonas azuis são comunidades nas quais as pessoas possuem vidas sensivelmente mais longas e saudáveis, devido a níveis ideais de nutrição, exercícios, gerenciamento do estresse e suporte social. Como Buettner explica, os nove princípios da vida saudável nas zonas azuis são: 1) um estilo de vida que envolve movimentos naturais ao longo do dia; 2) um profundo senso de propósito ou de significado; 3) gerenciamento habilidoso do estresse; 4) evitar comer em excesso e à noite; 5) uma dieta essencialmente à base de vegetais; 6) desfrutar de um drinque ou dois com amigos (embora os adventistas se abstenham do álcool); 7) conexão com uma comunidade religiosa; 8) morar perto da família e encontrar um parceiro vitalício; e 9) ter acesso a redes sociais que apoiam a vida saudável. Comunidades com esse estilo de vida tão saudável e tão abrangente são raras. Existem apenas cinco no mundo: Sardenha, na Itália; Okinawa, no Japão; Ikaria, na Grécia; Nicoya, na Costa Rica; e Loma Linda, nos Estados Unidos. A pesquisa pioneira de Buettner sobre comportamentos comuns a essas diversas culturas tem, desde então, inspirado os pesquisadores a investigar a ciência subjacente. Várias cidades ao redor do mundo adotaram características da zona azul, esperando que seus moradores pudessem reduzir o risco de doenças crônicas e experimentar essa mesma saúde incrível e a mesma longevidade.

Estávamos em uma encruzilhada em nossas carreiras médicas quando descobrimos Loma Linda. Havíamos passado pela faculdade de medicina, sabendo que a neurologia era nossa vocação, e, em seguida, embarcamos em residências e bolsas de pesquisa, por meio das quais receberíamos o melhor treinamento clínico e participaríamos de pesquisas de ponta. Ainda acreditávamos que a única esperança para as doenças crônicas, como o Alzheimer, era uma cura farmacológica. Ambos estávamos mergulhados na mesma visão individualista e mecânica da abordagem equivocada das pesquisas que descrevemos no Capítulo 1, mas fomos nos sentindo cada vez mais desconfortáveis com ela.

Ayesha era assistente de pesquisa e coordenadora de um estudo da Universidade da Califórnia, em San Diego, que usava a ressonância magnética funcional para analisar as alterações relacionadas à doença de Alzheimer no cérebro. Os participantes com antecedentes familiares de demência eram examinados entre os 50 e 60 anos de idade e, embora se presumisse que o Alzheimer pudesse ser acompanhado conforme se desenvolvia, o estudo não compreendia nenhuma intervenção ou tratamento. Quando reavaliou as imagens cerebrais, ela verificou que alguns daqueles indivíduos apresentavam sinais precoces, e, mesmo assim, não havia nada que pudesse fazer. Ayesha sabia que aquelas pessoas acabariam desenvolvendo a doença, e que ela progrediria até tirar suas vidas. Não havia como detê-la ou retardá-la. Todos à sua volta continuavam repetindo o que lhes fora ensinado: é impossível prevenir a doença de Alzheimer.

Dean teve uma experiência igualmente decepcionante como membro da Divisão de Terapia Experimental nos Institutos Nacionais de Saúde. Trabalhando com inúmeros testes clínicos, ele identificou uma abordagem mecânica que não considerava a pessoa, a doença e o complexo processo em suas totalidades ao longo do tempo. Ele administrava medicamentos para pacientes com Alzheimer voltados para caminhos únicos, enquanto ele e todos os outros pesquisadores sabiam que a doença era muito mais complicada. Ele cuidava de pacientes que sofriam de diferentes tipos de demência (incluindo a paralisia supranuclear progressiva, uma doença neurodegenerativa com características de Parkinson e demência) e recebiam aplicações diretamente em seus cérebros. Todos esses testes fracassaram. Não importava se o tratamento era uma pílula, um anticorpo ou um procedimento cerebral invasivo. Nada parecia funcionar.

As pesquisas não estavam chegando a lugar algum, mas não eram tão frustrantes quanto a prática clínica. Podíamos oferecer aos nossos pacientes pouco mais do que o diagnóstico. Éramos obrigados a lhes dizer que sua doença não tinha tratamento e, a cada olhar de pavor em seus rostos, a cada familiar assimilando o choque pelo que estava acontecendo com seus entes queridos, nos sentíamos cada vez mais derrotados. As realidades da profissão começaram a pesar: estávamos presos a um sistema baseado em doenças, que não tinha nenhuma relação com a saúde — e, no entanto, nunca pensamos em desistir. Estabelecemos que nossa missão na vida seria buscar uma cura para essa doença devastadora. Havíamos nos conhecido quando ainda éramos jovens médicos, prestando serviço voluntário no exterior e, quando conversamos pela primeira vez, descobrimos que nossos avôs sofreram de demência. Sabíamos qual jornada deveríamos assumir, mas continuamos nos perguntando se haveria outra abordagem, uma maneira de alcançar as pessoas e fazer diferença antes que seus sintomas surgissem e nada mais pudesse ser feito.

Uma noite, enquanto ainda estávamos na Universidade da Califórnia, assistimos a uma palestra da Dra. Elizabeth Barrett-Connor, criadora e principal pesquisadora do Rancho Bernardo Heart and Chronic Disease Study. Ela e sua equipe de pesquisadores tinham coletado dados sobre o estilo de vida e a função cognitiva de homens e mulheres por mais de vinte anos. Eles encontraram diferenças de gênero em populações idosas com declínio da capacidade cognitiva e associações entre demência e consumo de tabaco e álcool. Na plateia, ouvindo-a naquela noite, ficamos intrigados com o que os cientistas descobriram sobre os hábitos e comportamentos que nos expõem a um alto risco de desenvolver a doença de Alzheimer. Nós nos perguntamos quanta literatura existia a respeito dos fatores de risco relacionados ao declínio da capacidade cognitiva.

Começamos a fazer consultas sistemáticas a publicações em periódicos especializados, reunindo décadas de estudos sobre estilo de vida e doenças crônicas (como doenças cardíacas, acidentes vasculares cerebrais, diabetes e câncer) na esperança de obter alguma percepção sobre fatores de risco que também desempenhavam algum papel no Alzheimer. Um estudo mostrava que comer frutas secas reduzia o risco de doença cardíaca; outro que o consumo de frutas reduzia o risco de câncer de pulmão. O Nurse's Health Study e o Health Professionals Follow-Up Study nos mostravam que qualquer aumento no consumo de frutas e vegetais reduzia o risco de acidente vascular cerebral em 6%. Uma análise separada do Nurse's Health Study revelou que as mulheres que seguiam uma dieta predominantemente mediterrânea — com muitas frutas, verduras, legumes, frutos secos e peixes — tinham uma chance de acidente vascular cerebral 29% menor do que as que adotavam uma dieta predominantemente ocidental, com alto teor de açúcar e alimentos processados. O Cardiovascular Health Study revelou que a obesidade na meia-idade aumentava o risco de demência em 40%. Cientistas da Universidade de Columbia concluíram que altos níveis de insulina em pessoas idosas poderiam responder por 39% dos casos de Alzheimer.

Todas essas doenças crônicas pareciam estar relacionadas. O que era bom para o coração e os rins também parecia ser benéfico para o cérebro. Uma dieta baseada em alimentos integrais e vegetais era, de longe, o melhor padrão alimentar para combater cada uma dessas doenças — nenhum estudo mostrava quaisquer benefícios de se comer carne. Quanto mais analisávamos, mais sentido fazia. O corpo é um conjunto de sistemas interligados, e o cérebro é, em si mesmo, um sistema. Por que ele não seria afetado pelo que comemos, pelo quanto nos exercitamos, por nosso estado geral de saúde? Pessoas com estilos de vida mais saudáveis se mostravam, frequentemente, capazes de evitar outras doenças crônicas. E se houvesse também uma maneira de evitar o Alzheimer?

Alguns meses depois, lemos *The Blue Zones* e percebemos que havia um epicentro de vida saudável bem ao nosso lado. Muito foi publicado sobre Loma Linda e doenças cardíacas, diabetes e, até mesmo, câncer, mas existiam apenas alguns estudos iniciais relacionados à demência. Nenhuma pesquisa sobre a doença de Alzheimer e a população de Loma Linda havia sido publicada em quase dez anos. Perguntamos-nos se alguém investigara mais a fundo a associação entre o declínio da capacidade cognitiva e o estilo de vida. Seria possível reproduzir os resultados anteriores ou aprender mais sobre quais comportamentos saudáveis ofereciam maior proteção? E, se houvesse uma associação clara, será que já não teríamos ouvido falar?

Sabíamos que estudar o estilo de vida nos colocaria em conflito com os centros de pesquisa. Nossos orientadores nos advertiram que estaríamos colocando em risco nossas carreiras, nossa reputação como clínicos e pesquisadores. Mas, ao mesmo tempo, sabíamos que, se nos dedicássemos àquela mesma abordagem distorcida, nunca contribuiríamos com algo de valor, nem ajudaríamos realmente nossos pacientes. Como médicos, nos parecia quase irresponsável desconsiderar essa possibilidade e descobrir o que isso poderia significar para a luta contra a doença de Alzheimer. Então, assumimos um enorme risco. Fomos para Loma Linda cheios de curiosidade, mas também com expectativas moderadas. Seríamos objetivos e inflexíveis em nossa pesquisa. Teríamos de ficar convencidos dos resultados para acreditar no poder do estilo de vida.

Lançando-nos ao trabalho

Nossa clínica — o centro de memória e envelhecimento do centro médico da Universidade de Loma Linda — nos deu a oportunidade de fazer as coisas de forma diferente. Realizaríamos os exames de sangue padrão, procurando por biomarcadores como vitamina B12, ácido fólico, colesterol HDL ("bom") e colesterol LDL ("ruim"), inflamação geral, glicose, insulina, hemoglobina glicada (uma medição dos níveis de glicose no decorrer dos últimos três meses), hormônios tireoidianos e vários outros exames laboratoriais, bem como abrangentes testes neuropsicológicos e de neuroimagem para determinar a extensão e a natureza do declínio da capacidade cognitiva de um paciente. Além disso, também coletaríamos informações detalhadas sobre a vida de nossos pacientes, sobre como eles estavam vivendo seu dia a dia e como suas escolhas poderiam ter afetado seu risco de desenvolver a doença. Elaboramos questionários detalhados sobre dieta, atividade física, padrões de sono, estresse e saúde psicológica geral (incluindo depressão).

Também estruturamos nossa clínica sistematicamente em torno da família. Todo mundo que nos procurava tinha de trazer, pelo menos, dois familiares, mas eles eram encorajados a trazer mais. Sabíamos que as famílias eram um sistema de apoio essencial para quem está doente, e também que as escolhas relacionadas ao estilo de vida, muitas vezes, provinham de casa. Se pudéssemos aprender mais sobre a cultura da nutrição e dos exercícios físicos dentro de uma unidade familiar, conseguiríamos obter mais informações sobre os comportamentos que influenciavam a saúde cognitiva e, talvez, até impedir que outros membros da família desenvolvessem a mesma doença. Os cônjuges eram especialmente importantes. Como dissemos antes, os parceiros daqueles que desenvolvem a demência têm um risco 600% maior de desenvolver a própria doença, em comparação com a população em geral, e isso não é atribuível apenas ao estresse. Os riscos do estilo de vida compartilhado são um fator importante nas consequências para a saúde de casais com uniões estáveis e duradouras. Um dos aspectos centrais de nossa atual pesquisa em Loma Linda é a incidência da doença em cônjuges, quando um ou ambos sofrem de declínio da capacidade cognitiva.

Víamos idosos em todos os lugares de Loma Linda. No início das manhãs, visitávamos as academias de ginástica de última geração no campus e observávamos pessoas com seus 90 anos fazendo mais exercícios de bíceps do que nós mesmos. Basta dar uma olhada pela cidade para constatar as estatísticas de longevidade de Loma Linda sendo exercidas na vida real. Achávamos que não teríamos nenhuma dificuldade para recrutar pacientes. Quando abrimos nossas portas, éramos a única clínica de demência na comunidade de Loma Linda, e, pelo fato de a população ser bem informada e comprometida com os cuidados de saúde, supusemos que ela viria até nós. Ficamos esperando. E continuamos esperando.

Naqueles primeiros dias, também nos dedicávamos a estudar o volume de pesquisas existentes, a fim de obter mais informações sobre o estilo de vida e a doença de Alzheimer. Queríamos saber tudo o que já havia sido publicado. Juntos, fizemos avaliações abrangentes sobre nutrição e as três doenças cerebrais mais incidentes: demência, doença de Parkinson e acidente vascular cerebral. Um estudo realizado por pesquisadores da Universidade de Columbia descobriu que os participantes que aderiam à dieta mediterrânea tinham um risco 40% menor de desenvolver a doença de Alzheimer do que quem adotava uma dieta norte-americana padrão, rica em carnes, laticínios, grãos processados, açúcar e gordura, e extremamente baixa em frutas e vegetais. Os mesmos pesquisadores analisaram os hábitos alimentares e o risco de desenvolver CCL (comprometimento cognitivo leve). Novamente, uma dieta mediterrânea reduzia o risco de CCL em 28%, e os indivíduos que desenvolveram CCL tinham uma chance 29% menor de progredir até a doença de Alzheimer. Outro estudo em nossa vasta revisão encontrou um padrão similar para a doença de Parkinson: uma dieta mediterrânea rica em alimentos à base de vegetais reduzia as probabilidades de desenvolver Parkinson em 14%. Um estudo de 2012, publicado na *Movement Disorders*, comparou 249 pessoas com doença de Parkinson com uma população normal, de mesma idade. Os pesquisadores descobriram que um maior consumo de alimentos ricos em vitamina E reduzia o risco de desenvolver a doença de Parkinson em 55%. Sabíamos que não havia nenhum agente farmacêutico no mundo que pudesse apresentar aqueles resultados.

Também nos foi concedido acesso ao banco de dados dos Estudos Adventistas de Saúde, fonte de tantos estudos incríveis sobre o estilo de vida na comunidade de Loma Linda. Examinamos uma ampla gama de participantes que foram submetidos ao chamado Teste de Aprendizagem Verbal da Califórnia, um robusto exame neuropsicológico voltado para a aferição da aprendizagem verbal e da memória. Controlando as variáveis de idade, etnia e instrução, descobrimos que, em duas das variáveis cognitivas testadas, os indivíduos que seguiam uma dieta baseada em vegetais tinham, em média, um risco 28% menor de comprometimento cognitivo. Os vegetarianos apresentaram resultados melhores do que os pescetarianos (pessoas que comem peixe) e os onívoros. Parecia haver uma escala no tocante à ingestão de proteína animal e seu efeito na função cerebral: quanto menos carne a pessoa comia, mais saudável seu cérebro permanecia com o passar do tempo.

Um padrão começou a emergir na clínica. Estávamos atendendo um número reduzido de pacientes de Alzheimer provenientes da população adventista e, quanto mais pessoas conhecíamos, mais curiosos ficávamos a respeito das populações vizinhas e sua saúde cognitiva. Começamos a conversar com a comunidade sobre o envelhecimento saudável, nossa clínica e nossa pesquisa. Certa tarde, Dean ministrou uma palestra em uma igreja católica localizada em um bairro socioeconomicamente menos favorecido nos arredores de Loma Linda. A multidão de frequentadores era diversificada e a igreja estava cheia. Depois, uma longa fila se formou — todos tinham perguntas a fazer. Ao entrar em contato com aquelas pessoas individualmente, ele percebeu que estava diante de um resultado irrefutável de uma vida pouco saudável. A doença de Alzheimer, ou alguma outra forma de demência, parecia ter afetado quase todas as pessoas idosas que ele encontrou. Um homem afro-americano idoso revelou a Dean que ele e sua esposa foram diagnosticados com demência. Se a longevidade e o bem-estar eram perceptíveis na comunidade dos adventistas, aquele grupo de pessoas lhe possibilitava vislumbrar a doença crônica em marcha desenfreada. A enorme diferença entre as duas populações era impressionante: uma das comunidades mais saudáveis dos Estados Unidos estava vivendo bem ao lado de uma das mais doentes.

Logo ficamos sabendo que os moradores de San Bernardino sofriam de diabetes, doenças cardiovasculares, acidentes vasculares cerebrais e demência, em um grau muito maior do que seus vizinhos de Loma Linda. Eles recorriam aos hospitais com muito mais frequência e morriam muito mais jovens. Havia, também, claras diferenças raciais e étnicas que desempenhavam um papel na prevalência da doença de Alzheimer naquela região. Em 2010, a Alzheimer's Association descobriu que afro-americanos tinham de duas a três vezes mais probabilidade de desenvolver Alzheimer do que os caucasianos; os hispânicos, por sua vez, eram aproximadamente duas vezes mais propensos a desenvolvê-la. Conforme fomos atingindo mais e mais igrejas e centros comunitários, percebemos que a saúde precária era o elo que conectava os moradores locais. Em uma palestra sobre envelhecimento saudável que ministramos em uma igreja batista em San Bernardino, reparamos que todas as pessoas em posições de liderança eram mulheres. Dean perguntou onde estavam os homens, e o pastor explicou que, dentre aquelas catorze mulheres, cinco haviam perdido seus maridos devido a acidentes vasculares cerebrais e doenças cardíacas, e alguns dos demais tinham demência. A conscientização sobre a saúde era reduzida, ainda mais sobre o declínio da capacidade cognitiva. Quando se tratava do estilo de vida, os moradores de San Bernardino não dispunham de recursos e não tinham nenhum conhecimento. A sensação de confusão era imensa.

Em pouco tempo, estávamos prestando serviços voluntários todos os fins de semana, tentando compartilhar o que havíamos aprendido sobre estilo de vida com o maior número de pessoas possível. Mais e mais pacientes chegavam à clínica, embora quase nenhum deles fosse da comunidade adventista. De modo geral, atendíamos pessoas das comunidades vizinhas, aquelas com as quais estávamos entrando em contato por intermédio de nossas palestras, ou que residiam em Loma Linda, mas sem qualquer conexão com a igreja ou com sua ênfase na vida saudável. Muitos de nossos pacientes faziam uso de dietas ricas em carnes e alimentos processados. De modo geral, não se exercitavam. Sofriam de fatores de risco como hipertensão e colesterol elevado, que, conforme sabíamos, contribuíam para intensificar seus sintomas cognitivos.

Ao mesmo tempo, estávamos descobrindo mais e mais pesquisas que proporcionavam conhecimentos admiráveis sobre outros fatores de estilo de vida que afetavam o cérebro:

- O Framingham Longitudinal Study, um famoso estudo sobre os moradores de Framingham, em Massachusetts, descobriu que caminhadas rápidas diárias resultavam em um risco 40% menor de desenvolver a doença de Alzheimer ao longo da vida.
- Comprovou-se que o estresse crônico diminui o nível de fator neurotrófico derivado do cérebro, que é a principal proteína responsável pela produção de novas células cerebrais.

- Pesquisadores da Universidade de Washington, em St. Louis, descobriram que indivíduos privados de sono tinham mais placas amiloides em seus cérebros.
- Vários estudos de meados da década de 1990 encontraram uma relação inversa entre a educação formal e a incidência do Alzheimer, sugerindo que a cognição continuada e complexa protege o cérebro contra o envelhecimento normal.

Também lemos um notável estudo realizado na Universidade de Rush em que os pesquisadores compararam diferentes hábitos alimentares. Eles testaram a dieta DASH (na sigla em inglês, abordagem dietética para deter a hipertensão, uma dieta especializada para pacientes que sofrem de pressão alta), a dieta mediterrânea e a dieta MIND, que é um híbrido das dietas DASH e mediterrânea. Os resultados mostraram que as três dietas reduziram o risco de desenvolver o Alzheimer, e que até mesmo uma adesão moderada à dieta MIND era suficiente para melhorar a saúde cerebral. Isso significava que cada pequeno passo em direção à mudança no estilo de vida tinha um efeito mensurável. Ayesha pesquisou outros bancos de dados para verificar se seria possível confirmar tal influência gradual da alimentação saudável sobre a saúde vascular do cérebro. Ela analisou o California Teachers Study, avaliando os padrões dietéticos de quase 140 mil mulheres e usando um índice para medir até que ponto as participantes aderiam a uma dieta saudável (pontuações positivas eram dadas para cada fruta e vegetal, por exemplo, e pontuações negativas, para doces e alimentos ricos em gorduras saturadas, como a carne). Ela descobriu que, para cada unidade acrescentada ao índice de adesão, o risco de acidente vascular cerebral diminuía 10%, provando que as escolhas diárias têm um efeito importante nas doenças crônicas do cérebro. Este estudo foi uma contribuição tão relevante para o campo da medicina do estilo de vida que Ayesha recebeu o prêmio de pesquisa de doenças cardiovasculares em saúde da mulher da American Heart Association.

Continuamos coletando dados sobre nossos pacientes e, conforme uma associação clara entre o estilo de vida e a demência começava a surgir, nossa prática também começou a mudar. Além de rastrear os comportamentos e o estilo de vida que haviam levado à demência, começamos a fazer experi-

DEAN: A FORÇA EM NÚMEROS

Depois de ministrar palestras nas igrejas de todo o condado de San Bernardino e constatar os alarmantes efeitos da vida pouco saudável, decidi que precisava fazer mais. Compartilhar as percepções que estávamos adquirindo diariamente na clínica era um bom começo, mas as pessoas precisavam de mais apoio do que aquele que poderíamos oferecer por meio das palestras oferecidas à comunidade. Eu não queria ficar esperando na porta da clínica até que as pessoas doentes nos procurassem — queria ir ao encontro delas, antes mesmo que adoecessem. Este é um dos princípios centrais da prática médica na Universidade de Loma Linda, e uma ideia contrária a todos os outros sistemas de saúde que conhecemos: esforce-se para que os pacientes fiquem longe do hospital.

Na época, eu era diretor do centro de memória e envelhecimento da Universidade de Loma Linda, além de diretor de pesquisas do departamento de neurologia. Embora não dispusesse do que se poderia chamar de tempo livre, aceitei um convite para assumir o cargo de representante comunitário na secretaria de envelhecimento do condado. Eu sabia que havia uma crise de saúde cognitiva, e se não cuidasse disso no nível comunitário, muito mais pessoas enfrentariam um enorme sofrimento no futuro. Frequentei as reuniões todas

mentos com o estilo de vida, utilizando-o como uma forma de tratamento. Nossas próprias pesquisas e os estudos realizados no mundo inteiro eram tão convincentes que não queríamos esperar por um ensaio clínico aleatório. A intervenção no estilo de vida tinha se mostrado incrivelmente eficaz no tratamento e, até mesmo, na reversão das doenças cardiovasculares. Por que não aplicar a mesma filosofia às doenças crônicas do cérebro? Começamos a pensar no estilo de vida como um tratamento não autorizado para o declínio da capacidade cognitiva. Achávamos que isso ajudaria nossos pacientes com demência a viver vidas mais saudáveis e mais felizes e, no mínimo, não os prejudicaria.

As famílias, como estávamos nos dando conta, eram não apenas úteis para o suporte emocional, mas também essenciais para a intervenção no estilo de vida. Elas poderiam nos dar informações sobre a vida do paciente — o

as quartas-feiras e várias sextas-feiras; reuniões que avançavam noite adentro. Lá, conheci pastores, líderes empresariais, prefeitos e elaboradores de políticas públicas. Eu lhes mostrava o quanto as comunidades eram importantes para uma vida saudável. Uma cidade com espaços para caminhadas incentiva a prática de exercícios. Os moradores deveriam ter acesso a frutas e vegetais frescos, se não dos supermercados, pelo menos de hortas comunitárias. A redução do estresse poderia ser ensinada em igrejas e escolas. Os líderes poderiam apoiar a saúde cognitiva melhorando a vida cotidiana de seus concidadãos.

Ao participar daquelas reuniões, percebi que havia muita confusão e desconhecimento, mas também muitas pessoas dedicadas e dispostas a ajudar. Eu me perguntava qual seria a melhor maneira de compartilhar as informações sobre a importância do estilo de vida e as percepções obtidas em nossa clínica. Depois de mais algumas reuniões e discussões apaixonadas, decidi fundar a Healthy Minds Initiative. Realizamos nossa primeira conferência, intitulada "Vida saudável, envelhecimento saudável", em Loma Linda em setembro de 2013, com o objetivo de difundir a conscientização sobre a saúde cognitiva e o estilo de vida. O mote da conferência era: "Os cuidados com a saúde não começam no hospital; eles começam em sua sala."

hábito de se sentar diante da TV o dia todo, ou uma obsessão pouco saudável por pizzas —, o que nos ajudaria a identificar onde e como intervir. Quanto mais apoio nossos pacientes tivessem, melhor, e todas as pessoas que viessem à clínica aprenderiam, elas próprias, a evitar a demência. Continuamos incentivando nossos pacientes a trazer o maior número possível de pessoas. Uma mulher trouxe 14 parentes, e Dean revirou a clínica até achar cadeiras suficientes para todos.

Em cada consulta, estávamos gastando agora cinco minutos nos exames neurológicos usuais e os outros 25 minutos na intervenção no estilo de vida. Agrupamos grosseiramente os resultados de nossas pesquisas e de outros estudos sobre o estilo de vida, mostrando aos nossos pacientes como comer, se exercitar e viver, a fim de melhorar a saúde do cérebro. Mais tarde, Ayesha acrescentou receitas saudáveis. Nos tornamos conhecidos na clínica pelo fato de imprimirmos milhares de planilhas para monitorar nossas invenções relacionadas ao estilo de vida — as mesmas planilhas que aparecem no plano NEURO, na segunda parte deste livro. Identificar os pontos fortes e fracos de cada paciente, como percebemos, era essencial para as mudanças comportamentais. E o acompanhamento também. Procurávamos as companhias de seguros em nome de nossos pacientes, solicitando cobertura por mais tempo do que as consultas padronizadas de seis meses ou um ano. Sabíamos que as mudanças no estilo de vida seriam quase impossíveis se não pudéssemos acompanhar de perto o progresso de nossos pacientes. À medida que aprimorávamos nosso método, o processo ia se tornando mais personalizado e mais preciso. Com o passar do tempo, constatamos que nossos pacientes se sentiam empoderados, e não mais condenados, apesar de seus diagnósticos. Muitas vezes, era possível ouvir risos em nossa clínica. Sentimos que estávamos inventando um estilo novo de prática médica, uma forma de nos aproximarmos das pessoas e ajudá-las a mudar suas vidas.

Também nos ocorreu que poderíamos ajudar os moradores de San Bernardino da mesma forma que estávamos ajudando nossos pacientes. Dean pesquisou como implementar mudanças no estilo de vida em áreas onde a vida pouco saudável era a norma. Ele conversou com a Alzheimer's Association, lojistas, idosos, familiares, diretores de centros de assistência à terceira idade, diretores de casas de repouso, médicos locais e líderes religiosos e comunitários. Perguntou a cada um deles quais seriam os tipos de programas relevantes para as pessoas que eles atendiam. Que tipos de intervenções seriam úteis, considerando-se os recursos, as limitações e os pontos fortes específicos daquela comunidade? Como poderíamos aplicar intervenções que tivessem ao menos uma chance de sucesso? Onde os moradores buscavam informação e orientação? Em quem confiavam e por quê? O objetivo não era fazer com que todos vivessem da mesma maneira que os adventistas do sétimo dia. Como a pesquisa de Ayesha sobre acidentes vasculares cerebrais demonstrara, cada passo positivo faz diferença na saúde cognitiva. Independentemente de nossa cultura ou de nossa culinária, todos podemos comer mais vegetais e reduzir a ingestão de açúcar, gorduras saturadas e frituras. Todos nós podemos fazer alguma espécie de exercício, muitas vezes em nossas próprias casas. O apoio e a experiência podem vir das próprias comunidades. A intervenção no estilo de vida pode funcionar para todos, desde que seja precisa, personalizada e culturalmente específica.

Dizer que nossos resultados mudaram o rumo de nossas vidas como médicos seria um eufemismo. O que descobrimos revolucionou todo o nosso modo de pensar a demência, a saúde cognitiva e o futuro do tratamento do Alzheimer — e escrevemos este livro para compartilhar tudo com você. Dos cerca de 2.500 pacientes com demência que atendemos em nossa clínica, apenas 19 — ou seja, menos de 1% — eram vegetarianos que seguiam um estilo de vida estritamente saudável. O modo de vida intrínseco à comunidade de adventistas de Loma Linda, que havia gerado pesquisas inovadoras sobre doenças cardíacas, diabetes e câncer, era igualmente importante para o cérebro. As pessoas que adotavam uma dieta baseada em vegetais, exercitavam-se regularmente, gerenciavam o estresse, tinham sono de boa qualidade e pertenciam a uma comunidade sólida estavam protegidas contra o declínio da capacidade cognitiva pelos mesmos comportamentos que as salvavam de outras doenças crônicas. Tínhamos visto tudo isso se desenrolar diante de nossos olhos. Em conjunto, a abrangência de nossas avaliações, estudos e dados clínicos trouxe descobertas significativas sobre a nutrição e o estilo de vida, e que não haviam sido consideradas em nenhum outro âmbito no campo de pesquisas sobre o Alzheimer. A solução para a doença, estávamos convencidos, não viria sob o formato de uma pílula, mas no modo como vivemos nossas vidas.

Mas havia, também, outras descobertas na clínica — resultados que eram quase inacreditáveis. Trabalhamos com uma paciente que tinha o mau hábito de comer biscoitos e bolos. Seu nível de hemoglobina glicada era 13 (conforme revelado pelo exame de sangue HbA1c, que mensura a média de açúcar no sangue ao longo de um período de três meses) — um índice de 6,5 ou superior já é considerado diabético. Ela estava começando a esquecer nomes e a ter dificuldades com tarefas simples em seu trabalho, e ambas as situações causavam grande ansiedade. Nós a ajudamos a reformular sua dieta e, depois de três meses, sua HbA1c tinha despencado para 6. De forma ainda mais surpreendente, ela afirmou que a confusão cerebral havia desaparecido. Outro paciente começou a caminhar pela vizinhança todas as manhãs e relatou que conseguia organizar seus pensamentos com mais clareza do que em décadas. Um teste de acompanhamento neuropsicológico confirmou que, de fato, sua memória melhorara. Uma mulher nos estágios iniciais de declínio da capacidade cognitiva sofria de doença da substância branca (deterioração da substância branca, um tipo de tecido cerebral).

AYESHA: A NEUROLOGISTA-CHEFE

Trabalhando com pacientes durante minha bolsa de pesquisa sobre acidente vascular cerebral e epidemiologia na Universidade de Columbia, percebi que, por trás de toda ciência, de toda análise estatística e de todos os trabalhos publicados ano após ano em revistas altamente respeitadas, está o prato de comida sobre a mesa. O fator mais preponderante em nossa saúde a longo prazo é aquilo que escolhemos comer de três a quatro vezes ao dia. Atendendo os pacientes na clínica ou durante um estudo, nunca parávamos para discutir como o índice de aderência à dieta era calculado, nem os artigos inovadores de figuras exemplares como Nikolaos Scarmeas, de Columbia, e Walter Willett, de Harvard. Nada disso importava enquanto eu tentava convencer os pacientes que sofriam de acidente vascular cerebral, de deficiência cognitiva ou de Alzheimer a comer alimentos saudáveis. Eles nunca iriam aderir a um plano de nutrição se a comida não fosse deliciosa.

Pode-se dizer que sou bastante apaixonada por comida. Eu costumava assistir a programas de culinária e me perguntar: *Como posso tornar essa receita saudável?* O colesterol presente nas carnes não era recomendado para pacientes com acidente vascular cerebral nem para pessoas com declínio da capacidade cognitiva. O acréscimo de sal aumentaria a pressão arterial. A manteiga levaria à formação de placas, e o açúcar aumentaria os níveis de insulina. Mas, se eu encontrasse uma maneira de preparar algo igualmente atraente, poderia afetar a saúde de meus pacientes.

Por fim, minha curiosidade ganhou e me inscrevi no Natural Gourmet Institute, uma escola de gastronomia que se orgulha de divulgar a cozinha saudável. Lembro-me de sair correndo para a sala de aula, ainda com meu avental cirúrgico, ansiosa pela lição seguinte. Aprendi a fazer molhos e temperos, a como cortar e preparar vegetais adequadamente — a couve fica muito mais maleável quando

---

Um ano depois de adotar uma dieta baseada em vegetais, uma ressonância magnética revelou melhorias no tamanho de seu hipocampo. Nossos pacientes estavam nos mostrando, a cada vez, que o estilo de vida não apenas poderia retardar a progressão do Alzheimer, mas até mesmo reverter os sintomas cognitivos. O estilo de vida não era uma mera prevenção: era um tratamento potencial.

é cortada em fatias finas e devidamente marinada; às vezes, as saladas quentes são melhores do que as frias; as nozes produzem um molho para salada muito cremoso. Também me inscrevi em um curso on-line de culinária à base de vegetais, chamado Rouxbe, para aprofundar meus estudos.

Uma das coisas que aprendi logo no início de minha prática clínica foi que as pessoas têm muitos problemas para abrir mão de queijos. E, no entanto, o queijo é uma de nossas principais fontes de gordura saturada, tornando-se perigoso, e até mesmo mortal, para pacientes com acidente vascular cerebral. Imaginei que se eu pudesse encontrar uma alternativa para o queijo, seria um ótimo primeiro passo na intervenção no estilo de vida. Assim, depois de muitas horas na cozinha, criei um molho *queso blanco* para pôr na salada, misturar com o macarrão ou usar em qualquer prato como substituto do queijo branco ou cheddar. Meu "queijo" à base de vegetais era elaborado com castanhas-de-caju, levedura nutricional, limão, leite-de-amêndoas e alho. Estava livre de gorduras saturadas, mas continha gorduras saudáveis e outras vitaminas e minerais provenientes das castanhas-de-caju, e a levedura nutricional era uma ótima fonte de vitamina B12. E o mais importante é que meus pacientes o adoravam. Também desenvolvi outros molhos originais para salada, pois sabia que saladas recobertas por molhos ricos em gorduras, com alto teor de açúcar e industrializados anulavam quaisquer benefícios à saúde propiciados pelos vegetais. Experimentei bastante à medida que continuava desenvolvendo as receitas. Com certeza, houve alguns fracassos ao longo do caminho, mas eles me motivaram a preparar uma comida saudável ainda mais saborosa, sem comprometer os ingredientes. A vida saudável começa com o que você come, e descobri que prescrever receitas é, muitas vezes, mais eficaz do que prescrever medicamentos.

Hoje, reunimos centenas dessas histórias extraordinárias, muitas das quais são compartilhadas na segunda parte deste livro, na qual você também encontrará pesquisas fascinantes sobre as maneiras pelas quais nossos estilos de vida deflagram ou previnem doenças neurodegenerativas. À medida que novos estudos sobre estilo de vida foram sendo publicados, e à medida que aprimoramos nosso protocolo com cada paciente e com cada mudança comportamental positiva, nos convencemos de que os seguintes aspectos da vida saudável são essenciais para manter e otimizar a saúde cognitiva:

- Comer carne é ruim para o seu cérebro. Uma dieta à base de alimentos integrais e vegetais, rica em legumes, frutas, grãos, cereais integrais e gorduras saudáveis é o que o cérebro precisa para se desenvolver.
- Os exercícios físicos aumentam o número de células cerebrais e as conexões entre elas.
- O estresse crônico coloca o cérebro em um estado inflamatório elevado, causando danos estruturais e prejudicando sua capacidade de depurar resíduos nocivos.
- O sono restaurador é essencial para a saúde cognitiva e geral.
- A formação educacional superior e outras atividades cognitivas complexas protegem seu cérebro contra o declínio, inclusive na fase final da vida.
- O apoio social e o envolvimento constante significativo e com a sua comunidade têm uma influência inegável sobre a forma como seu cérebro envelhece.

A mais recente pesquisa sobre estilo de vida reforça nossa abrangente abordagem da saúde do cérebro. No Finnish Geriatric Intervention Study to Prevent Cognitive Impairment and Disability (FINGER), publicado em 2015, os participantes que aderiram a uma dieta com maior foco em alimentos vegetais, exercitaram-se regularmente, envolveram-se em atividades cognitivamente desafiadoras e controlaram fatores de risco metabólicos e vasculares, como diabetes, hipertensão e colesterol elevado, apresentaram pontuação significativamente maior no desempenho cognitivo geral do que os participantes que receberam assistência médica padrão. Esse foi o primeiro grande ensaio clínico que provou a possibilidade de se prevenir o declínio da capacidade cognitiva usando um protocolo abrangente, inclusive em indivíduos com alto risco de desenvolver a doença de Alzheimer. Intervenções como essa não são apenas essenciais para a saúde cognitiva a longo prazo, mas também possíveis para cada um de nós.

Um plano para o sucesso

Através de todos esses esforços, e trabalhando em conjunto, reestruturamos completamente nossa abordagem da doença de Alzheimer. Atualmente, conduzimos a mais abrangente pesquisa já realizada até o momento, com o objetivo de explorar os fatores de risco do estilo de vida e o desenvolvimento de doenças neurodegenerativas. Nosso programa de estilo de vida na Universidade de Loma Linda é um dos mais sofisticados do mundo — contamos com as mais avançadas técnicas de imagem, os mais recentes biomarcadores e testes neuropsicológicos, e um protocolo de intervenção comportamental mais completo e personalizado do que qualquer outro já desenvolvido. Ayesha se tornou uma especialista renomada em nutrição, em gerenciamento do estresse e em sono restaurador, enquanto Dean se especializou em exercícios, em otimizar o infinito poder do cérebro por meio de atividades cognitivas e sociais, e na aplicação desses hábitos tanto em casa quanto na comunidade.

Os seguintes aspectos de um estilo de vida saudável constituem o cerne de nosso inigualável plano NEURO:

Nutrição: uma dieta à base de alimentos integrais e vegetais, com baixos teores de açúcar, sal e alimentos processados.

Exercícios: um estilo de vida ativo, que incorpore o movimento a todas as horas — não apenas àquela passada na academia de ginástica após um dia sedentário.

Descontração: gerenciamento do estresse sob a forma de meditação, ioga, exercícios de respiração consciente, tempo em contato com a natureza e apoio de comunidades sólidas.

Restauração: sete a oito horas de sono regular e desintoxicante, por meio de uma intensa higiene do sono, tratamento para distúrbios do sono e administração de medicamentos e alimentos que afetam o sono.

Otimização: atividades multimodais (como a música), que desafiam e envolvem muitas das capacidades do cérebro, bem como interação social significativa.

Usando esses cinco fatores, criamos planos de estilo de vida altamente personalizados — como o que lhe ensinaremos a montar nos próximos capítulos — instituindo uma ou duas mudanças de cada vez, com base em seus recursos individuais e em sua capacidade de mudança. Como você perceberá em breve, a natureza abrangente de nossa abordagem proporciona um processo praticamente infalível de mudanças personalizadas e graduais.

Como usar este livro

Antes de começar a implementar nosso plano em sua vida, queremos compartilhar com vocês alguns dos princípios fundamentais das mudanças no estilo de vida que, conforme descobrimos, são ferramentas excepcionais para ter sucesso com nosso protocolo.

Sinergia de todo o corpo: a saúde do cérebro só pode ser alcançada através da saúde do corpo como um todo. Quando cuidamos de fatores de risco vascular como hipertensão arterial, colesterol elevado e doença microvascular, protegemos não apenas o coração e os rins, mas também o cérebro. Quando trabalhamos para alcançar os equilíbrios metabólico e hormonal para prevenir diabetes, deficiências nutricionais e distúrbios imunológicos, também diminuímos o risco de declínio da capacidade cognitiva. A saúde é sinergética: qualquer coisa que é boa para o resto do corpo, é boa para o cérebro, e vice-versa. Como você vai descobrir ao longo da próxima parte, conhecer seus riscos pessoais para a saúde é essencial para proteger e otimizar seu cérebro.

A personalização é fundamental: um programa personalizado é o futuro do tratamento do Alzheimer. Estamos nos encaminhando para a medicina de precisão, uma especialidade emergente para tratamento e prevenção de doenças que leva em consideração a interação entre os genes, o ambiente, o desgaste crônico, os fatores de proteção e o estilo de vida de cada indivíduo. A prevenção do Alzheimer com base nessas diferenças individuais, uma abordagem que é exemplificada no plano NEURO, será o padrão de atendimento no futuro. À medida que for lendo a segunda parte, continue procurando maneiras de personalizar o programa com base em suas necessidades exclusivas. Use as informações contidas nas seções "Os sete estágios no caminho até a demência" e "A solução para o Alzheimer: Avaliação de risco", para determinar por onde é melhor começar.

Chame a responsabilidade para si: as mudanças no estilo de vida exigem foco e esforço. Elas só vão funcionar se forem constantes e intensivas, resultando na formação de hábitos. Trabalhamos em estreita colaboração com os pacientes em nossa clínica, cobrando-lhes por meio de mensagens pessoais, avaliações mensais e check-ups abrangentes a cada três meses. Você pode fazer tudo isso por conta própria usando as ferramentas e técnicas que oferecemos. Visualizar seu progresso — em uma lousa em sua sala, por exemplo — pode ajudar a mantê-lo focado e motivado.

Encontre uma comunidade: a maneira mais eficaz de prevenir o Alzheimer é prestar muita atenção no modo como você e as pessoas ao seu redor vivem. Que refeições compartilham? Como se mantêm fisicamente ativos? Como se incentivam a adotar um estilo de vida saudável? Ao dar início ao nosso plano, recomendamos que você recorra ao apoio de sua família e amigos. Eles o ajudarão a ser bem-sucedido e, nesse processo, também aprenderão a se proteger contra o declínio da própria capacidade cognitiva. Comunidades religiosas, centros comunitários, grupos de voluntariado e comunidades on-line também são excelentes fontes de apoio. Conhecemos uma mulher que não tinha família nem amigos para ajudá-la. Em contrapartida, ela decidiu criar um grupo de envelhecimento saudável em sua igreja. Ela foi tão bem-sucedida no desenvolvimento de uma comunidade solidária que resolvemos implementar seu plano em dezenas de outras igrejas. Se você não conseguir encontrar nem dar início a uma comunidade, existem inúmeros grupos on-line, incluindo o nosso, que podem ser encontrados em TeamSherzai.com.

Em todos os nossos anos de pesquisas e trabalho clínico, talvez esta seja a coisa mais significativa que percebemos: a busca da saúde cognitiva vai muito além do que apenas evitar a doença de Alzheimer. O ato de envelhecer não precisa estar relacionado ao declínio mental. O cérebro, inclusive, é capaz de se expandir à medida que envelhecemos, dando-nos a capacidade de enxergar o mundo de forma mais complexa, de compreender verdadeiramente a nós mesmos e as pessoas que nos rodeiam. O envelhecimento pode ser um processo bonito e fascinante. De fato, estudos demonstraram que, quando indivíduos idosos gozam de boa saúde, eles relatam maior felicidade e satisfação do que qualquer outra faixa etária.

Nosso objetivo é recuperar o conceito de sabedoria. Queremos que todos se aproximem de seus últimos anos de vida com curiosidade, não com medo.

Queremos usar o estilo de vida não apenas como um escudo contra as doenças neurodegenerativas, mas como uma forma de viver melhor por mais tempo. Nossos pacientes, e nossas próprias vidas, nos mostraram que isso tudo é possível. *A solução para o Alzheimer* vai lhe ensinar como.

Os sete estágios no caminho até a demência

Alois Alzheimer observou em sua hoje famosa paciente alguns dos sintomas clássicos da doença em estágio avançado: paranoia, explosões de raiva, confusão, reclusão. Mas quais são seus primeiros sinais? Na grande maioria dos casos, o primeiro sintoma é a dificuldade com a memória de curto prazo (ainda que, em algumas variantes da doença, os primeiros sintomas sejam, predominantemente, visuoespaciais, orientados para a linguagem ou comportamentais). Com o passar do tempo, a doença evolui para alterações de humor, desorientação, dificuldades com a linguagem e incapacidade de realizar atividades básicas, como tomar banho, vestir-se e, em estágios posteriores, até mesmo andar e engolir. Por definição, uma pessoa terá desenvolvido demência quando apresentar dificuldades para executar uma ou mais atividades diárias, como dirigir, tomar medicamentos, fazer ligações telefônicas, cozinhar e cuidar das finanças.

O denominador comum de todos os estágios da demência é a ansiedade. Até mesmo as pessoas que se encontram nos estágios iniciais experimentam uma significativa ansiedade, pois temem declínios mais acentuados. A ansiedade, muitas vezes, regride no estágio final; talvez um indício de uma conscientização cada vez menor do próprio estado, ou até de si mesmo. Alguns pesquisadores acreditam que mudanças psicológicas na meia-idade, como o aumento da ansiedade, teimosia, tristeza e agressividade, também podem ser os primeiros indicadores do declínio da capacidade cognitiva. Muitas vezes, essas condições são diagnosticadas como distúrbios neuropsiquiátricos, enquanto a raiz do problema pode estar nas alterações cerebrais associadas a patologias neurodegenerativas e neurovasculares precoces.

Embora o desenvolvimento e a velocidade da doença sejam únicos para cada indivíduo, a progressão da demência cumpre, de forma geral, os sete estágios. Para alterar o curso de sua saúde, é preciso compreender em qual estágio você se enquadra dentro desse espectro. Antes de se submeter

OS SETE ESTÁGIOS NO CAMINHO ATÉ A DEMÊNCIA

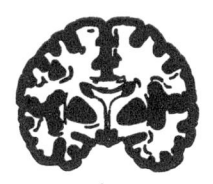

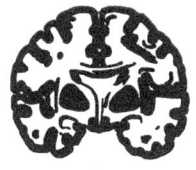

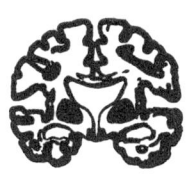

ESTÁGIO 1 ESTÁGIO 4 ESTÁGIO 7

Manifestações físicas das mudanças no cérebro, desde o estágio 1 até o estágio 7.

ESTÁGIO 1: PRÉ-CLÍNICO

Pode durar 20 anos ou mais

- Parece normal, com esquecimentos ocasionais.

ESTÁGIO 2: DECLÍNIO COGNITIVO LEVE

Pode durar 20 anos

- Esquecimentos ocasionais; outras pessoas podem notar.
- Ainda é capaz de executar atividades diárias.

ESTÁGIO 3: COMPROMETIMENTO COGNITIVO LEVE

Dura de 1 a 3 anos

- Esquecimentos percebidos por outras pessoas.
- Pode se mostrar ansioso; dificuldades no trabalho.
- Ainda é capaz de executar atividades diárias.

ESTÁGIO 4: DEMÊNCIA LEVE A MODERADA

Dura de 2 a 3 anos

- Muitas vezes, é realizado um diagnóstico formal.
- Com dificuldades para dirigir.
- Ansioso, agressivo ou recluso.
- É possível ter dificuldades para cuidar das finanças.

ESTÁGIO 5: DEMÊNCIA MODERADA A GRAVE

Dura de 1 ½ a 2 anos

- Agora, tem dificuldades para cuidar das finanças.
- Incapaz de dirigir.
- Ansioso, agressivo ou recluso.
- Confusão acentuada; de modo geral, esquece endereços e números.
- A higiene, agora, é frequentemente afetada.

ESTÁGIO 6: DEMÊNCIA GRAVE

Dura de 2 a 2 ½ anos

- Incapaz de fazer quaisquer atividades diárias.
- São necessários cuidados profissionais.
- Mudanças de personalidade (agressividade ou silêncio).
- Algumas vezes não reconhece a própria família.
- Totalmente dependente de um cuidador.
- Ciclos de sono severamente afetados.

ESTÁGIO 7: O ESTÁGIO FINAL DA DEMÊNCIA

Dura de 1 a 2 anos

- Agora, precisa de ajuda em todas as atividades diárias.
- Talvez se torne indiferente.
- De modo geral, se recusa a comer.
- Dificuldades para andar.
- Pouca ou nenhuma expressão verbal.
- De modo geral, perde o controle da urina e das evacuações.
- De modo geral, experimenta menos ansiedade.

à avaliação de risco ao fim deste capítulo, recomendamos que você reveja os estágios da demência, já que nos referiremos a eles na segunda parte deste livro e no plano NEURO.

Estágio 1: Pré-clínico

Nesse estágio, a pessoa não tem nenhum comprometimento, nenhum distúrbio de memória e tampouco déficits cognitivos, embora placas amiloides e emaranhados tau possam estar se acumulando no cérebro (o Alzheimer e outras demências começam a se formar anos — e, muitas vezes, décadas — antes de se manifestar). Também pode haver inflamações, alterações vasculares e atrofia em certas partes do cérebro, mas não o suficiente para produzir sintomas.

Esse estágio pode durar vinte anos ou mais. Os indivíduos pré-clínicos obtêm benefícios significativos de todos os aspectos do plano NEURO. Uma nutrição apropriada retardará os danos inflamatórios, oxidativos e vasculares que, provavelmente, já tenham sido deflagrados. Os exercícios ajudarão a regenerar as conexões neuronais e a aumentar o fluxo sanguíneo para o cérebro. Tanto a nutrição quanto os exercícios diminuirão a resistência à insulina. A redução do estresse permite que o cérebro se cure, e o sono é a desintoxicação final do cérebro. A otimização das atividades cognitivas também restaurará e reforçará as conexões.

Estágio 2: Declínio cognitivo leve

Algumas leves alterações de memória começam a surgir nesse estágio. A pessoa ainda é capaz de fazer tudo o que sempre fez. Suas capacidades de cuidar das finanças e de dirigir, assim como suas responsabilidades profissionais, ainda não foram afetadas, e os familiares não percebem quaisquer alterações.

Esse estágio inicial também pode durar até vinte anos, antes de os sintomas se acentuarem. Indivíduos com declínio cognitivo leve obterão os mesmos benefícios do plano NEURO que os pacientes pré-clínicos. Muitos indivíduos conseguem reverter seus sintomas se as mudanças no estilo de vida forem implementadas logo no início.

Estágio 3: Comprometimento cognitivo leve (CCL)

Nesse estágio, os amigos e familiares do paciente podem começar a notar alterações em sua memória e em seu raciocínio. O indivíduo, na verdade, pode estar em estado de negação e alegar que está apenas passando por meros problemas com a memória de curto prazo. As pessoas com comprometimento cognitivo leve experimentam mais esquecimentos, perdem as coisas com mais frequência e se esforçam para executar tarefas que costumavam realizar com facilidade. Quando os neurologistas realizam um exame cognitivo, também percebem algumas alterações. Tendencialmente, surgem dificuldades para encontrar as palavras adequadas, para o planejamento e a organização, e para as habilidades visuoespaciais.

Existem dois tipos de CCL: o CCL amnésico afeta desproporcionalmente a memória de curto prazo (que é processada no hipocampo), em comparação com a memória de longo prazo (armazenada de forma mais difusa no cérebro e, portanto, mais resiliente nos estágios iniciais), e está associado à doença de Alzheimer; o CCL multidomínio afeta simultaneamente vários domínios cognitivos (aspectos especializados da cognição que controlam linguagem, atenção, função executiva, comportamento e outras funções cognitivas) e está associado à demência vascular. Acredita-se que, a cada ano, cerca de 10 a 15% dos pacientes com CCL evoluam para a demência, e que, em última instância, até 50% dos casos podem se converter em demência. É perfeitamente possível reverter o curso nesse estágio, mesmo na situação desses 50% de pacientes que, eventualmente, desenvolverão a demência.

Em média, esse estágio dura de um a três anos. Indivíduos com comprometimento cognitivo leve obterão todos os benefícios do plano NEURO, assim como os pacientes nos estágios 1 e 2.

Estágio 4: Demência leve a moderada

Os pacientes têm mais dificuldades com a cognição e a memória. Eles esquecem algumas passagens de suas vidas e se mostram incapazes de lembrar o que fizeram na semana anterior. A memória de curto prazo é significativamente afetada. No consultório do neurologista, a pessoa não conseguirá recordar uma lista de cinco palavras. Muitas vezes, ela se torna mais tensa ao dirigir (evitar as vias expressas é muito comum), e já cometeu alguns deslizes com suas finanças. Nesse estágio, por definição, a pessoa está apresentando dificuldades com uma ou mais atividades diárias, como gerenciar as finanças, cozinhar ou tomar medicamentos sozinha. É frequente que um diagnóstico formal de Alzheimer seja realizado durante o estágio 4. Muitos desses pacientes se retraem, consciente ou inconscientemente, em função dos obstáculos que se impõem à sua memória e à administração de suas conversas. Esse estágio é especialmente perigoso, pois a maioria dos pacientes ainda está em estado de negação e deseja manter o controle sobre seu cotidiano.

O estágio 4 dura, em média, de dois a três anos. Os pacientes com demência leve a moderada também se beneficiarão de todos os aspectos do plano NEURO. O gerenciamento do estresse é especialmente importante para reduzir a ansiedade, que, de alguma maneira, está presente em todos os estágios. O sono restaurador também é muito útil, pois os padrões de sono podem começar a mudar drasticamente. De longe, o fator mais importante durante o estágio 4 é a atividade social: se os pacientes não estiverem ativamente envolvidos com as pessoas ao seu redor, sua taxa de declínio aumentará.

Estágio 5: Demência moderada a grave

Nesse estágio, os pacientes precisam de assistência. A confusão passa a ser acentuada, com uma incapacidade crescente de rememorar detalhes como números de telefone e endereços. A higiene também começa a ser afetada: os pacientes precisam ser lembrados de tomar banho, escovar os dentes e usar o banheiro. Às vezes, a ansiedade pode se manifestar como frustração e raiva.

De modo geral, o estágio 5 dura de um ano e meio a dois anos. Assim como no estágio 4, a redução da ansiedade é importante. Os pacientes também se beneficiam de atividades cognitivas e sociais, que podem ajudá-los a manter e fortalecer as conexões neuronais. Exercitar-se regularmente é crucial. A partir desse estágio e durante o restante da doença, os pacientes com Alzheimer têm um risco três vezes maior de quedas e fraturas do quadril. Há evidências de que manter a força muscular e o equilíbrio por meio de exercícios reduz de forma significativa a chance de lesões e, curiosamente, até aumenta a saúde cognitiva.

Estágio 6: Demência grave

No Estágio 6, são necessários cuidados profissionais. Os pacientes ficam confusos, desconhecem os ambientes em que se encontram, e também experimentam grandes alterações de personalidade — às vezes, surge a agressividade; em outras, a pessoa se retrai completamente. Podem não reconhecer familiares próximos. Muitas vezes, existe um familiar bastante próximo, normalmente um cônjuge ou um filho, do qual o paciente depende para ter uma sensação de segurança — se essa pessoa deixar o ambiente, o paciente fica ansioso. Assim sendo, o paciente do estágio 6 se mostra totalmente dependente do cuidador. Outras vezes, no entanto, os pacientes sofrem da síndrome de Capgras, acreditando que uma pessoa conhecida seja uma impostora. Os ciclos de sono também são severamente afetados. A perambulação pode ocorrer durante esse estágio, caso as medidas de segurança adequadas não sejam instituídas a tempo (pulseiras, identificação, trancamento de portas).

Esse estágio dura aproximadamente de dois anos a dois anos e meio. Pacientes com demência grave ainda podem se beneficiar de uma dieta com baixos teores de açúcar e gorduras saturadas, embora precisem de alguém para supervisionar seu plano alimentar. Uma simples rotina de caminhadas ou exercícios executados em casa é uma excelente maneira de retardar o processo da doença, que geralmente se acelera, nesse estágio, devido à fragilidade geral. Pelo fato de, muitas vezes, o ciclo sono-vigília ser irregular em pacientes com demência grave, as técnicas de higiene do sono podem ser especialmente úteis. O gerenciamento do estresse também pode ajudar a reduzir a ansiedade, embora o foco devesse estar na criação de um ambiente familiar e relaxante (em vez de meditação ou ioga).

Estágio 7: O estágio final da demência

O apetite do paciente é reduzido, e ele tem problemas para engolir, dificuldades para andar e pouca ou nenhuma expressão verbal — embora possam existir centelhas de lucidez que, muitas vezes, estão conectadas às suas mais fortes memórias e associações (mais sobre esse tópico no capítulo "Otimização"). Felizmente, muitos pacientes nesse estágio experimentam menos ansiedade e agressividade, o que parece ser um indício da diminuição do discernimento e da conscientização de si mesmo dentro de um determinado ambiente. Eles requerem assistência em todas as atividades do cotidiano.

O estágio final da doença pode durar entre um e dois anos. A redução da ansiedade e padrões de sono funcional continuam sendo úteis aos pacientes do estágio 7. Até mesmo nos anos finais do Alzheimer, os pacientes se beneficiam enormemente da interação social em um ambiente familiar.

Embora a revelação desses estágios da demência possa, em princípio, parecer assustadora, é importante saber onde você ou um ente querido se encontram nesse espectro, para que seja possível adaptar o nosso plano às suas necessidades individuais. O conhecimento, de fato, é poder. E, como demonstraremos ao longo da próxima parte, muitas vezes você consegue reverter seus sintomas inteiramente se ainda estiver nos estágios iniciais do declínio da capacidade cognitiva. E, mesmo que a demência já tenha sido deflagrada, há muitas coisas que você pode fazer para diminuir significativamente a progressão da doença — geralmente, por anos ou décadas.

OUTROS TIPOS DE DEMÊNCIA

Tradicionalmente, a demência é dividida em tipos reversíveis e não reversíveis, que são, então, posteriormente subdivididos em demências neurodegenerativas e não neurodegenerativas. Essas categorias criaram uma boa dose de confusão, além de não conseguirem explicar a influência que podemos exercer sobre os assim chamados tipos não reversíveis de demência. Em vez disso, preferimos categorizar as demências de acordo com o grau em que podemos influenciá-las. Na verdade, exercemos influência sobre todo tipo de demência, embora o grau de influência varie.

As demências sobre as quais temos influência considerável estão associadas à depressão, certos medicamentos (como aqueles para convulsões, dores de cabeça e doenças psiquiátricas), deficiências vitamínicas e minerais (especialmente vitamina B12 e ácido fólico), disfunção hormonal (especialmente doenças da tireoide), infecções (bacteriana, viral e fúngica), delírios (devido a problemas de saúde, desidratação ou efeitos ambientais extremos) e abuso de drogas e álcool (as demências causadas por deficiência de vitaminas podem ser reversíveis; as causadas por danos cerebrais estruturais significativos e toxinas ambientais [exposição a chumbo e bifenilpoliclorado] podem ser, muitas vezes, irreversíveis).

Embora o Alzheimer represente de 60 a 80% dos casos de demência e seja o foco de nosso protocolo, existem muitos outros tipos de demência que também se beneficiarão do plano NEURO.

Demência vascular: a demência vascular se manifesta, na maioria das vezes, após um AVC significativo, mas também pode ser causada por múltiplos acidentes vasculares secundários em todo o cérebro, ou, até mesmo, um acidente vascular em uma área crítica do cérebro, como o hipocampo ou o tálamo. A cognição, a memória e o raciocínio são afetados, e os pacientes também parecem ter dificuldades com as atividades diárias. Muitas pessoas apresentam lentidão de raciocínio e de movimentos. A demência vascular é a que apresenta uma das maiores chances de cura por meio das mudanças no estilo de vida — isto é, se for detectada no estágio de pré-demência (denominado "comprometimento cognitivo vascular"). Uma grande parte da população sofre desse tipo de demência, especialmente os indivíduos que têm diabetes, colesterol elevado e hipertensão arterial.

Demência por corpos de Lewy: esta forma de demência danifica o sistema visuoespacial, induz a alucinações em até 30% dos pacientes e causa déficits cognitivos e oscilações emocionais extremas. Os sintomas típicos da doença de Parkinson também são comuns, incluindo andar de maneira anormal, tremores e rigidez. Antes de sua morte, Robin Williams foi diagnosticado com demência por corpos de Lewy. Sua esposa, Susan Schneider Williams, descreveu seus sintomas debilitantes em uma carta publicada na revista *Neurology*: "O tremor em sua mão esquerda se tornara constante e ele apresentava um andar lento e arrastado. Ele odiava não conseguir encontrar as palavras que queria durante as conversas. E se debatia à noite, então, tinha uma insônia terrível. Às vezes, ele se via congelado em uma postura, incapaz de se mover, e ficava frustrado quando, enfim, se libertava. Ele estava começando a ter problemas com as habilidades visuais e espaciais, no sentido de avaliar as noções de distância e profundidade. A perda de raciocínio básico apenas aumentou sua crescente confusão." Williams sempre foi fascinado pelas doenças da mente. Infelizmente, no fim, ele sucumbiu a uma.

Demência de Parkinson: uma proporção significativa de pacientes com Parkinson desenvolve demência. Vários estudos investigaram a conexão entre essas duas doenças neurodegenerativas. Um estudo descobriu que 48% dos pacientes com Parkinson foram diagnosticados com demência após um período de 15 anos; outro concluiu que os pacientes com Parkinson apresentam um risco seis vezes maior de desenvolver demência. Muhammad Ali, que sofreu de Parkinson por mais de trinta anos, também desenvolveu demência posteriormente, o que afetou suas habilidades de memória e raciocínio.

Demência frontotemporal: esta é uma das formas mais comuns de demência, em que os lobos frontal e temporal são predominantemente afetados. Existem três tipos principais de sintomas precoces na demência frontotemporal: comportamento (muitas vezes, os pacientes se mostram mais intransigentes, contestadores e tendem a agir de modo imprevisível); linguagem (dificuldades na compreensão e na expressão verbal); função executiva (dificuldades com multitarefas e comportamentos complexos). O declínio da memória é comum em todos os casos. As inibições diminuem à medida que o lobo frontal vai sendo afetado e, às vezes, capacidades artísticas emergem em pacientes que foram desencorajados em sua vida a investir em atividades criativas. Em outros pacientes, a desinibição pode levar a alterações drásticas de personalidade, incluindo raiva inexplicável, surtos emocionais e, até mesmo, comportamentos violentos. Essa forma de demência está associada à ELA (esclerose lateral amiotrófica), uma doença fatal do neurônio motor: até 50% dos pacientes com ELA apresentam alterações comportamentais frontotemporais, e cerca de 10% desenvolvem a demência frontotemporal.

Hidrocefalia de pressão normal: este é um tipo de demência potencialmente reversível, causado por um aumento gradual do líquido cefalorraquidiano (LCR) no cérebro. O LCR pressiona as paredes ventriculares do cérebro e, normalmente, provoca um conjunto de sintomas, incluindo incontinência urinária, desequilíbrio e declínio da capacidade cognitiva. Uma punção lombar pode ser usada para diagnosticar essa forma de demência. Após a drenagem de uma quantidade relativamente grande de LCR (40-60 ml), os pacientes, muitas vezes, observam melhoras no andar, no equilíbrio e, inclusive, na cognição. Essa forma de demência deve ser detectada suficientemente cedo, de modo a atenuar os sintomas antes que danos permanentes ocorram.

A solução para o Alzheimer: AVALIAÇÃO DE RISCO

Agora que você já sabe um pouco mais sobre a progressão da doença de Alzheimer, é fundamental entender os fatores de risco não modificáveis e modificáveis para o desenvolvimento de doenças neurodegenerativas. Todos nós os temos, e conhecer seus riscos específicos ajudará a esclarecer por que você está tendo sintomas, como pode gerenciá-los ou revertê-los e como mudar o curso de sua saúde. O objetivo da avaliação a seguir é lhe fornecer uma percepção da quantidade de risco que se acumula, tomando por base a idade e o perfil genético (risco não modificável). Também avaliaremos os vários fatores de risco que podemos controlar em qualquer idade (risco modificável). Acreditamos que esse segundo índice — o resultado de suas escolhas — é muito mais significativo do que o primeiro. Observe que uma pontuação mais alta (positiva) indica um risco maior para a doença de Alzheimer, enquanto uma pontuação mais baixa (negativa) indica maior proteção. Os números atribuídos a cada elemento abaixo não são representativos dos riscos reais nem da redução de riscos. Ainda estamos muito longe de conhecer o peso relativo de cada uma dessas variáveis em um determinado indivíduo. Essa avaliação é nossa tentativa de ponderar os riscos e os benefícios das escolhas que fazemos, com base em nossas pesquisas e em nossa experiência clínica. Embora não seja uma representação perfeita dos riscos, continua sendo uma ferramenta muito útil para conhecer os diversos fatores que contribuem para as doenças neurodegenerativas.

As seguintes perguntas lhe darão uma excelente ideia de onde reside seu risco e de como utilizar melhor nosso programa.

RISCOS NÃO MODIFICÁVEIS

A idade e o perfil genético constituem os riscos não modificáveis para a doença de Alzheimer. Use as informações abaixo para calcular sua pontuação em cada categoria.

Idade

Quanto mais velho você fica, maior se torna o risco de desenvolver a doença. Use sua idade atual para determinar seu risco.

Idade	Pontos
<65	1
65-69	2
70-74	4
75-79	8
80-84	16
>85	32

Nosso exemplo: Você tem 73 anos. Seu risco para essa idade é calculado em 4 pontos.

_____ TOTAL

Perfil genético

Seu perfil genético é calculado somando os pontos relativos a cada pergunta abaixo. Por favor, note que os familiares de primeiro grau incluem irmãs e irmãos.

Familiares com histórico de doença de Alzheimer ou demência aos 65 anos ou mais velhos

_____ Pai (+4)

_____ Mãe (+4)

_____ Outros familiares de primeiro grau (+2 para cada um)

Familiares com histórico de doença de Alzheimer ou demência antes dos 65 anos

_____ Pai (+8)

_____ Mãe (+8)

_____ Outros familiares de primeiro grau (+2 para cada um)

Familiares com doenças vasculares (acidente vascular cerebral, doença cardíaca, doença vascular periférica)

_____ Pai (+2)

_____ Mãe (+2)

_____ Outros familiares de primeiro grau (+1 para cada um)

Genotipagem (para aqueles que realizaram exame genético; caso contrário, ignore esta seção)

_____ 1 gene APOE4 — aumenta o risco em até 3 vezes (+6)

_____ 2 genes APOE4 — aumenta o risco de 10 a 12 vezes (+24)

_____ 1 gene APOE2 — reduz o risco em 40% (-24)

_____ 2 genes APOE2 — reduz o risco em 60% (-34)

_____ PSEN 1, PSEN 2 ou PPA (todos aumentam o risco; o PSEN 1 de forma mais significativa) (+30 para cada)

Some todos os pontos para calcular seu risco genético.

Nosso exemplo: Seu pai foi diagnosticado com Alzheimer após os 65 anos (+4), sua mãe foi diagnosticada com doença cardíaca (+2), e seu exame genético revelou que você possui 1 gene APOE4 (+6). Seu perfil genético é 4 + 2 + 6 = 12.

_____ **TOTAL**

Para calcular sua pontuação de riscos não modificáveis: some sua pontuação da idade com sua pontuação do perfil genético.

Nosso exemplo: Pontuação da idade (4) + pontuação do perfil genético (12) = 16.

Esse número é seu risco não modificável, o montante daqueles fatores de risco sobre os quais você não exerce controle.

_____ TOTAL GERAL

RISCOS MODIFICÁVEIS

Os riscos modificáveis são compostos por suas pontuações em nutrição, exercícios, estresse, sono, atividade mental, atividade social e histórico médico de doenças modificáveis. Esses fatores de risco estão sob seu controle, e são suscetíveis às mudanças no estilo de vida.

Nutrição

Selecione os alimentos e as bebidas que você consumiu diariamente nos últimos dois anos e some os pontos correspondentes.

_____ Grãos, 1 xícara (-2)

_____ Frutas vermelhas, ½ xícara (-2)

_____ Legumes verdes, 2 a 3 xícaras (-2)

_____ Outros legumes, 2 a 3 xícaras (-2)

_____ Frutas, 1 a 2 xícaras (-2)

_____ Frutos secos, ½ xícara (-2)

_____ Sementes, 1 a 2 colheres de sopa (-2)

_____ Grãos integrais, 2 a 3 porções (-2)

_____ Açúcar, 6 colheres de chá ou mais por dia (+4); se você consome mais de 6 colheres de chá de açúcar por dia, adicione 1 para cada colher de chá adicional (1 colher de chá equivale a 5 gramas de açúcar; adicione 4 pontos se você consome mais de 25 gramas de açúcar por dia)

_____ Carne, mais de uma vez por semana (+3)

_____ Laticínios (1 xícara de leite ou iogurte, ou 114 gramas de queijo ou manteiga) e/ou ovos (mais de um por semana) (+4)

_____ Alimentos industrializados (+2)

_____ Suplementos: DHA/Ômega-3 (-2)

_____ Suplemento: Cúrcuma (-2)

_____ Bebidas alcoólicas, 335 ml (+2 se você consome mais de quatro bebidas por semana)

_____ História de consumo abusivo de álcool, conforme diagnosticado pelos critérios CAGE ou outros (+6)

_____ **TOTAL**

Exercícios

Avalie seu nível de atividade física.

_____ Exercícios (ao longo da vida), pelo menos 120 minutos por semana de exercícios aeróbicos extenuantes, com respiração acelerada (-10)

_____ Exercícios (no último ano), pelo menos 120 minutos por semana de exercícios aeróbicos extenuantes (-5)

_____ Exercícios (no último mês), pelo menos 120 minutos por semana de exercícios aeróbicos extenuantes (-2)

_____ 3 horas ou mais por dia sentado (nos últimos cinco anos) (+5)

_____ **TOTAL**

Estresse

Avalie seu nível de estresse.

_____ Pelo menos 20-30 minutos de meditação ou relaxamento/respiração consciente todos os dias nos últimos 10 anos (-10)

_____ Pelo menos 20-30 minutos de meditação ou relaxamento/respiração consciente todos os dias nos últimos 2 anos (-5)

_____ Caminhadas longas (pelo menos 120 minutos por semana) nos últimos 10 anos ou mais (-10)

_____ Caminhadas longas (pelo menos 120 minutos por semana) nos últimos 2 anos (-5)

_____ Estresse (ao longo da vida) (+10)

_____ Estresse (nos últimos cinco anos) (+8)

_____ Estresse (nos últimos meses) (+2)

_____ TOTAL

Sono

Avalie a qualidade de seu sono.

_____ Sono restaurador de 7 a 8 horas por noite nos últimos 10 anos (-10)

_____ Sono restaurador de 7 a 8 horas por noite nos últimos 2 anos (-5)

_____ Vários anos com apneia do sono sem uso de aparelho CPAP (+16)

_____ Vários anos com distúrbios do sono (+4)

_____ Vários anos usando medicamentos para dormir (+4)

_____ TOTAL

Atividade mental

Avalie seu nível de atividade mental.

_____ Atividade mental significativa (desafios mentais diários) ao longo da vida (-20)

_____ Tarefas complexas (não meramente repetitivas, mas que desafiam o pensamento e o raciocínio) por mais de 10 anos, em sua maior parte agradáveis (-16)

_____ Desafios à atividade mental por várias horas diárias ou por meio de jogos diários de treinamento cerebral nos últimos 10 anos (-10)

_____ Ausência de atividade mental nos últimos 10 anos ou mais (+10)

_____ Ausência de atividade mental nos últimos 2 anos (+4)

_____ TOTAL

Atividade social

Avalie seu nível de atividade social.

_____ Nível significativo de atividade social (três ou mais conversas longas por semana, em dias separados, com uma ou mais pessoas) nos últimos 10 anos ou mais (-16)

_____ Nível significativo de atividade social nos últimos 2 anos (-6)

_____ Atividade social mínima (menos de três conversas longas por semana, em dias separados, com uma ou mais pessoas) nos últimos 10 anos ou mais (+10)

_____ Ausência de relações próximas satisfatórias (aquelas que resultam em emoções positivas) nos últimos 2 anos (+2)

_____ TOTAL

Histórico médico de doenças modificáveis

Some os pontos dos problemas de saúde modificáveis para os quais você não recebe tratamento.

_____ Longo histórico de diabetes (mal controlada) (+10)

_____ Diabetes não controlada nos últimos 2 anos (+6)

_____ Hiperglicemia atual ou diabetes limítrofe (+4)

_____ Colesterol elevado (+4)

_____ Histórico de acidente vascular cerebral secundário (+4)

_____ Histórico de ataque isquêmico transitório (+2)

_____ Histórico de doença cardíaca/doença arterial coronariana (+4)

_____ Histórico de fibrilação atrial (+1)

_____ Histórico de doença pulmonar obstrutiva crônica (DPOC)/ doença pulmonar (+4)

_____ Longo histórico de depressão (+6)

_____ Depressão nos últimos 2 anos (+2)

_____ Longo histórico de ansiedade (+6)

_____ Ansiedade nos últimos 2 anos (+2)

_____ Doenças da tireoide (+4)

_____ Tabagismo atual (+2)

_____ Tabagismo por mais de 10 anos (+4)

_____ Deficiência de B12 ou níveis ínfimos da vitamina (+2)

_____ Índice de massa corporal maior do que 30 (+4)

_____ TOTAL

Some seus pontos em cada categoria. O número mais alto indica o fator de estilo de vida que o expõe a riscos mais altos. Recomendamos iniciar seu plano NEURO personalizado com esse fator, e depois acrescentar os outros à medida que você progride.

Para calcular seu risco modificável total, some todas as subpontuações.

_____ **TOTAL FINAL**

Agora compare seus riscos não modificáveis com os modificáveis. Um alto risco não modificável significa que a intervenção no estilo de vida é especialmente importante. Um alto risco modificável significa que você tem muitas oportunidades para reduzir suas chances de desenvolver a doença de Alzheimer ou demência.

Para uma interpretação e uma discussão bem mais detalhadas sobre seus riscos, por favor visite nosso site TeamSherzai.com.

CONSULTANDO UM MÉDICO

Você não precisa de um médico para começar a fazer mudanças saudáveis em sua vida, mas, se estiver manifestando sintomas de declínio da capacidade cognitiva ou de comprometimento cognitivo leve, recomendamos que consulte um neurologista. Os sintomas a seguir correspondem a doenças cognitivas como Alzheimer, hidrocefalia de pressão normal, demência de Parkinson, demência por corpos de Lewy, distúrbios metabólicos que levam ao declínio da capacidade cognitiva, depressão ou, simplesmente, ansiedade. Apresentar dois ou mais desses sintomas de forma constante significa que você deveria procurar um especialista o mais rápido possível.

- ❑ Dificuldades para encontrar as palavras
- ❑ Dificuldades para terminar as frases
- ❑ Dificuldades para lembrar nomes
- ❑ Repetir perguntas
- ❑ Repetir histórias
- ❑ Distrair-se com facilidade

- ❏ Esquecer-se de desligar as luzes/TV/água, esquecer-se de fechar as portas, fechar o armário da cozinha várias vezes
- ❏ Esquecer-se várias vezes de compromissos ou programas
- ❏ Depender de outras pessoas para agendar compromissos e programas com muito mais frequência do que antes
- ❏ Precisar fazer anotações com muito mais frequência do que antes
- ❏ Perder ou colocar as coisas em lugares indevidos com muito mais frequência do que antes
- ❏ Esquecer-se de onde estacionou seu carro
- ❏ Perder várias vezes sua linha de raciocínio durante uma conversa nos últimos meses
- ❏ Dificuldades para se orientar em ambientes pouco familiares (mais de um ambiente no último ano)
- ❏ Dificuldades para se orientar em ambientes familiares
- ❏ Dificuldades para fazer coisas que você costumava fazer com facilidade, como cozinhar e dirigir, em mais de uma ocasião
- ❏ Capacidade de atenção inferior ao que era há 10 anos
- ❏ Pular refeições sem perceber
- ❏ Provocar acidentes de automóvel de maior ou menor porte
- ❏ Mostrar-se mais agressivo, intransigente e contestador, sem nenhum motivo
- ❏ Menos comunicativo nos últimos meses ou anos
- ❏ Períodos prolongados de tristeza
- ❏ Períodos de nervosismo e ansiedade que afetam suas atividades e/ou sono
- ❏ Problemas de equilíbrio ou destreza (tropeçar, cair e derrubar objetos)
- ❏ Perda ou diminuição dos sentidos do olfato ou paladar nos últimos anos

- ❏ Movimentos incomuns dos membros
- ❏ Paranoia (acreditar que as pessoas estão perseguindo você ou tentando roubar suas coisas, medo excessivo ou crenças injustificadas análogas, sem fundamento real)
- ❏ Alucinações (ver ou ouvir coisas que não existem)
- ❏ Dificuldades com habilidades visuoespaciais (precisar de mais tempo para processar sinais visuais, ou ter dificuldades para dirigir e, até mesmo, andar — apesar da acuidade visual normal)
- ❏ Mudanças no apetite (perda de apetite, perda inesperada de peso, perda de peso com muito mais facilidade do que antes, aumento de apetite, ganho de peso ou excessiva predileção por doces)
- ❏ Dificuldades com a recompensa diferida
- ❏ Incontinência urinária nos últimos anos
- ❏ Incapaz de executar tarefas complexas
- ❏ A vida parece sem propósito

Se você não estiver apresentando dois ou mais desses sintomas de forma constante, mas estiver sob alto risco (não modificável ou modificável), converse com seu clínico geral para saber como reduzi-lo. Monte um programa personalizado de intervenção em seu estilo de vida com a ajuda deste livro e considere visitar o programa de saúde do cérebro e prevenção de Alzheimer da Universidade de Loma Linda e participar de nossos seminários sobre saúde do cérebro, retiros e programas de intervenção clínica em todo o sul da Califórnia.

PARTE 2

O plano NEURO

Agora que você se submeteu à avaliação de risco e identificou seu espectro nos estágios de demência, é hora de reforçar a saúde de seu cérebro e, simultaneamente, a saúde de todos os sistemas em seu corpo. Os cinco capítulos seguintes irão orientá-lo no sentido da recuperação e da prevenção, e incluirão as pesquisas mais atualizadas sobre as escolhas que você faz todos os dias e o modo como elas afetam seu risco de desenvolver a doença de Alzheimer.

Conforme revelamos no Capítulo 2, os cinco principais fatores de estilo de vida para se prevenir são a nutrição, os exercícios, a descontração, a restauração e a otimização. Em poucas palavras: você precisa se alimentar bem, se movimentar de maneira adequada, gerenciar o estresse crônico, criar um padrão de sono repousante e restaurador, e otimizar a função cerebral. Embora isso possa parecer uma mudança de vida significativa, podemos lhe assegurar que o esforço para adotar um estilo de vida saudável valerá a pena Imagine nunca precisar se preocupar em sucumbir à doença de Alzheimer. Imagine poder fazer as coisas que você adora fazer até os 70, 80 anos de idade — talvez mais além. Imagine nunca esquecer nomes, nunca perder suas chaves, nunca ser repetitivo ou nunca depender dos cuidados de seus entes queridos. Imagine reverter os sintomas que começou a ter e ajudar alguém que você ama a atenuar os sintomas do declínio da capacidade cognitiva. Já testemunhamos centenas de pacientes usando nosso plano para reverter o que parecia ser um diagnóstico iminente de Alzheimer.

A personalização é a base do nosso plano. Como ficou demonstrado na avaliação, seus riscos de desenvolver a doença de Alzheimer, a demência e o declínio da capacidade cognitiva são tão individuais quanto sua impressão digital, e sua experiência de vida criou um cérebro que, agora, constitui um conjunto exclusivo de desafios, sintomas e fatores de proteção. Sua única maneira de se prevenir é entender exatamente o que é um estilo de vida saudável para *você*. Foi com esse propósito que nosso programa foi concebido.

Os capítulos começam com uma discussão aprofundada de cada fator de estilo de vida ("Nutrição", "Exercícios", "Descontração", "Restauração", "Otimização") e seu impacto na saúde cognitiva. Incluímos as pesquisas mais recentes, descobertas importantes de estudos anteriores, histórias admiráveis de pacientes que atendemos em nossa clínica e estratégias de intervenção das quais você precisará para dar início ao programa. No fim de cada capítulo, apresentamos o programa propriamente dito, que conta com uma autoavaliação, listas detalhadas para ser bem-sucedido dia após dia, as melhores práticas e estratégias para superar obstáculos e avançar, e muito mais. Recomendamos começar com "Nutrição", pois é o fator de estilo de vida mais importante (entretanto, se a avaliação de risco tiver revelado que é importante você cuidar de outro fator, comece por ali). Juntos, os cinco programas de estilo de vida essenciais do plano NEURO irão ajudá-lo a recuperar sua saúde e manter seu cérebro afiado e resiliente por muito tempo durante a terceira idade.

3.

Nutrição

Os alimentos determinam o destino de nossos corpos — como crescemos, como envelhecemos e como morremos. O que ingerimos todos os dias cria e recria não apenas as células, mas também suas estruturas de suporte. O que não comemos causa deficiências que estressam e traumatizam o corpo. Embora o cérebro corresponda a apenas 2% do peso do corpo, ele usa até 25% da energia corporal e, pelo fato de os alimentos serem energia, nossos cérebros são especialmente vulneráveis a cada escolha nutricional que fazemos.

É possível pensar nos alimentos como um tipo de exposição ambiental por meio da qual geramos o potencial de saúde ou de doenças. O que você escolhe comer cria um ambiente em que o cérebro é capaz de se desenvolver e se autorreparar, ou um ambiente que facilita o declínio. Alguns pesquisadores já argumentaram que a doença de Alzheimer é, essencialmente, um problema de eliminação de resíduos, a incapacidade do cérebro de lidar com aquilo que lhe fornecemos ao longo da vida. A nutrição deficitária prejudica de muitas maneiras: causa inflamações e acumulação de subprodutos oxidativos, obstrui os vasos sanguíneos e priva seu cérebro dos nutrientes necessários para fortalecer os neurônios, as conexões entre eles e suas estruturas básicas de suporte.

Devido ao seu papel fundamental na sustentação e regeneração do corpo, os alimentos são a melhor ferramenta de que dispomos na luta contra o Alzheimer. Como médicos e pesquisadores do estilo de vida, nunca será demais sublinhar a importância dos alimentos para a saúde cerebral: de longe, trata-se do mais importante fator de estilo de vida. As escolhas nutricionais que fazemos diariamente influenciam a prevenção, o retardamento ou a progressão do declínio da capacidade cognitiva. Nossas pesquisas clínicas demonstraram, em pacientes de todas as idades e graus de doença neurodegenerativa, que aderir a uma dieta saudável para o cérebro resulta em melhor cognição. É simples assim.

Ou não é? Todos sabemos que devemos nos alimentar de uma maneira "saudável". Sabemos que os legumes são uma escolha melhor do que um bolo; que devemos evitar refrigerantes e bebidas açucaradas, assim como qualquer fast food. Quase todos nós sabemos que o aumento constante no consumo de alimentos processados nos últimos cinquenta anos levou a uma epidemia de obesidade, doenças cardíacas e diabetes. Mas muitos de nós não entendemos a conexão direta entre os alimentos e o cérebro. Como afirmamos no Capítulo 1, existe uma suposição — perpetuada por cientistas, pesquisadores e até por médicos — de que o cérebro é complexo demais para ser influenciado por nossas ações diárias; de que ele, de alguma forma, não faz parte do corpo físico. Muitos de nossos pacientes admitem que dietas ricas em gorduras saturadas contribuem para doenças cardiovasculares. O consumo de álcool envenena o fígado. Estudos demonstraram que o tabagismo causa câncer de pulmão. No entanto, a maioria dos pacientes tem dificuldade de aceitar que os sintomas cognitivos que estão apresentando possam ser resultado de algo tão simples quanto os alimentos ingeridos. Ressaltar claramente a conexão entre a comida e a saúde cerebral é o objetivo principal deste capítulo e do plano personalizado que o acompanha. Como discutiremos nas próximas páginas, mais do que todos os outros sistemas corpóreos, o cérebro é danificado de forma exponencial por escolhas nutricionais equivocadas, considerando-se a intensidade com que ele funciona, a quantidade de energia consumida e a quantidade de resíduos que é encarregado de depurar. Este capítulo provará que a saúde cognitiva está intrinsecamente ligada à saúde geral, e, quando não conseguimos nutrir nossos corpos, também não conseguimos nutrir nossos cérebros. O inverso também é verdadeiro: fornecer aos nossos corpos os alimentos adequados protege e fortalece nossos cérebros.

A nutrição é singular, pois gera mais ansiedade e confusão do que qualquer outro fator de estilo de vida presente no plano NEURO. Com toda a espantosa quantidade de informações contraditórias sobre nutrição, pode parecer quase impossível chegar a um plano com contribuições minimamente confiáveis para sua saúde geral e, mais ainda, para a saúde de seu cérebro. Um site diz que você deve cortar carboidratos. Seu médico, em uma consulta apressada e sem muito tempo para perguntas, afirma que você deve comer menos carne — mas o que seria "menos"? Em seguida, você lê um livro defendendo que alguns carboidratos, mas nem todos, são essenciais. Um amigo próximo lhe diz que, agora, a gordura é considerada saudável. Um artigo de uma revista alega que as dietas vegetarianas não fornecem todas as proteínas das quais seu corpo precisa. Apesar de suas frustrações e de sua vida bastante atarefada, você faz o melhor que pode. Adota uma dieta saudável para o coração. Tenta perder peso. Concentra esforços para comer mais legumes e comprar menos alimentos processados, e tem esperanças de que isso seja suficiente. Se estiver bem no meio dessa batalha, você escolheu o livro certo. Este capítulo oferece uma abordagem clara e científica para a adoção de uma alimentação saudável para o cérebro; ela tem ajudado nossos pacientes a prevenir e a reverter os sintomas debilitantes do declínio da capacidade cognitiva. Embora as pesquisas atuais apontem para uma dieta ideal para a saúde do cérebro — baseada em alimentos integrais e vegetais, com baixo teor de açúcar e pouca quantidade de carne e laticínios —, vários estudos também comprovaram que passos graduais em direção à alimentação saudável para o cérebro trazem enormes benefícios. À medida que for lendo, mantenha este importante conceito em mente. O objetivo não é, necessariamente, consumir alimentos perfeitos para o cérebro, mas descobrir a dieta melhor e mais sustentável para você, com base em pesquisas comprovadas e em suas circunstâncias únicas.

Evelyn

Quando se trata de nutrição, a triste realidade é que poucas pessoas estão comendo de forma a maximizar a saúde e a resiliência de seus cérebros. Quando recebemos pacientes que reconhecem ter uma dieta deficitária — fast food, pizzas, massas, sobremesas processadas e refrigerantes, um dos malfeitores mais comuns —, nosso trabalho é bastante facilitado. Esses pacientes admitem que suas dietas, que afetam sua saúde, podem ser melhoradas. Na maioria das vezes, porém, recebemos pessoas que fizeram as próprias pesquisas sobre nutrição e tomaram decisões conscientes sobre o que comer todos os dias. Elas leram livros e artigos e se consideram bem informadas. Seguem as dietas vegana, paleolítica ou isenta de glúten. Acreditam que suas dietas são saudáveis, que estão fazendo as escolhas nutricionais corretas para seus corpos, mas, mesmo assim, continuam experimentando um declínio da capacidade cognitiva e outros problemas de saúde. Nesses casos, nosso trabalho como médicos é duplo: primeiro, precisamos informar esses pacientes os motivos pelos quais as dietas que escolheram não estão assegurando sua saúde cognitiva, e, em seguida, mostrar-lhes como adotar hábitos alimentares que, comprovadamente, protegem o cérebro contra o declínio e a doença.

Vamos considerar o exemplo de Evelyn. Ela procurou Ayesha quando começou a apresentar um quadro de depressão, ansiedade e comprometimento da memória. O declínio da memória vinha acontecendo há cerca de dois anos, mas se acelerara recentemente. Evelyn era uma advogada de 61 anos, cujo trabalho exigia que ela viajasse com frequência, conhecesse muitas pessoas novas e se envolvesse em discussões acaloradas. Ela sempre demonstrara autoridade, sendo uma pessoa equilibrada e extremamente capaz. Porém, vinha percebendo uma incômoda sensação de confusão e exaustão. Ela estava mais irritadiça do que nunca. Ficava criticando as próprias decisões e pregava bilhetes na porta da geladeira para não se esquecer de reuniões e telefonemas. Perdeu as chaves de casa uma vez, depois as perdeu novamente, e as encontrou dentro do congelador. Recordar-se de nomes sempre havia sido uma fonte de orgulho — ela sabia que aprender os nomes das pessoas era uma das habilidades mais poderosas nos negócios. Mas, nos últimos meses, ela esquecera os nomes de dois clientes importantes. Então, ela precisou fazer uma grande apresentação para um grupo de colegas vindos de Londres. Ela se preparou diligentemente, como sempre fizera. Apesar do estresse e da ansiedade que costumava sentir, Evelyn sabia como se manter calma e focada. A apresentação começou muito bem, mas no meio do caminho ela se perdeu e não conseguiu mais saber onde estava. Ela vasculhou suas anotações e, após alguns momentos tensos, recuperou a compostura. Poucos minutos depois, aconteceu novamente: um branco total. Evelyn nunca havia experimentado nada assim. Não era ansiedade — ela estava acostumada a ambientes de grande pressão. Outra coisa estava acontecendo.

No consultório, naquela primeira tarde, Ayesha notou que Evelyn parecia apática e debilitada. Sentada ao lado da filha, ela fez o possível para responder perguntas sobre seu histórico familiar, embora demonstrasse muita dificuldade para se concentrar. Evelyn tinha sido cuidadosa com seus exames de saúde anuais. O clínico geral lhe dissera que ela estava com um quadro de pressão arterial flutuante (sem, no entanto, configurar hipertensão), diabetes limítrofe e colesterol em nível elevado, não exigindo, ainda, a administração de medicamentos. A recomendação do médico foi reduzir os carboidratos e ingerir mais proteínas. Ayesha quis saber sobre sua dieta, sobre o que ela costumava comer no café da manhã, almoço e jantar. Tanto Evelyn quanto sua filha pareceram consternadas. "Eu entendo da minha dieta", disse Evelyn, categoricamente. "Não tenho nenhum problema com a comida."

Esse é o tipo de reação despertada quase todas as vezes que perguntamos sobre nutrição. Os pacientes não querem falar sobre suas dietas, especialmente se fizeram algumas pesquisas e se convencerem de que estão se alimentando bem. Em contrapartida, chegam à nossa clínica esperando uma pílula que possa curar seus sintomas cognitivos. Querem algum tipo de medicação, e, na maioria das vezes, vêm às consultas armados com listas de medicamentos e suplementos que encontraram on-line. O que não sabem naquele momento, e que lhes ensinamos por meio de nosso programa, é que o melhor medicamento para seus sintomas cognitivos é o estilo de vida e, em particular, a nutrição. Os efeitos da nutrição são exponencialmente maiores do que qualquer pílula, ainda mais para doenças crônicas do envelhecimento, como o Alzheimer. O estilo de vida, com a nutrição ocupando o primeiro lugar, é o único tipo de medicamento que provou reduzir e, até mesmo, reverter o declínio da capacidade cognitiva. É por isso que os alimentos são parte integrante de nossa abordagem única, e o primeiro fator de estilo de vida que apresentamos no plano NEURO.

Relutantemente, Evelyn concordou em repassar sua dieta com Ayesha. Com base nas pesquisas que havia feito, Evelyn adotara uma dieta paleolítica com alto teor de gorduras e baixo teor de carboidratos. Esse padrão alimentar decorre da hipótese de que nossos genes paleolíticos não são compatíveis com a vida moderna. Por isso, conforme pressupõe a teoria paleolítica, devemos comer o que nossos antepassados comiam (uma dieta rica em legumes, frutas, frutos secos, raízes e carne) e evitar laticínios, grãos, leguminosas, óleos processados, açúcar, álcool e café. Embora concordemos que todos possam se beneficiar da maior ingestão de alimentos integrais e não processados, especialmente legumes, frutas e frutos secos, a realidade é que muitas pessoas que seguem a dieta paleolítica consomem grandes quantidades de carne e outros alimentos repletos de gorduras saturadas. Essa interpretação equivocada da filosofia paleolítica original é algo que encontramos quase diariamente. No caso de Evelyn, ela comia principalmente carnes vermelhas, peixe, frango, ovos, legumes e "de vez em quando" se permitia uma sobremesa. Ela ingeria poucas frutas, pois se preocupava que o açúcar pudesse afetar seus índices glicêmicos. Também tinha eliminado batatas e outros legumes com alto teor de carboidratos, além de leguminosas como feijões e lentilhas. Evelyn era uma pessoa muito disciplinada. Aderira religiosamente ao seu regime alimentar nos últimos três anos e chegou a perder quase sete quilos. Ela havia feito um investimento tão grande de tempo nas mudanças que se convencera de que sua dieta a estava ajudando e que seus problemas eram causados por outro motivo. Apesar de suas melhores intenções e esforços, Evelyn estava errada.

O consumo de carne e o cérebro

Eis aqui a verdade sobre dietas ricas em carne: elas contribuem, inequivocamente, para o declínio da capacidade cognitiva. Um estudo realizado em 1993 na Universidade de Loma Linda, intitulado "Incidência de demência e ingestão de produtos animais", o mesmo estudo que nos levou a investigar originalmente a população de Loma Linda há mais de uma década, descobriu que, em um grupo com mais de 3 mil indivíduos, aqueles que comiam carne — incluindo os que comiam apenas aves e peixes — tinham o dobro de risco de desenvolver demência, em comparação com os vegetarianos. Essa mesma associação preocupante entre carne e doença crônica foi encontrada invariavelmente em doenças cardíacas, câncer e diabetes. Enquanto isso, numerosos estudos epidemiológicos demonstraram que a redução de produtos de origem animal tem o efeito oposto: as pessoas que consomem uma dieta rica em verduras, legumes, frutas e frutos secos (com o mínimo de carne vermelha e laticínios) apresentam menos risco de desenvolver a doença de Alzheimer do que as pessoas que consomem poucos vegetais e muitos produtos animais gordurosos. Em um novo estudo, publicado em 2017, pesquisadores da Universidade de

Columbia descobriram que, ao longo de um período de seis anos, os participantes que fizeram uso de uma dieta baseada em vegetais tiveram um risco inferior de perda da capacidade cognitiva, quando comparados com aqueles que adotaram uma dieta norte-americana padrão.

Por que as diferenças nos resultados de saúde são tão gritantes? E se a carne estivesse causando aqueles efeitos?

Pesquisas conduzidas nos últimos anos demonstraram que o colesterol e as gorduras saturadas presentes nas carnes, ovos e laticínios estão intimamente associados à degeneração típica da doença de Alzheimer. Seguem, abaixo, algumas das descobertas mais importantes:

- O Chicago Health and Aging Project, um estudo longitudinal de doenças crônicas, descobriu que, em um grupo de 2.500 idosos, aqueles que consumiram maiores quantidades de ácidos graxos saturados e gorduras trans ao longo de um período de seis anos apresentaram um risco maior de desenvolver Alzheimer, enquanto aqueles que ingeriram gorduras derivadas de vegetais apresentaram um risco reduzido.
- Os cientistas analisaram 9.900 pacientes do grupo Kaiser Permanente do Norte da Califórnia, e afirmaram que os indivíduos com colesterol elevado durante a meia-idade tinham um risco 57% maior de desenvolver Alzheimer posteriormente. Até mesmo o colesterol elevado limítrofe aumentava o risco em 23%.
- Pesquisadores do Women's Health Study, em Harvard, analisaram um grupo de aproximadamente 6 mil mulheres ao longo de um período de quatro anos e descobriram que uma maior ingestão de gorduras saturadas estava associada a um déficit no fluxo cognitivo — especificamente, um declínio mais rápido na memória. As mulheres com maior consumo de gorduras saturadas tinham quase 70% mais riscos de apresentar variações negativas na função cerebral. As mulheres com menor consumo de gorduras saturadas tinham uma função cerebral equivalente a de mulheres seis anos mais jovens.

Além desses contundentes estudos que relacionam diretamente o colesterol e a ingestão de gorduras saturadas com a doença de Alzheimer, também temos evidências de que o consumo de carne aumenta diversos fatores de risco, incluindo pressão alta, triglicerídeos elevados e altos índices de inflamação e colesterol LDL ("ruim"). Como você deve ter percebido, esses fatores de risco também estão associados a doenças cardiovasculares. Isso significa que as pesquisas que investigam o regime alimentar e a saúde cardiovascular também podem fornecer percepções sobre como certos alimentos influenciam a saúde cognitiva. Em um estudo de referência publicado em 2016 no *Journal of the American Medical Association*, os pesquisadores analisaram os hábitos alimentares de 131.342 participantes do Nurses' Health Study (realizado de 1980 a 2012) e do Health Professionals Follow-Up Study (conduzido entre 1986 e 2012). Eles descobriram que a substituição de proteína animal por proteína vegetal resultava na diminuição de riscos, tanto de doenças cardiovasculares quanto de diabetes tipo 2. Especificamente, eles concluíram o seguinte: comprovou-se que o crescimento em 10% da ingestão de proteínas animais aumentava a mortalidade geral em 2% e a mortalidade cardiovascular em 8%; o aumento da ingestão de proteínas vegetais, por sua vez, resultava em uma diminuição de 10% na mortalidade geral e em uma diminuição de 12% na mortalidade cardiovascular. O Iowa Women's Health Study também encontrou uma relação inversamente proporcional entre a ingestão de proteínas vegetais e a mortalidade cardiovascular — ou seja, ingerir mais vegetais significava menos doenças vasculares. Quando os indivíduos substituíam a proteína animal pela vegetal, sofriam substancialmente menos mortes decorrentes de doenças cardiovasculares. Além disso, um estudo de 2003 publicado no periódico *Metabolism* descobriu que indivíduos que trocaram a carne por legumes apresentaram, em média, uma queda de 61 pontos no colesterol LDL ("ruim"), em questão de semanas. Esses estudos e inúmeros outros provam que a ingestão de proteínas animais e, especificamente, de colesterol e gorduras saturadas prejudica o sistema cardiovascular pelos mesmos meios que prejudicam o cérebro.

Mas nem toda gordura é ruim. Na verdade, a gordura é essencial para a saúde do cérebro. Mais de 60% do cérebro é composto de gordura, e o cérebro usa gorduras constantemente no processo de reconstrução de células e outras estruturas de suporte. O que importa é o tipo de gordura que é consumida. As gorduras saturadas oriundas de animais aumentam o risco de desenvolver Alzheimer, conforme demonstraram os estudos anteriores. Mas as gorduras à base de vegetais, como as gorduras mono e poli-insaturadas encontradas em frutos secos, sementes, abacates e azeitonas, foram associadas a um risco inferior de Alzheimer e outras demências. Os ácidos graxos ômega-3 (encontrados em frutos secos, sementes, algas marinhas e peixes) são especialmente importantes para a saúde do cérebro. Essas moléculas são indispensáveis para o crescimento cerebral e para a síntese de neurotransmissores, e são a base das vias anti-inflamatórias e anticoagulantes. Os pacientes com Alzheimer tendem a ter níveis mais baixos de ômega-3 no sangue. Um estudo de 2014, realizado por pesquisadores da UCSF, descobriu que, após um período de oito anos, indivíduos com maiores níveis de ômega-3 no sangue apresentavam cérebros menos atrofiados. O Framingham Longitudinal Study, — altamente prestigiado —, supervisionado por pesquisadores da Universidade de Boston, descobriu que quando os indivíduos têm níveis mais altos de ômega-3 o processo de declínio da capacidade cognitiva é muito mais lento. Outro estudo randomizado controlado mostrou que o ômega-3 melhorava a função cognitiva, causava menos atrofia cerebral e preservava uma melhor estrutura cerebral (especificamente, na substância branca) entre idosos saudáveis, em um prazo de apenas seis meses e meio de suplementação de ômega-3.

Considerando-se todos os conclusivos estudos sobre a relação entre produtos animais, doenças neurodegenerativas e fatores de risco vascular, além das pesquisas sobre alimentos com ômega-3, que demonstraram aprimorar a cognição, você pode estar se perguntando por que seu médico não lhe contou nenhuma dessas descobertas. Como explicamos no Capítulo 1, há um certo ceticismo na clínica médica quando se trata de prevenção e mudança comportamental. Os médicos não apenas não estudam a prevenção e a intervenção no estilo de vida, como também são ensinados que é algo impossível. Muitos deles desconhecem as últimas pesquisas nutricionais, e não sabem como implementar tais descobertas na prática clínica. Este capítulo — e o livro todo — pressupõe o contrário. Você merece ser informado sobre as consequências de suas escolhas diárias, e merece acesso às técnicas e estratégias que poderão ajudá-lo a transformar sua vida.

As pesquisas existentes sobre os efeitos cognitivos do consumo de carne eram suficientemente persuasivas para que começássemos a recomendar uma dieta à base de alimentos integrais e vegetais em nossa clínica, mas, quando conduzimos nossas pesquisas sobre estilo de vida na Universidade de Loma Linda, ficamos convencidos dessa conexão. Os impressionantes resultados apontavam para uma história similar no que diz respeito à relação direta entre os produtos de origem animal e o declínio da capacidade cognitiva. No Capítulo 2, informamos que menos de 1% dos pacientes com demência

A MELHOR FONTE DE ÁCIDOS GRAXOS ÔMEGA-3

Embora seja verdade que os peixes são ricos em ômega-3, peixes de cativeiro e grandes peixes predadores (como atum-albacora, peixe-espada, linguado, pargo-vermelho, cavala espanhola, lúcio, marlim e robalo) também contém taxas elevadas de bifenilpoliclorados de mercúrio (PCBs) e outros produtos químicos industriais tóxicos para o cérebro. Por esse motivo, recomendamos limitar seu consumo de peixes. Se quiser consumi-los, escolha sempre os menores, menos contaminados — como anchovas, sardinhas e salmões —, de fontes selvagens (não criados em cativeiro). As fontes vegetais de ômega-3 incluem nozes, chia, linhaça e sementes de cânhamo, e verduras como couve, couve-de-bruxelas e espinafre. Porém, os ômega-3 de cadeia curta presentes em frutos secos, sementes e hortaliças não são tão facilmente absorvidos pelo corpo. Portanto, a melhor fonte de ômega-3 altamente absorvível, livre de toxinas e de poluentes, são as algas marinhas. Procure um suplemento de alga de alta qualidade que contenha DHA e EPA (dois tipos de ômega-3 de cadeia longa). Recomendamos tomar pelo menos 250 mg de DHA por dia.

---

que frequentavam nossa clínica em Loma Linda viviam de acordo com as práticas de estilo de vida recomendadas neste livro — ingestão de alimentos integrais e à base de vegetais; exercícios regulares; gerenciamento do estresse; qualidade do sono; e atividade cognitiva e social significativas. Isso reforçava o fato de o estilo de vida e, especialmente, a nutrição poder reduzir drasticamente o risco de desenvolver Alzheimer. O estudo de Ayesha sobre hábitos alimentares e acidentes vasculares cerebrais em 140 mil mulheres também lançou luz sobre os nítidos benefícios de cada pequeno passo em direção a uma dieta mais saudável. Essa foi uma descoberta importante, pois comprova que até mesmo pequenas mudanças na dieta têm efeitos positivos perceptíveis, e que cada esforço na direção de uma saúde melhor vale a pena. Nosso estudo formal do teste de aprendizagem verbal da Califórnia (CVLT), também descrito no Capítulo 2, revelou que os indivíduos que adotavam uma dieta à base de vegetais tinham, em média, um risco 28% menor de comprometimento cognitivo. Essa pesquisa, somada ao nosso trabalho clínico, forneceu evidências adicionais de que as escolhas alimentares poderiam prevenir ou promover as doenças neurodegenerativas.

Levando-se em consideração a dieta de Evelyn, centrada primariamente em carnes, não é de surpreender que os resultados de seus exames tenham demonstrado evidências de fatores de risco críticos. Seu colesterol estava elevado, assim como seus níveis de proteína C-reativa e homocisteína (ambas biomarcadores de inflamação). O açúcar no seu sangue em jejum estava tão alto que ela apresentava diabetes limítrofe, apesar de ter cortado a maior parte do açúcar de sua dieta. Muitos pacientes não percebem que a carne faz subir os níveis de insulina, pois as gorduras saturadas sobrecarregam os receptores de insulina. Ou seja, a carne pode elevar nosso açúcar no sangue tanto quanto o açúcar puro. Ayesha também realizou uma avaliação neuropsicológica e descobriu que, além de a memória de curto prazo de Evelyn estar prejudicada, seu foco e sua atenção se encontravam em situação ainda pior.

"Mas e quanto aos livros que li?", perguntou Evelyn, assim que Ayesha compartilhou esses resultados. "Pensei que estava fazendo algo bom para meu cérebro", respondeu ela, nitidamente frustrada.

Ayesha explicou que livros populares, como aqueles sobre a dieta paleolítica, podem ser persuasivos, apesar das esmagadoras evidências das quais dispomos sobre os benefícios das dietas à base de alimentos integrais e vegetais. O mais importante é observar as pesquisas e suas afirmações. Historicamente, a dieta paleolítica era adotada em uma época em que a expectativa de vida média do ser humano era de 20 a 30 anos. Por milhões de anos, e ao longo de mais de 99,99% de nossa existência, o objetivo era transmitir nossos genes rapidamente e logo depois morrer, para que o ecossistema, com seus limitados recursos, pudesse ser preservado para a geração seguinte. Não havia incentivos para viver além da fase de reprodução e, sem dúvidas, não havia incentivos para continuar vivendo muito além dos 90 anos sem desenvolver doenças crônicas do envelhecimento. Agora, porém, estamos expandindo os limites da longevidade e constatando as infelizes consequências de dietas duradouras com alto teor de colesterol e gorduras saturadas. Embora a carne possa nos fornecer um rápido pico de energia, não fomos concebidos para processá-la de forma a proteger nossa saúde a longo prazo. No período

ÓLEO DE COCO

Muitos de nossos pacientes nos perguntam se o óleo de coco é saudável para o cérebro. Nossa resposta é não. O óleo de coco é um óleo vegetal raro que contém gorduras saturadas. Ele também aumenta o colesterol LDL ("ruim"). Pelo fato de a saúde vascular ser tão fundamental para a saúde cognitiva, recomendamos as gorduras presentes em vegetais e frutos secos, com seus ácidos graxos monoinsaturados que, efetivamente, diminuem os níveis de colesterol. Há muitos anos, surgiram alguns indícios empíricos sobre a capacidade do óleo de coco de retardar a progressão da doença de Alzheimer. A Dra. Mary Newport, uma pediatra, decidiu dar óleo de coco ao seu marido, que sofria com a doença. Ela afirmou, por meio de observação, que o óleo havia ajudado, mas essa afirmação nunca foi validada em nenhum estudo científico confiável. Atualmente, os pesquisadores estão estudando os efeitos dos ácidos graxos de cadeia média (um dos componentes do óleo de coco) no cérebro, mas ainda não foram encontradas evidências significativas. Se você deseja se alimentar pensando na saúde do cérebro, é melhor escolher gorduras mono e poli-insaturadas presentes em frutos secos, sementes, abacates, azeitonas e outros vegetais, cujo potencial de proteção contra o declínio da capacidade cognitiva foi cientificamente comprovado em numerosos estudos.

---

paleolítico, não éramos excelentes caçadores — existem muitos animais capazes de nos superar, e não somos incrivelmente habilidosos para subir em árvores. Para nós, era muito mais fácil colher e comer vegetais, e foi assim que evoluímos para digerir vegetais de forma muito mais eficiente do que as gorduras animais. Os pesquisadores também destacaram que a dieta paleolítica original focou nos hábitos alimentares dos seres humanos nos últimos dois milhões de anos — mas estamos evoluindo há 25 milhões de anos. Quando levamos em consideração os outros 90% de nossa evolução, verificamos que 95% de nossa dieta se baseava em vegetais. Todos nós, por definição, somos comedores de vegetais. Pelo fato de não termos evoluído para comer carne duas ou três vezes por dia, somos vulneráveis ao colesterol e às gorduras saturadas.

Estudos de referência sobre povos inuítes também dissiparam antigos mitos sobre a suposta saúde e longevidade dos consumidores de carne. Um equívoco comum é afirmar que os esquimós vivem mais tempo e têm taxas mais baixas de doenças cardíacas, apesar de uma dieta com baixo teor de carboidratos, composta quase que exclusivamente de carnes e peixes. Mas pesquisadores do Instituto Nacional de Saúde Pública da Groenlândia se uniram a cientistas canadenses e descobriram algo diferente. Análises de autópsias mostraram que os inuítes sofriam de aterosclerose e doenças cardíacas. Em um artigo revolucionário, publicado no *Canadian Journal of Cardiology*, esses pesquisadores concluíram que os inuítes apresentavam maior incidência de mortalidade por doenças cardíacas do que outras populações ocidentais, e que, na verdade, uma dieta e um estilo de vida mais modernos reduziram suas taxas de mortalidade decorrentes de doenças cardíacas. Inúmeros outros estudos confirmam essas descobertas: uma dieta duradoura focada em carnes nos faz adoecer e encurta nossas vidas.

Depois de ouvir tudo isso, Evelyn se mostrou mais receptiva às mudanças em sua dieta, mas não sabia por onde começar. Ayesha lhe disse que essa parte era fácil, graças às admiráveis pesquisas das quais dispomos sobre dietas que, segundo comprovações científicas, previnem o declínio da capacidade cognitiva. Os vegetais são a base de todas as dietas saudáveis estudadas e avaliadas em termos da saúde do cérebro, e uma dieta baseada em alimentos integrais e vegetais é o padrão de excelência. As dietas centradas em vegetais chamaram a atenção da comunidade científica pela primeira vez na década de 1950, quando o epidemiologista Ancel Keys estudou populações da Espanha, França, Itália e Grécia e descobriu que as pessoas que viviam perto do mar Mediterrâneo tinham um risco muito baixo de desenvolver doenças do envelhecimento (doenças cardíacas, câncer e demência), quase sempre vivendo além de seus 80 e 90 anos. Keys analisou outros hábitos de estilo de vida, mas concluiu que a dieta era, de longe, o fator que mais contribuía para sua saúde geral. A dieta da região do Mediterrâneo era composta, principalmente, de legumes, grãos, frutas, grãos integrais, frutos secos e sementes. A principal fonte de gordura era o azeite. O peixe era consumido cerca de uma vez por semana; a carne era consumida apenas uma ou duas vezes por ano.

Hoje, quase setenta anos depois, temos dezenas de publicações que atestam os efeitos que a dieta mediterrânea exerce sobre a demência e o

O PRODUTO ORGÂNICO É MELHOR?

As frutas e os legumes orgânicos podem ser um pouco mais saudáveis do que os produtos não orgânicos em termos de densidade de nutrientes e níveis de pesticidas, mas as informações, até o momento, não parecem ser muito significativas para a saúde cognitiva. Se conseguir encontrar produtos orgânicos e puder comprá-los, não hesite em fazer deles uma parte considerável de sua dieta. Porém, não deixe de forma alguma de reduzir o seu consumo apenas porque as opções orgânicas não estão disponíveis. Frutas, e, especialmente, legumes, são o alicerce de uma dieta saudável para o cérebro — independentemente de como foram cultivados.

---

declínio da capacidade cognitiva, e tais pesquisas mostram que a maioria, se não a totalidade, dos benefícios da dieta são atribuíveis aos vegetais que a compõem. De acordo com diversos estudos, uma maior adesão à dieta mediterrânea está associada a um risco reduzido da doença de Alzheimer; quanto maior a adesão à dieta, menor o risco de demência. Em um desses estudos, pesquisadores da Universidade de Columbia examinaram os efeitos da dieta mediterrânea em pacientes com Alzheimer em estágios que variavam de leve a moderado. Eles descobriram que aqueles que adotaram a dieta mediterrânea apresentaram menor mortalidade e melhor qualidade de vida. A chance de morrer de Alzheimer foi até 73% menor entre aqueles que aderiram firmemente à dieta, em oposição a 35% menor entre aqueles que aderiram apenas moderadamente à dieta. Após dez anos, 90% das pessoas do grupo de baixa adesão haviam morrido. No fim do estudo de 12 anos, os pesquisadores concluíram que aqueles que aderiram à dieta viveram, em média, quatro anos a mais.

Também ficou comprovado que duas outras dietas — ambas variações da dieta mediterrânea original — reduzem o risco de declínio da capacidade cognitiva. Na década de 1990, os Institutos Nacionais de Saúde desenvolveram uma dieta para pessoas que sofriam de hipertensão. Ela foi batizada de DASH, a sigla em inglês para "abordagem dietética para deter a hipertensão". Essa dieta com baixo teor de sódio enfatizava uma alta ingestão de vegetais, peixes, aves, grãos integrais e laticínios com baixo teor de gordura. Quando a dieta DASH foi avaliada em um ensaio clínico com 124 pacientes hipertensos, os pesquisadores descobriram que aqueles que haviam adotado a dieta apresentavam melhores habilidades de memória, raciocínio, planejamento e resolução de problemas, em comparação com aqueles que seguiam uma dieta ocidental. A dieta MIND é um híbrido das dietas mediterrânea e DASH, e foi desenvolvida por um epidemiologista da Universidade de Rush, em Chicago. Ela compreende alimentos saudáveis para o cérebro, como hortaliças de folhas verde-escuras, frutas vermelhas, frutos secos, grãos, cereais integrais e azeite, e restringe carnes vermelhas, manteiga, margarina, queijo, açúcar, sal e qualquer espécie de fritura ou fast food. Os grãos integrais devem ser comidos três vezes ao dia; frutas vermelhas, pelo menos três vezes por semana; e grãos, de dois em dois dias. Em um estudo que envolveu quase mil pessoas entre 58 e 98 anos, a rigorosa adesão à dieta MIND resultou em uma redução de 53% no risco de desenvolver Alzheimer. Até mesmo uma adesão moderada à dieta foi associada a uma redução de risco da ordem de 35%, provando, mais uma vez, que cada passo em direção a uma dieta saudável nos protege contra o declínio da capacidade cognitiva. Os participantes com alta adesão à dieta apresentaram um funcionamento cognitivo equivalente ao de

CARNE DE AVES *VERSUS* CARNE VERMELHA

Algumas pessoas pensam que trocar a carne vermelha pela carne de aves lhes proporcionará os benefícios de uma dieta vegetariana. A carne branca é muito mais saudável do que a vermelha, certo? Acontece que as aves são uma das principais fontes de gorduras saturadas e colesterol. Um estudo mostrou que, quando as pessoas trocam a carne vermelha pela branca, não há uma redução significativa do colesterol LDL ("ruim"). Outro estudo descobriu que as pessoas que comiam cerca de 20g de frango por dia (a quantidade de carne em um nugget de frango, ou o equivalente a um único peito de frango uma vez a cada duas semanas) apresentavam um aumento significativo em seu IMC (índice de massa corporal). As aves, assim como a carne vermelha, aumentam o risco de doenças vasculares e de demência.

uma pessoa sete anos e meio mais jovem. Essa redução drástica do risco de Alzheimer nem sequer incluía exercícios físicos, e tampouco qualquer outro fator de estilo de vida envolvido no declínio da capacidade cognitiva. Também existem evidências crescentes de que as dietas MIND e mediterrânea estejam associadas a uma progressão mais lenta do declínio da capacidade cognitiva. Estudos recentes concluíram que os dois aspectos mais importantes dessas dietas em termos da saúde do cérebro são o alto consumo de legumes e a proporção entre gorduras insaturadas e gorduras saturadas (gorduras vegetais e gorduras animais). De modo geral, as pesquisas mostram que uma dieta baseada em alimentos integrais e vegetais produz os maiores impactos na saúde cognitiva.

Evelyn concordou em tentar a dieta MIND, mas precisou da ajuda de Ayesha para reduzir sua ingestão de carne. Juntas, elas fizeram uma lista dos produtos à base de carne que Evelyn consumia todos os dias. Ela comia ovos com bacon no café da manhã, peito de frango ou sanduíche de frango no almoço e, normalmente, um prato de queijo, alguns legumes e frios no jantar (mais frequentemente, presunto e peru). Embora o bacon seja uma carne processada que deveria ser removida da dieta de Evelyn, ele também era o seu alimento favorito. Cortar alimentos favoritos de uma hora para outra pode ser frustrante, a ponto de o paciente abandonar a dieta. Assim, em vez de fazer isso, Ayesha começou pela eliminação dos frios, sabendo que intervir passo a passo garantiria a sustentabilidade do processo e também produziria resultados. No lugar dos frios, Evelyn deveria acrescentar uma porção de grãos ou lentilha, alimentos ricos tanto em proteínas quanto em fibras, e uma xícara de grãos integrais (arroz integral, cevada, quinoa ou qualquer grão integral do qual gostasse). Ela também foi encorajada a consumir legumes com baixo índice glicêmico tanto quanto o possível — couve-flor, brócolis, cenouras, aspargos, couve, alcachofras e batata-doce. Evelyn havia perdido um gênero alimentício, mas ganhara outros três. Esta é uma de nossas principais filosofias quando se trata de mudar dietas: não basta, simplesmente, tirar as coisas — é preciso substituí-las por alimentos saudáveis e saborosos. Se, depois de várias semanas, Evelyn considerasse fácil se adaptar a essa mudança inicial, ela poderia, então, cortar o peito de frango, trocando-o, novamente, por grãos, cereais e legumes. Ela deveria fazer a transição de forma lenta e metódica, para que pudesse medir seu progresso.

Ayesha também ofereceu a Evelyn a lista a seguir, contendo vinte alimentos nutritivos — cientificamente comprovados — para o cérebro, e dez alimentos que, atestadamente, aumentam o risco de desenvolver o Alzheimer. Ela deveria recorrer a essa lista à medida que fosse reformulando sua dieta.

Os vinte principais alimentos nutritivos para o cérebro

Abacate: contém gorduras monoinsaturadas que dão sustentação à estrutura cerebral e à corrente sanguínea.

Ácidos graxos ômega-3 (derivados de algas): ômegas-3 de origem vegetal de alta potência reduzem as inflamações e fortalecem o sistema imunológico.

Azeite de oliva extra virgem: em pequenas quantidades, como substituto de gorduras saturadas, é excelente fonte de ácidos graxos monoinsaturados e polifenóis.

Batata-doce: contendo fitonutrientes, fibras, vitaminas A e C e minerais, ela tem a capacidade de regular o açúcar no sangue. Seus efeitos anti-inflamatórios também foram documentados em diversos estudos.

Brócolis: rico em luteína e zeaxantina, antioxidantes carotenoides que conseguem atravessar a barreira hematoencefálica e reverter danos causados por radicais livres e pelo envelhecimento natural. Um amplo estudo realizado na Harvard Medical School, com mais de 13 mil mulheres, descobriu que as participantes que consumiam vegetais cruciformes, como o brócolis, apresentavam menor declínio da memória relacionado ao avanço da idade.

Café: a cafeína presente no café é antagonista dos receptores de adenosina, que estimula a produção de acetilcolina, um conhecido agente neuroprotetor no cérebro. O café também contém potentes antioxidantes, na forma de polifenóis e ácido clorogênico.

Chá: o chá verde contém catequina de chá verde, outro polifenol que ativa as enzimas responsáveis pela depuração de toxinas.

Chá de ervas: chás de menta, capim-limão e hibisco são as três bebidas mais anti-inflamatórias disponíveis. O chá de ervas gelado (com stevia ou eritritol como adoçantes) pode substituir as bebidas açucaradas no verão.

Chocolate amargo: o cacau escuro não processado ou os nacos de cacau, as formas mais puras de chocolate, são fontes incríveis de fitonutrientes de flavanoide, que, comprovadamente, relaxam as artérias e ajudam a fornecer oxigênio e nutrientes ao cérebro. Seguramente, as pessoas que comem chocolate amargo apresentam menor risco de acidentes vasculares cerebrais.

Cogumelos: sejam eles frescos, secos ou em pó, os cogumelos melhoram a imunidade geral e reduzem as inflamações nos vasos sanguíneos do cérebro. Os cogumelos Crimini são uma excelente fonte vegetal de vitamina B12, que está ligada a um menor risco de doença de Alzheimer.

Cúrcuma: a curcumina, um extrato da cúrcuma, é um potente antioxidante, anti-inflamatório e antiamiloide. Em estudos em animais e seres humanos, a curcumina demonstrou ter um efeito direto na redução das placas beta-amiloide.

Ervas: ervas frescas ou secas, como coentro, endro, alecrim, tomilho, orégano, manjericão, hortelã e salsa contêm dez vezes mais antioxidantes do que frutos secos e frutas vermelhas. Até mesmo uma pequena quantidade aumenta significativamente sua ingestão diária de antioxidantes.

Frutos secos: os frutos secos são a maior fonte de gorduras insaturadas saudáveis, que, conforme demonstrado em inúmeros estudos, reduzem o risco de doença de Alzheimer.

Grãos integrais: contêm fibras que reduzem o colesterol, além de carboidratos complexos, proteínas e vitaminas B. O amido de grãos integrais — como aveia, trigo sarraceno, painço, teff, sorgo e amaranto — é o tipo mais benéfico de carboidrato complexo: não apenas alimenta as bactérias boas no intestino, como também constitui uma excelente fonte de energia permanente para o cérebro.

Grãos: ricos em antioxidantes, fitonutrientes, proteínas vegetais, ferro e outros minerais, aumentam a longevidade e reduzem o risco de acidentes vasculares cerebrais (uma das quatro doenças neurodegenerativas mais comuns, cujos fatores de risco são compartilhados com a demência). Os grãos podem reduzir o colesterol e regular a glicemia por muitas horas depois de terem sido consumidos — daí a frase "efeito de segunda refeição" (aplicada a certos alimentos que afetam os níveis de açúcar e de insulina no sangue durante as refeições subsequentes).

Mirtilos: em um estudo longitudinal de Harvard, realizado com 16 mil enfermeiras, o consumo de frutas vermelhas, especialmente mirtilos e morangos, foi associado a um menor risco de declínio da capacidade cognitiva. O estudo sugeriu, especificamente, que o consumo regular de frutas vermelhas atrasava o declínio da capacidade cognitiva em dois anos e meio.

Quinoa: um dos alimentos mais ricos em nutrientes, é o único grão que é uma fonte completa de proteínas (a maioria dos grãos não apresenta os aminoácidos leucina e isoleucina). Ela também contém muitas fibras, vitamina E e minerais como zinco, fósforo e selênio, todos componentes essenciais para as células cerebrais e suas estruturas de apoio.

Semente de linhaça: contém a maior quantidade de ácidos graxos ômega-3 de origem vegetal, com efeitos comprovados na diminuição de inflamações e na redução dos níveis de colesterol LDL ("ruim"). A linhaça também contém lignanas, compostos químicos que protegem os vasos sanguíneos contra os danos inflamatórios.

Sementes (chia, girassol): ricas em vitamina E e outros minerais que estimulam o cérebro.

Temperos: contêm as maiores quantidades de antioxidantes por grama, em comparação a qualquer outro gênero alimentício, e são excelentes para reforçar os sistemas inatos de desintoxicação do cérebro. Tanto os temperos quanto as ervas — como canela, cravo-da-índia, manjerona, pimenta-da-jamaica, açafrão, noz-moscada, estragão, dentre outras — devem ser uma parte regular de nossa dieta, e não apenas algo acrescentado esporadicamente.

Verduras: uma rica fonte de polifenóis (antioxidantes derivados de vegetais, que combatem os radicais livres), ácido fólico, luteína, vitamina E e betacaroteno, todos nutrientes associados à saúde do cérebro.

Os dez principais alimentos a serem evitados

Alimentos processados: batata chips, biscoitos, comida congelada e pão branco são ricos em sal, açúcar e gorduras saturadas, que obstruem as artérias do cérebro e prejudicam diretamente o tecido cerebral.

Bebidas açucaradas: a principal fonte de açúcar na dieta norte-americana padrão. Provoca inflamações e danos neuronais.

Carnes processadas: carnes como pastrami, salame, bacon e salsichas são repletas de conservantes, sal e gorduras saturadas, que promovem inflamações e danificam os vasos sanguíneos do cérebro.

Carne vermelha: a carne bovina de criação intensiva ou de pasto e a carne de caça são ricas em gorduras saturadas inflamatórias. Elas podem causar

menos inflamações do que carnes processadas, mas, ainda assim, produzem danos consideráveis nos níveis vascular e celular.
Consumo excessivo de álcool: o álcool é neurotóxico e danifica diretamente as células cerebrais.
Frango: a principal fonte de colesterol na dieta norte-americana padrão. O frango contém três vezes mais gorduras do que proteínas, e é um dos alimentos que mais colaboram para a obesidade.
Frituras e fast food: ricas em gorduras trans, que reduzem o volume cerebral, contribuindo para o declínio da capacidade cognitiva.
Manteiga e margarina: ricas em gorduras saturadas e trans, que obstruem as artérias e atrofiam o cérebro.
Massas e doces: ricos em açúcar. Causam inflamações e esgotamento do cérebro.
Queijos: ricos em gorduras saturadas. Prejudicam os vasos sanguíneos do cérebro.

Dois meses depois, quando retornou ao consultório de Ayesha, Evelyn era uma mulher completamente diferente. Ela estava revitalizada, e seu foco e sua atenção haviam melhorado significativamente. Uma segunda série de exames laboratoriais revelou que sua pressão arterial tinha caído, e seu colesterol LDL abaixara 50 pontos. Seus marcadores de inflamação (proteína C-reativa e homocisteína) também tiveram uma queda sensível, e a HbA1c (hemoglobina que mensura a média de açúcar no sangue ao longo de um período de três meses) tinha despencado 20%. Como resultado de sua nova dieta, ela também perdera 4,5 kg. Sua filha afirmou que a família inteira havia percebido a melhora de Evelyn — ela mesmo se mostrou impressionada com a quantidade de energia que possuía. Ela confessou para Ayesha que ficara preocupada com o fato de que a redução no consumo de carne fosse deixá-la cansada e fraca, mas estava se sentindo melhor do que jamais se sentira nos últimos dez anos.

Seus resultados neuropsicológicos refletiam a mesma melhora que Evelyn relatara em seus sintomas cognitivos: sua pontuação em memória de curto prazo aumentara 30% e em atenção, aumentara 50%. Ela estava trilhando um caminho definitivo até a demência, mas a nutrição permitiu que seus sintomas fossem revertidos. Esses resultados eram verdadeiramente surpreendentes, considerando-se o estado de Evelyn ao chegar ao consultório de Ayesha, e eram um indício positivo da potencial reversão da patologia de Alzheimer em estágio precoce. Depois de mais três meses de alimentação saudável, Evelyn estava ainda mais focada e alerta. Ela disse que nunca havia se sentido tão saudável e tão forte mentalmente.

Ela continuava se referindo ao seu progresso como um "milagre". Ayesha explicou que não era milagre — era, simplesmente, a consequência de nutrir o cérebro e permitir que ele se curasse. As pessoas parecem pensar que, de alguma forma, o cérebro está além de nosso alcance, e que influenciá-lo a ponto de melhorá-lo deve ser algo *mágico* ou, até mesmo, *milagroso*. Mas a verdade é o oposto: fazemos escolhas todos os dias, e estas escolhas determinam nosso destino cognitivo. É uma mensagem simples, que muitos de nós parecem não ter compreendido.

Açúcar: o veneno do século XXI

Se tivéssemos de apontar um único alimento como o grande vilão no desenvolvimento e progressão da doença de Alzheimer, seria o açúcar. Inúmeros estudos têm associado o consumo de açúcar ao comprometimento cognitivo e à doença, bem como a várias outras, além de distúrbios crônicos, incluindo câncer, diabetes, depressão, ansiedade e acidente vascular cerebral. Muitas vezes, chama-se o açúcar de "calorias vazias", o que quer dizer que ele não contém micronutrientes e nada de valor que possa ser digerido e utilizado pelo corpo, a não ser energia bruta e refinada. Mas, em nossa opinião, o açúcar não é "vazio". Ele gera consequências graves para todas as partes do corpo. Rouba nossas saúdes cognitiva e vascular. Induz e agrava todas as doenças associadas à síndrome metabólica, um grupo de fatores de risco para doenças cardíacas e cerebrais (hipertensão, triglicerídeos elevados, resistência à insulina e diabetes). O seu efeito tóxico no fígado é semelhante ao dano causado pelo álcool. Ele também acelera o processo de envelhecimento, deteriorando lipídios, proteínas e até o DNA. É um dos compostos mais destrutivos que podemos ingerir, e estamos consumindo-o mais do que em qualquer outro período na história da humanidade.

No ano de 1900, consumíamos uma média de 2,3 kg de açúcar por ano. Naquela época, nossa principal fonte de açúcar eram as frutas, e, mesmo assim, só comíamos o que estivesse disponível nas estações — e em quantidades muito menores. Entretanto, em 2010, nosso consumo anual de açúcar havia disparado para 86,2 kg, em sua maior parte sob a forma de adição de açúcar refinado, o tipo mais perigoso.

Tendências alimentares em 1900 e em 2010, segundo o consumo anual médio por pessoa

Alimento	1900	2010
Açúcar	2,3 kg	86,2 kg
Óleos e gorduras	1,8 kg	33,6 kg
Queijo	0,9 kg	13,6 kg
Carne	63,5 kg	95,2 kg
Frutas e vegetais	59,4 kg (cultivados em casa)	5 kg (cultivados em casa)
Refrigerantes	0 litros	200 litros
Média de queijo	0,9 kg	13,6 kg

Fonte: USDA, *Food Review*, Principais tendências alimentares: um século em análise

Essa impressionante mudança no consumo de açúcar é o resultado direto da quantidade de alimentos processados em nossas dietas — alimentos que nos fornecem muito mais calorias do que estamos acostumados, e muito menos valor nutricional. O açúcar é a base da dieta norte-americana padrão, disfarçado de xarope de milho com alto teor de frutose, dextrose, sacarose e muitos outros nomes que parecem científicos. Por nossa comida ser tão altamente processada e refinada, e pelo fato de termos nos tornado tão alheios à aparência e ao gosto da verdadeira comida, muitas vezes nem percebemos que estamos comendo açúcar. Molho para massa, iogurte, molho para salada, barras de cereais, salada de repolho, e até mesmo ketchup, tudo isso contém açúcar adicionado. Ele está, praticamente, em todos os lugares.

Barbara

Barbara, assim como muitos de nós, desconhecia a quantidade de açúcar que consumia diariamente. Ela estava com 58 anos, era mãe de dois filhos adultos, além de ser uma avó orgulhosa. Trabalhava como coordenadora de pesquisa em um hospital universitário, e começara a notar problemas de memória no ano anterior. De repente, ela passou a perder anotações, arquivos e pastas. Confundia pacientes que conhecia há anos. Executar várias tarefas ao mesmo tempo parecia quase impossível. O marido também percebera as mudanças.

Ele contava uma história a Barbara e, depois de algumas horas, ela não se lembrava mais da conversa. Todas essas alterações tinham deixado Barbara deprimida. Ela se sentia cada vez mais insegura em seu trabalho e derrotada diante de uma doença que acreditava ser incurável.

Como de hábito, Ayesha começou perguntando sobre a dieta de Barbara. De manhã, Barbara tomava um copo de suco de laranja de 355 ml, comia mingau de aveia com calda de açúcar mascavo, ou sanduíches de desjejum com ovos e salsicha. O almoço, normalmente, era uma salada de frango ou um sanduíche. Na hora do lanche, ela comia barras de cereais, iogurte com frutas, ou biscoitos com baixo teor de gorduras. À noite, ela ingeria frango, massa com queijo, ou, às vezes, um jantar congelado que colocava no forno e preparava em 15 ou vinte minutos. Cozinhar era complicado, considerando-se a sua rigorosa rotina de trabalho. Ela pedia comida de três a quatro vezes por semana — principalmente comida chinesa, tailandesa ou de lanchonete. Algumas vezes por semana, esbanjava nas sobremesas (uma fatia de bolo, sorvete ou pudim).

OS MUITOS NOMES DO AÇÚCAR

O açúcar pode estar escondido em seus alimentos favoritos. Preste atenção em algumas de suas várias formas:

xarope de agave	açúcar invertido
açúcar mascavo	lactose
adoçante de milho	maltose
xarope de milho	xarope de malte
dextrose	xarope de bordo
frutose	melaço
concentrado de sumo de fruta	açúcar bruto
glicose	sacarose
xarope de milho com alto teor de frutose	açúcar
mel	

Fonte: https://www.nia.nih.gov/health/publication/whats-your-plate/solid-fats-added-sugars

Ayesha pediu que Barbara preenchesse um questionário de frequência alimentar, para ter uma ideia de quanto ela estava ingerindo de cada um daqueles alimentos. Ao calcular os gramas de açúcar por alimento, descobriu que Barbara estava consumindo uma quantidade imensa diariamente:

Suco de laranja (1 copo de 355 ml) = 28 g

Calda de açúcar mascavo no mingau de aveia (1 colher de sopa) = 13 g

Açúcar bruto de cana não refinado no café (1 pacote) = 5 g

Molho para salada Thousand Island (2 colheres de sopa) = 4,6 g

Barra de cereais (1) = 8 g

Iogurte com frutas no fundo (1 pote) = 17 g

Biscoitos com baixo teor de gorduras (2) = 14 g

Molho para massa (½ xícara) = 5 g

Comida chinesa para viagem = 10 a 14 g (principalmente em molhos)

Cheesecake (1 fatia média) = 35 a 40 g

Bolo de cenoura (1 fatia média) = 12 a 15 g

A American Heart Association estabeleceu os limites diários de açúcar adicionado em 38 g (9 colheres de chá) para homens, e 25 g (6 colheres de chá) para mulheres. Em um dia normal (sem sobremesas nem comidas para viagem), a ingestão de açúcar adicionado de Barbara chegava a impressionantes 95 g. Isso significa quase 24 colheres de chá de açúcar por dia — quatro vezes a quantidade recomendada. Se Barbara comesse comida chinesa, seu consumo de açúcar atingia 104 g (26 colheres de chá). Se optasse por sobremesa, ela teria consumido entre 105 a 130 g (27 a 32 colheres de chá). E se comesse tanto a comida para viagem quanto a sobremesa, seu total de açúcar seria de 119 a 144 g (30 a 36 colheres de chá), aumentando seu consumo diário para quase seis vezes a ingestão recomendada.

Os testes neuropsicológicos mostraram que Barbara apresentava CCL (comprometimento cognitivo leve) — o tipo que afeta desproporcionalmente a memória de curto prazo e expõe as pessoas a um alto risco para a doença de Alzheimer. Ayesha também aplicou a avaliação cognitiva de Montreal, durante a qual Barbara foi convidada a se recordar de uma lista de cinco itens. Alguns minutos depois, ela só conseguia se lembrar de um item. Seus exames de sangue revelavam altos índices de açúcar no sangue em jejum, triglicerídeos elevados e pressão alta. Barbara sabia que sua pressão arterial era alta e tentava controlá-la restringindo o consumo de sal, em vez de fazer uso de medicamentos. Uma ressonância magnética identificou manchas brancas ao redor dos ventrículos na parte central do cérebro, decorrentes de um período prolongado de pressão alta, inflamações dos vasos sanguíneos, colesterol elevado e diabetes. Clinicamente, Barbara era diabética, apesar de nunca ter sido diagnosticada como tal. Parecia que seu médico não havia monitorado os níveis de açúcar em seu sangue com a devida atenção e não conseguira identificar quando Barbara passara do estágio de pré-diabetes para a diabetes clínica. Como você aprendeu no Capítulo 1, ambas as condições nos expõem a um alto risco de demência.

Como o açúcar causou todos esses danos? Em poucas palavras, ele nos obriga a funcionar com muita energia, nos estressando e nos sobrecarregando em nível celular. Novamente, trata-se de como nossos corpos evoluíram e o quão drasticamente nosso regime alimentar mudou nos últimos cinquenta anos. Como espécie, os seres humanos nunca haviam tido acesso ao açúcar da maneira que temos agora. Podemos conseguir qualquer fruta que desejamos em qualquer estação. Podemos parar no posto de gasolina e comprar uma barra de chocolate, que nos fornecerá mais açúcar do que a quantidade que fomos preparados para ingerir em um mês inteiro. Podemos começar nossos dias com cereais processados e terminar nossas noites com sorvete. Tudo isso está muito distante da quantidade de açúcar que nossos corpos são capazes de processar, mesmo após toda a evolução.

O açúcar é o maior estimulante da natureza. Ele nos fornece energia de forma rápida e eficiente. Quando os centros de dopamina em nossos cérebros o identificam, eles despertam, tornando-se extremamente ativos, e reconhecem a energia rápida que sustenta o corpo humano até o instante da reprodução. Mas energia rápida não é saudável, especialmente a longo prazo. Ela é destinada à sobrevivência — é a energia necessária para se manter vivo durante um período de escassez, para fugir de um animal maior, para percorrer o terreno em busca de alimento. Um surto de energia rápida causa inflamação sistêmica, que, como sabemos, está ligada ao declínio da capacidade cognitiva. O açúcar também provoca um aumento dos lipídios prejudiciais, que contribuem para a aterosclerose, o que, por sua vez, diminui o fluxo sanguíneo em áreas críticas do cérebro. Uma dose de açúcar também aumenta a oxidação, resultando em radicais livres que roubam elétrons de proteínas e gorduras, danificando, assim, as paredes celulares e, até mesmo, o DNA. Nossas mitocôndrias, que produzem energia celular, ficam sobrecarregadas com a presença do açúcar. Também já ficou comprovado que ele interfere em nossas sirtuínas, compostos biológicos que afetam uma série de processos celulares, como envelhecimento, morte celular programada e alteração do metabolismo, de forma a aumentar nosso risco de desenvolver o Alzheimer e muitos tipos de câncer. Provavelmente ainda mais importante do que isso, o açúcar altera nossos sistemas de resistência à insulina até o ponto em que a resposta celular à glicose é severamente prejudicada. Foi por esse motivo que muitos cientistas proeminentes chamaram o Alzheimer de "diabetes tipo 3" ou "diabetes do cérebro".

Eis aqui como o açúcar altera drasticamente a função cerebral: tudo começa com a insulina, um hormônio produzido no pâncreas, fundamental para o funcionamento saudável de todas as células do corpo, incluindo os neurônios. Quando fazemos uma refeição, o sistema digestivo decompõe nossos alimentos em glicose. Assim que essa glicose atinge a corrente sanguínea, o pâncreas reage liberando insulina para ajudar todos os diferentes tipos de células a absorvê-la e usá-la. A resistência à insulina ocorre quando o pâncreas produz insulina suficiente, mas as células não conseguem responder de modo adequado porque seus receptores se tornaram insensíveis à ela e escassearam. Como explicamos no Capítulo 1, não existe nenhuma maneira de a insulina atravessar a membrana celular e promover a transferência de glicose. O pâncreas trabalha além do que deve, mas, independentemente da quantidade de insulina produzida, a glicose continua se acumulando no sangue, causando, por fim, hiperglicemia (níveis elevados de glicose no sangue). Quando certo limiar elevado de insulina e glicemia é ultrapassado, a pessoa é diagnosticada com diabetes tipo 2.

No cérebro, a resistência à insulina faz com que os neurônios morram de fome por falta de glicose, além de dar início a uma série de estresses inflamatórios e danos oxidativos. Os subprodutos resultantes têm quatro efeitos principais na função cerebral: 1) danificam organelas (pequenas estruturas no interior das células), como as mitocôndrias; 2) prejudicam a comunicação dentro dos neurônios e entre eles; 3) provocam respostas inflamatórias exageradas; e 4) fazem com que as proteínas amiloides, que normalmente são solúveis, se tornem insolúveis. Proteínas amiloides insolúveis não conseguem ser facilmente decompostas e removidas como as proteínas solúveis. O resultado é a formação de placas amiloides aderentes, a patologia característica do Alzheimer.

Esse fenômeno está intimamente associado ao declínio da capacidade cognitiva. Lembre-se de que a proteína amiloide é um elemento inerente ao envelhecimento. Em pessoas com metabolismo normal de glicose, a proteína pode ser quebrada e removida. Em pessoas com insulina alta e alto teor de açúcar no sangue, a proteína se acumula em placas. As enzimas também desempenham um papel importante na formação de placas. A enzima que degrada a insulina (IDE, na sigla em inglês) é responsável por decompor tanto a insulina quanto a amiloide. Quando temos altos níveis de insulina no organismo, essa enzima desenvolve um defeito funcional, não conseguindo realizar seu trabalho. Ela fica sobrecarregada com a quantidade de insulina e deixa de depurar as amiloides, que é sua função secundária.

Diversos estudos encontraram ligações diretas entre a desregulação da glicose, a resistência à insulina e a doença de Alzheimer. Um trabalho divulgado em 2017 sobre o estudo longitudinal de Framingham descobriu que o alto consumo de açúcar estava associado a volumes reduzidos do hipocampo e do cérebro em geral. Os indivíduos que consumiam mais açúcar também apresentavam uma maior perda de volume cerebral ao longo de dois anos. Outro estudo, publicado em 2015 por cientistas da Universidade de Iowa, analisou a relação entre a resistência à insulina e a função cognitiva. Eles descobriram que uma maior resistência à insulina estava associada a um menor uso de glicose no cérebro como um todo, e, especificamente, no lobo temporal medial esquerdo, uma região cerebral associada à memória. Os indivíduos com a menor absorção de glicose nessa região do cérebro também apresentavam as menores pontuações no desempenho das memórias imediata e remota. Em nossa análise de uma ampla amostra nacional — a pesquisa nacional de avaliação da saúde e nutrição (NHANES, na sigla em inglês) —, demonstramos que, para cada aumento unitário na resistência à insulina, indivíduos idosos sofriam um comprometimento na função cognitiva.

Para Ayesha, estava claro que Barbara precisava reduzir drasticamente seu consumo de açúcar — e de forma rápida. Barbara ficou chocada ao constatar

FILÉ COM QUEIJO E CHOCOLATE: COMO TRANSFORMAMOS NOSSA DIETA

Cerca de 12 anos atrás, quando nos conhecemos, não éramos exatamente exemplos de um estilo de vida saudável. Dean era consumidor assíduo de carne. Ele havia se convencido de que uma dieta rica em proteínas era a opção mais saudável, e comia carne em todas as refeições. Seu café da manhã típico era um sanduíche de salsicha, ovo e queijo. Ele devorava qualquer bife ou cheeseburger que encontrasse. Quando morava em Pittsburgh, dirigia até a Filadélfia só para comer um sanduíche de filé com queijo. Ayesha, por outro lado, era obcecada por doces e chocolate. Não por chocolate amargo, mas por chocolate ao leite — quanto mais doce, melhor. Quando criança, os doces eram onipresentes na casa de seus pais e, em sua época de estudante, ela desenvolveu o hábito de guardar chocolates em sua mochila e no porta-luvas do carro. Ela nunca ficava sem chocolate.

É incrível olhar para trás agora e perceber o quanto éramos pouco saudáveis, e que não entendíamos nada da conexão entre o que estávamos comendo e o modo como nos sentíamos. Dean tinha enxaqueca pelo menos uma vez por semana. Eram dores de cabeça severas, que provocavam vômitos e, até mesmo, uma luz cintilante em sua visão periférica. As enxaquecas de longa duração estão associadas ao declínio da capacidade cognitiva e à doença vascular no cérebro, e Dean sofria com elas há décadas. Ayesha reconhecia que era viciada em doces. Logo depois, ela ficou sabendo que seu índice de açúcar no sangue estava ligeiramente elevado, colocando-a sob grande risco de desenvolver diabetes no futuro. Ela também ficava tonta às vezes, outro sinal de disfunção em seu metabolismo de glicose.

Trabalhando como médicos, aprendemos mais sobre nutrição, os efeitos do açúcar no cérebro e o fato de que carnes curadas, queijos e alimentos ricos em gorduras são alguns dos principais desencadeadores das enxaquecas. Juntos, decidimos que era hora de mudar. Para Dean, isso significava eliminar a carne vermelha. No começo, ele se permitiu ingerir, um dia por semana, alguma espécie de carne vermelha ou de queijo, pois aqueles eram seus alimentos favoritos. Depois de vários meses, ele conseguiu eliminar a carne vermelha, acrescentando mais peixe, peru, hambúrgueres vegetarianos, cogumelos e outros alimentos saborosos. Nada daquilo tinha o mesmo gosto de seu adorado bife, mas o sabor era suficientemente parecido para ajudá-lo a fazer a transição. Nos primeiros meses, seu colesterol LDL caiu 40 pontos, e ele relatou muito menos episódios de enxaqueca. Finalmente, ele cortou todas as aves de sua dieta e as enxaquecas desapareceram. Metodicamente, Ayesha identificou todas as fontes de doces em sua vida — todos os lugares nos quais ela guardava chocolates e biscoitos, os restaurantes e lojas que frequentava para comprar doces, seu hábito de recorrer ao açúcar no fim de um dia estressante. Ela substituiu o chocolate ao leite por chocolate mais amargo, com uma quantidade muito menor de açúcar. Não era a mesma coisa, mas, novamente, bastou trocar o grau de dulçor e de consistência para ajudá-la a reformular sua dieta. Ela mudou seu trajeto cotidiano, para não se sentir tentada a parar e pedir uma sobremesa. Também passou a fazer mais lanches ao longo do dia, para não ficar vulnerável aos desejos noturnos. Descobriu que as frutas vermelhas oferecem um nível de dulçor satisfatório e contêm antioxidantes saudáveis. Depois de vários meses, ela conseguiu eliminar o chocolate de sua dieta. Quando voltou a fazer os exames para medir o açúcar no sangue, o índice estava dentro dos limites de normalidade. Ela também havia perdido peso, algo que vinha se esforçando para conseguir desde a adolescência.

Reformular a própria dieta não significa perder coisas — significa ganhar coisas; fazer opções saudáveis, porém deliciosas, em substituição a alimentos que, reconhecidamente, nos submetem a um maior risco de desenvolver doenças neurodegenerativas. Para nós, o sucesso com um componente — carne vermelha, chocolate — nos motivou a transformar completamente a maneira como nos alimentávamos. Falhamos uma vez ou outra? Claro. Ayesha, às vezes, sente-se tentada a comer chocolate? Sem dúvida. Esporadicamente, Dean ainda sucumbe a uma montanha de anéis de cebola frita. Mas nos sentimos saudáveis todos os dias, e sabemos que estamos adotando as medidas corretas para otimizar nossos cérebros hoje e protegê-los contra o declínio no futuro.

que vinha se alimentando tão mal, apesar de seus esforços para fazer lanches saudáveis no trabalho e evitar sobremesas na maior parte das noites. Ficou assustada com os resultados, mas, pelo fato de estar sofrendo de CCL, temia, ainda, não conseguir fazer grandes alterações em sua dieta. Ayesha lhe assegurou que elas chegariam a um plano diário de fácil execução. Barbara seria preparada para ser bem-sucedida, e cada passo que desse a ajudaria a enfrentar o processo de declínio da capacidade cognitiva.

Ayesha sugeriu que Barbara se concentrasse em duas áreas críticas. A primeira era acrescentar legumes em todas as refeições. Como já foi demonstrado, as dietas ricas em legumes reduzem o risco de diabetes tipo 2. As fibras parecem importantes para o metabolismo da glicose e para o equilíbrio dos níveis de açúcar no sangue. Elas também têm um efeito comprovado na diminuição das inflamações em todo o corpo. O Nurses' Health Study e o Health Professionals Follow-Up Sutdy, ambos apresentados no início deste capítulo, concluíram que dietas ricas em alimentos de origem vegetal não processados (e pobres em alimentos de origem animal) estavam associadas a uma redução de quase 20% no risco de diabetes. Ayesha propôs, então, que Barbara aumentasse seu consumo diário de vegetais, esperando que alguns dos danos causados por sua dieta com alto teor de açúcar fossem revertidos.

A segunda parte do plano de Barbara era reduzir, gradualmente, a adição de açúcar refinado. O objetivo era simples: eliminar o máximo de açúcar possível, usando o método de substituição (coma isto, não aquilo). As instruções específicas para Barbara foram as seguintes:

Evite suco de laranja: 28 g de açúcar eliminados. Em seu lugar, beba água, café ou chá.
Evite adicionar açúcar ao café: 5 g de açúcar eliminados. Em seu lugar, use um sachê de stevia ou de eritritol.
Evite adicionar açúcar mascavo ao mingau de aveia: 3 g de açúcar eliminados. Em seu lugar, use frutas vermelhas ou bananas.
Elimine o molho para salada processado: 4,6 g de açúcar eliminados. Use limão e azeite de oliva como molho para salada, ou um molho à base de frutos secos ou sementes (como o molho verde de tahine de limão, a partir da página 330).
Evite barras de cereais: 5 g de açúcar eliminados. Em seu lugar, coma um punhado de frutos secos tostados, sem sal.

Evite iogurte com frutas no fundo: 17 g de açúcar eliminados. Em seu lugar, coma uma banana ou uma xícara de mirtilos (ou qualquer outra fruta vermelha).

Evite biscoitos "saudáveis": 14 g de açúcar eliminados. Em seu lugar, coma uma maçã.

Evite molho para massa pronto, ou verifique o rótulo para se certificar de que é isento de açúcar: 5 g de açúcar eliminados. Em seu lugar, prepare molhos caseiros uma vez a cada duas semanas e congele, ou experimente a bolonhesa de lentilha vermelha (receita na página 325).

AS NECESSIDADES DE GLICOSE NO CÉREBRO

Um cérebro saudável funciona com glicose; um cérebro pouco saudável é danificado por uma dieta com alto teor de açúcar. De quanto açúcar precisamos de verdade? Para uma função cognitiva ideal, o cérebro humano precisa de até seis porções de carboidratos complexos por dia. Não se trata de açúcar branco, mas de carboidratos naturais vinculados a fibras, de modo que o açúcar seja liberado e processado sem gerar picos perigosos no sangue.

Fontes saudáveis de carboidratos complexos

Grãos integrais como aveia, quinoa e cevada.

Vegetais ricos em fibras como verduras, abobrinhas e pimentões.

Frutas, especialmente frutas vermelhas.

Tubérculos como batata-doce, cenoura e nabo.

Fontes pouco saudáveis de carboidratos

Todos os açúcares refinados

Sucos de frutas: os sucos são açúcar puro, sem a fibra das frutas inteiras.

"Açúcares naturais": os xaropes de agave, mel e bordo podem apresentar um índice glicêmico inferior ao do açúcar refinado, mas o pico de glicose é semelhante no cérebro. Se nossos pacientes tiverem absoluta necessidade de um adoçante em suas dietas, recomendamos stevia ou eritritol, que não provocam o mesmo surto de energia que esgota o cérebro ao longo do tempo.

Evite comida chinesa com molhos pesados: 10 a 14 g de açúcar eliminados. Peça arroz integral e legumes no vapor ou salteados com tofu. Se sentir necessidade de molho, escolha limões, molho de soja com baixo teor de sódio, ou molho picante sem açúcar (verifique os rótulos ou pergunte ao chef).
Evite bolos e sobremesas o máximo possível: 12 a 40 g de açúcar eliminados. Opte por uma tigela de frutas, ou crisp de mirtilo (receita na página 319).

O que foi acrescentado:
- ¼ xícara de frutos secos: antioxidantes, gorduras saudáveis e vitaminas
- 1 a 2 xícaras de frutas vermelhas: antioxidantes, vitaminas, polifenóis
- 1 maçã ou 1 banana: antioxidantes, vitaminas, polifenóis

O que foi retirado, além do açúcar adicionado:
- Gorduras saturadas em sobremesas e biscoitos
- Excesso de sal em molhos para salada, molhos para massa e molhos para comida chinesa

Esse novo plano faria com que o açúcar adicionado consumido por Barbara caísse até quase zero. Ela saiu do consultório decidida, mas apreensiva. Nos dois primeiros dias, ela não notou diferença. No terceiro dia, teve dor de cabeça e ficou ansiosa e aborrecida. Também começou a sentir um leve tremor em seu corpo e, quando a confusão cerebral lhe pareceu insuportável durante a tarde, ligou para Ayesha e disse que estava prestes a desistir. Ayesha lhe explicou o que estava acontecendo: o corpo de Barbara passaria por uma crise de abstinência até se reajustar a uma ingestão mais saudável de açúcar. Isso é comum, faz parte vital do processo de cura do corpo. Para algumas pessoas, o desconforto dura apenas um dia; para outras, pode durar até uma semana. Ela recomendou que Barbara tomasse Tylenol para a dor de cabeça, bebesse muita água e fosse dormir cedo naquela noite. O quarto e o quinto dias foram iguais. Barbara perseverou, apesar das dificuldades.

O sétimo dia foi diferente. De repente, suas dores de cabeça desapareceram. Ela se sentia alerta e renovada. Barbara notou que sua atenção também havia melhorado. Era uma sensação estranha se concentrar na própria respiração, no som de sua pulseira tilintando contra o teclado enquanto ela digitava. Tais sons e sensações sempre haviam feito parte de seu dia de trabalho, mas só agora ela estava se dando conta disso.

Do sétimo ao vigésimo dia, Ayesha não conseguiu entrar em contato com Barbara por telefone. Ela deixou mensagens todos os dias e ficou se perguntando se havia exigido demais de Barbara. Será que a mudança alimentar tinha sido muito avassaladora? Ela parecia motivada, mas também temerosa e insegura. Ayesha teve a péssima sensação de que havia fracassado.

Então, o telefone tocou. Havia uma energia diferente na voz de Barbara. "Sinto que estou mais consciente de tudo que está ao meu redor", disse ela a Ayesha. "As coisas estão mais nítidas para mim, e não me sinto tão cansada durante as tardes." Ela afirmou que ainda tinha problemas para se lembrar de histórias e de nomes, mas se fizesse uma pausa e insistisse em se concentrar, quase sempre conseguia se lembrar do que havia esquecido.

Durante o fim de semana, ela estivera em uma loja situada no píer de Long Beach e conversara com a proprietária sobre alguns belos xales importados da Índia. Naquela mesma noite, ela comentou com o marido a respeito da loja e percebeu que jamais conseguiria ter feito isso algumas semanas antes. Ela se lembrava até do nome da vendedora. Seu marido também ficou surpreso. Embora Barbara sentisse falta de suas sobremesas, ela admitia que estava dormindo melhor. O açúcar noturno vinha afetando negativamente sua capacidade de ter um bom descanso. Cortar os alimentos processados também melhorara sua constipação intestinal, da qual ela vinha sofrendo nos últimos vinte anos.

Após dois meses, os exames laboratoriais de Barbara mostraram melhorias incontestáveis: o açúcar no sangue em jejum caíra de 124 para 93; seus triglicerídeos, de 189 para 154; e a pressão arterial, de uma média de 145/95 para uma média de 130/79. Ela também perdera 3,6 kg, o que, mesmo não sendo o objetivo, era um efeito colateral fortuito de uma alimentação saudável. Quando Ayesha repetiu a avaliação cognitiva de Montreal durante uma consulta de acompanhamento, Barbara se lembrou de todos os cinco itens. Mais importante ainda, ela estava se sentindo novamente à vontade no trabalho — quando sua supervisora lhe atribuiu um novo projeto para gerenciar, ela aceitou o desafio com entusiasmo. Barbara estava tão motivada com aquelas mudanças que começou a empreender outras mudanças saudáveis em sua vida, como preparar a própria comida e fazer aulas de meditação.

Um ano depois, Ayesha avaliou a memória de Barbara com um teste neuropsicológico. Várias áreas de sua cognição apresentavam melhoras, especialmente a função executiva (avaliação, planejamento, e resolução de problemas). Sua pontuação em rememoração — com e sem sugestões, ou dicas para auxiliar a memória — melhoraram entre 65% a 75%, respectivamente. Essa clara reversão dos sintomas era o oposto do declínio normalmente observado um ano após os pacientes terem sido diagnosticados com CCL. Apesar de o cérebro de Barbara ainda apresentar lesões na substância branca,

---

OBESIDADE E SAÚDE COGNITIVA

Em que medida a obesidade está ligada ao declínio da capacidade cognitiva? Um estudo de 2016, publicado no periódico *Neurobiology of Aging*, descobriu que os cérebros dos participantes obesos apresentavam um volume reduzido de substância branca. A substância branca é a autoestrada do cérebro — níveis enxutos significam sinalização e processamento mais lentos, aspectos proeminentes do declínio da capacidade cognitiva. De forma provavelmente ainda mais alarmante, os pesquisadores descobriram que o volume de substância branca de uma pessoa com sobrepeso equivalia ao de uma pessoa magra dez anos mais velha. A obesidade parece acelerar de forma drástica o processo de declínio da capacidade cognitiva, devido ao estresse exercido sobre o cérebro e sobre o corpo como um todo.

A obesidade também segue um padrão contraintuitivo conforme envelhecemos. Alterações cerebrais relacionadas à doença de Alzheimer têm início de vinte a trinta anos antes de os sintomas se manifestarem, e algumas das primeiras áreas a serem afetadas são as regiões cerebrais que regulam o apetite e a fome. Como resultado, algumas pessoas que eram obesas na meia-idade começam, gradualmente, a perder peso quando entram no estágio pré-Alzheimer de declínio da capacidade cognitiva, geralmente uma década antes de exibirem indícios e sintomas. Raramente vemos pacientes obesos em estágios posteriores da doença. Isso ocorre porque as alterações cerebrais fizeram com que se desinteressassem pelos alimentos. Embora ter um peso corporal mais baixo em idade avançada possa ajudar na prevenção de outras doenças crônicas, como doenças cardiovasculares e diabetes, não traz benefício algum ao cérebro, uma vez que as causas subjacentes da perda de peso, isto é, estados inflamatórios diversos, oxidação, doenças vasculares e neurodegeneração, ofuscam quaisquer benefícios que possam acompanhar a perda de peso.

elas não haviam progredido, e a estrutura cerebral tinha sido preservada (na ausência da intervenção no estilo de vida, o cérebro continua a se atrofiar e as lesões continuam a crescer). Barbara e Ayesha trabalharam juntas em um plano de estilo de vida mais abrangente — incluindo exercícios diários e atividades sociais —, e estão monitorando a memória de Barbara todos os anos para acompanhar seu progresso.

Mitos nutricionais

O óleo de coco é bom para o cérebro: o óleo de coco é rico em gorduras saturadas. Apesar de, no momento, os pesquisadores estarem investigando seus potenciais benefícios cognitivos, considerando-se o que sabemos até agora, é melhor evitá-lo.

Os carboidratos são ruins para você: os carboidratos complexos são essenciais para o corpo e, especialmente, para o cérebro, cujo funcionamento depende da glicose. Os carboidratos simples (açúcares) criam picos perigosos de energia, mas os complexos — como os encontrados em vegetais, grãos, frutos secos e cereais integrais — são boas opções para promover a saúde cerebral.

Uma dieta vegetariana é, automaticamente, uma dieta saudável: não, se você estiver comendo alimentos processados à base de soja, batatas fritas e carboidratos refinados no lugar da carne. Dados da China e da Índia mostram que dietas ricas em gorduras pouco saudáveis, alimentos fritos e açúcar não apenas anulam os benefícios de uma dieta vegetariana, como também podem causar sérios danos.

As frutas têm muito açúcar: o açúcar das frutas está vinculado à fibra, permitindo uma liberação gradual dentro do corpo. As frutas são uma fonte maravilhosa de fibras, vitaminas, minerais e antioxidantes. Sucos de frutas, por outro lado, são desprovidos de fibras, e têm um efeito semelhante ao açúcar refinado. Tenha em mente que algumas frutas são, naturalmente, mais ricas em açúcares (mangas e uvas), enquanto outras contêm menos açúcar (frutas vermelhas, limões e limas).

A gordura é ruim para o cérebro: nem toda gordura é ruim — depende da fonte. As gorduras de origem animal são compostas, quase integralmente, por gorduras saturadas nocivas, enquanto as gorduras presentes no azeite de oliva, frutos secos, sementes e abacates são indispensáveis para a função cerebral.

Iogurtes e cereais são saudáveis: muitas vezes, esses produtos processados estão repletos de açúcar, gorduras saturadas e conservantes nocivos — uma famosa marca que combina iogurte com cereais utiliza um corante artificial que tem sido associado à hiperatividade e ao transtorno de déficit de atenção.

O molho para salada 0% de gordura é saudável: o molho para salada engana muita gente. O molho comum pode conter mais calorias provenientes de gorduras e açúcares do que muitos dos supostos alimentos pouco saudáveis que, teoricamente, ele deveria substituir. As versões sem gordura não são muito melhores: de modo geral, são compostos de água, açúcar, amidos simples e corantes e flavorizantes artificiais. O açúcar e os aditivos alimentares podem ter um considerável efeito negativo no cérebro — especialmente em nossos centros de atenção.

Não há nada de errado em trapacear alguns dias, se for feito com moderação: moderação é um termo subjetivo — significa algo diferente para cada pessoa. Se você estivesse comendo pizza cinco vezes por dia e diminuísse seu consumo para três vezes por dia, isso significaria comer com moderação. Mas essa quantidade toda de pizza continuará lhe fazendo muito, muito mal. O que defendemos é uma abordagem que avalie cada pessoa tendo como parâmetro a saúde ideal, sabendo que cada passo tomado na direção correta produz resultados. Muitas vezes, acreditamos que estamos sendo moderados (comendo sorvete só algumas vezes por semana, diminuindo a ingestão de carne vermelha), mas precisamos compreender o que é uma verdadeira dieta saudável para o cérebro antes de estabelecer o conceito de moderação.

A verdade sobre os comprimidos

Thomas veio preparado. Quando entrou no consultório de Ayesha, ele estava segurando uma imensa sacola cheia de vitaminas que tomava todos os dias para combater o declínio da capacidade cognitiva. Afirmou ser razoavelmente saudável, embora seu colesterol se mostrasse um pouco alto e ele viesse fazendo uso de medicamentos nos últimos seis anos. Thomas estava com 64 anos — seu pai tinha sido diagnosticado com Alzheimer aos 65. Ele não identificava nenhum problema com sua memória, a não ser algum esquecimento eventual e a incapacidade de executar várias tarefas ao mesmo tempo tão bem quanto antigamente. Ele sempre foi aquela pessoa que, no trabalho, esquecia os óculos ou a caneta na sala de conferências. Às vezes, deixava seu celular no banheiro, ou o paletó pendurado na cadeira de um dia para o outro. Ele nunca fora bom em se lembrar de nomes. No escritório, as pessoas brincavam com ele, chamando-o de "Tom Distraído" e "Sr. Avoado". No início, Thomas entrava na brincadeira, mas, ultimamente, começara a achar que havia algo de errado. Ele disse a sua esposa que temia acabar igual ao pai.

Conforme sua ansiedade a respeito do Alzheimer crescia, Thomas fazia pesquisas on-line, tendo descoberto diversos suplementos anunciados como intensificadores de memória. Em seu entendimento, eles não lhe fariam mal algum e, se ainda oferecessem a chance de ajudar seu cérebro, o custo e o esforço valeriam a pena. Cada um dos suplementos dizia que seus resultados eram baseados em "pesquisas", mas Thomas não procurou nenhuma daquelas fontes. Um de seus amigos também recomendou um suplemento que conhecera por intermédio de um comercial. Supostamente, este suplemento era utilizado por bilionários e havia sido descrito, em várias revistas, como um comprimido "revolucionário" para fortalecer o cérebro. Ele continha ácidos graxos especialmente formulados e um raro superalimento sul-americano em pó. Thomas decidiu tomá-lo, adicionando-o aos seus outros suplementos, que incluíam vitaminas A, complexo B, C, D, E e K, ferro, cobre e outros minerais, e triptofano, L-carnitina, fosfatidilserina e outros supostos antioxidantes naturais, para aprimoramento da memória. Inicialmente, ele se sentiu energizado e com mais capacidade para se concentrar; depois de um mês, porém, começou a ficar agitado. Ele estava com dificuldades para dormir e acordava várias vezes à noite para usar o banheiro. Ele também tinha indigestão e dores de estômago. Parte do foco que Thomas havia conquistado estava se diluindo.

Ele parecia passar por um momento de grande ansiedade no dia em que esteve com Ayesha. Ele lhe contou que desconfiava de médicos e hospitais depois do que acontecera com seu pai. Os médicos não fizeram nada para ajudá-lo nem para controlar a doença, e Thomas temia acabar na mesma situação. Ainda assim, sua esposa o convencera a investigar o que estava acontecendo, e o que poderia estar causando seus esquecimentos. Ayesha lhe assegurou que se empenharia ao máximo para descobrir a causa de seus sintomas.

Os exames de sangue revelaram que, apesar de elevado, o colesterol de Thomas ainda estava dentro dos limites de normalidade, mas sua proteína C-reativa e sua homocisteína (marcadores de inflamação) estavam altas demais. Sua pressão sanguínea subira 12 pontos desde a última medição. Os resultados dos testes neuropsicológicos estavam normais, mas Thomas se mostrava "pouco mais do que normal" nos domínios de atenção e função executiva complexa. Os exames também revelaram que ele tinha úlceras no estômago.

Ayesha pesquisou o comprimido "revolucionário" que ele estava tomando e descobriu que o principal ingrediente era a cafeína (equivalente a cinco xícaras de café). O suplemento também continha uma grande dose de ginkgo biloba. A agitação de Thomas, a falta de sono reparador e as dores de estômago se deviam, quase certamente, à grande quantidade de cafeína presente nos comprimidos. Ela insistiu para que ele deixasse de tomar o suplemento e, em contrapartida, se esforçasse para melhorar sua dieta.

Ayesha lhe explicou que, se ele se alimentasse bem, não apenas estaria consumindo antioxidantes mais bem tolerados e absorvidos pelo corpo, como também poderia abaixar o colesterol naturalmente, até o ponto em que não precisaria mais de medicamentos. Em seguida, ela lhe mostrou as últimas pesquisas acerca das vitaminas: embora alguns estudos de menor escala tivessem descoberto um benefício potencial para certos micronutrientes, uma meta-análise recente revelara que nenhuma vitamina ou suplemento haviam apresentado quaisquer efeitos significativos no processo normal de envelhecimento do cérebro, no CCL ou na demência. No caso de Thomas, ela estava preocupada com a toxicidade vitamínica. Como explicou a ele, algumas vitaminas e suplementos podem ser prejudiciais. Às vezes, doses maciças de vitamina E podem causar, por exemplo, fraqueza muscular, fadiga, náuseas e diarreia e, em raras ocasiões, até hemorragia e acidente vascular cerebral. O chá verde é bom para a saúde do cérebro, mas o extrato de chá verde pode aumentar o risco de câncer de fígado. A vitamina A pode causar tonturas, visão dupla, dores de cabeça, irritabilidade e confusão em casos extremos; e a vitamina K pode interferir na coagulação sanguínea. Exames adicionais revelaram que seus níveis de vitamina D estavam elevados, o que pode causar um acúmulo de cálcio no sangue, bem como náuseas, vômitos e falta de apetite. Seus níveis de vitamina A também estavam elevados. Mas seus níveis de B12, embora dentro dos limites de normalidade, estavam na extremidade inferior do espectro.

Ayesha decidiu prescrever um suplemento de B12 (5 mil μg por semana), além de um suplemento de ômega-3, dois micronutrientes que, comprovadamente, trabalham em conjunto no organismo para beneficiar a saúde cerebral. Em um estudo recente, um grupo de 266 pessoas com CCL recebeu alta dosagem de vitamina B ou um placebo durante dois anos. Os pesquisadores descobriram que, quando o sangue do indivíduo tinha baixas concentrações de ácidos graxos ômega-3, o tratamento com vitamina B não produzia nenhum efeito sobre o declínio da capacidade cognitiva. Contudo, em indivíduos com ácidos graxos ômega-3 no limite superior da normalidade, o tratamento com vitamina B retardava a progressão do declínio da capacidade cognitiva. Nesse estudo, a relação entre os micronutrientes era cooperativa — a presença de ômega-3 aumentava os efeitos das vitaminas do grupo B. Mas nem sempre é o que acontece. Há ocasiões em que os micronutrientes competem pela absorção; às vezes, até mesmo um leve excesso no consumo de manganês é capaz de aumentar a deficiência de ferro. O ponto principal é que os micronutrientes são incrivelmente complexos. Não dispomos de pesquisas suficientes para entender como eles são absorvidos pelo corpo e utilizados pelo cérebro. Mas sabemos que a combinação natural de nutrientes é decisiva, e que os alimentos em sua forma original são muito mais importantes do que as vitaminas individuais em forma de comprimidos. Por esse motivo, adotar uma dieta à base de alimentos integrais e vegetais é a melhor maneira de garantir a obtenção dos nutrientes e vitaminas de que precisamos.

Ayesha também alertou Thomas a respeito dos medicamentos com prescrição médica capazes de provocar efeitos cognitivos negativos. Os inibidores da bomba de prótons (IBPs), por exemplo, estão entre os medicamentos mais comumente prescritos nos Estados Unidos. Eles são usados para tratar úlceras, dispepsia, gastrite e refluxo gastroesofágico, e funcionam no sentido de reduzir a acidez do estômago. Apesar de melhorarem a função gástrica de muitos pacientes, os IBPs também aumentam em 40% as chances de desenvolver demência. Alguns pesquisadores especulam que eles afetam as proteínas associadas às placas beta-amiloides. Embora uma recente meta-análise tenha questionado tal descoberta, continuamos acreditando que qualquer medicamento que afete a produção de ácidos ou altere o ambiente gastrointestinal tende a afetar a digestão e a absorção de nutrientes, o que acabará por afetar a função cerebral.

OS PROBIÓTICOS E O CÉREBRO

Um novo estudo, realizado no Irã, analisou os efeitos da ingestão de iogurte fermentado, rico em lactobacilos probióticos. Os pesquisadores descobriram que tomar iogurte durante um ano resultava em um declínio mais lento da capacidade cognitiva. Embora este único artigo ainda não tenha sido validado, não é de surpreender que o microbioma intestinal afete diretamente o cérebro, pois sabemos que a saúde do corpo determina a saúde do cérebro. Em nossa clínica, estamos à espera de pesquisas mais conclusivas para obtermos uma percepção a respeito dessa importante conexão.

Considerando-se o que sabemos até agora, nossa recomendação é, novamente, focar nos alimentos originais, e não em comprimidos. Uma dieta à base de vegetais e rica em fibras vegetais aumenta, naturalmente, o nível de bactérias saudáveis no intestino. O kimchi e outros legumes fermentados também são ótimas fontes de probióticos naturais, isentos das gorduras saturadas e dos açúcares presentes no iogurte e em outros produtos lácteos.

As estatinas, que abaixam o colesterol LDL ("ruim") e são usadas por mais de 40% da população dos Estados Unidos, também podem ter um efeito prejudicial ao cérebro. Apesar de um recente protocolo alegar que não existem evidências suficientes de que elas contribuam para o comprometimento cognitivo, alguns estudos indicam que ao usá-las, tanto a curto quanto a longo prazo, pode-se sofrer efeitos cognitivos danosos. As estatinas reduzem o colesterol sistemicamente — um processo capaz de fortalecer as artérias e proteger contra doenças cardiovasculares, mas que pode ser problemático para o cérebro. O colesterol é vital para as bainhas de mielina dos neurônios, facilitando a transmissão de impulsos neurais. O tratamento com estatinas, entretanto, reduz a síntese de colesterol e interfere na formação e na função da mielina. Em pacientes com alto risco de doença vascular, provavelmente reduzirão o risco de doença de Alzheimer, uma vez que afetam a patologia vascular que, sabidamente, contribui bastante para o declínio da capacidade cognitiva. Porém, no caso da população em geral — aqueles que não apresentam um alto risco de doença vascular na meia-idade e que são capazes de reduzir seu colesterol através de mudanças no estilo de vida —, acreditamos que seja sempre mais benéfico escolher o estilo de vida em detrimento dos medicamentos farmacêuticos.

Thomas admitiu que, apesar de todas as suas pesquisas, nunca pensara em pesquisar os medicamentos que seu médico prescrevera. Também ficou intrigado com a discussão sobre os micronutrientes e com o fato de que ainda não havia nenhuma comprovação científica dos efeitos sobre a cognição de vários comprimidos que ele estava tomando. Sob a orientação de Ayesha, ele concordou em parar de tomar todos os comprimidos, exceto os suplementos B12 e ômega-3.

Reformular a dieta de Thomas foi, de certa forma, um desafio. Ele não tinha muito tempo para preparar refeições saudáveis. Na verdade, ele nunca havia cozinhado na vida. Ele gostava de comer sanduíches de frios e generosos pratos de espaguete. Também adorava macarrão com queijo e qualquer prato de massa com carne. Ingeria regularmente apenas alguns alimentos: sanduíches, batatas fritas, refrigerantes, massas e pizzas. Embora soubesse que essas opções não eram saudáveis, ele não se sentia motivado a fazer grandes mudanças em sua dieta.

Ayesha decidiu fazer uma lista de seus alimentos prediletos. Seu objetivo era expandir os horizontes de Thomas, perguntando: "Se não for pizza, o que vou escolher?" Ela procurou alternativas que ele poderia comer ponderadamente, de três a quatro vezes por semana. Refeições alternativas precisavam ser saudáveis e fáceis de preparar em um período de vinte a trinta minutos. Ela lhe explicou que seria difícil encontrar versões saudáveis de seus alimentos favoritos, a menos que ele frequentasse empórios e restaurantes especializados. Porém, com um pouco de prática, preparar tudo em casa seria mais fácil e mais eficiente em termos de tempo. Finalmente, eles estabeleceram três alternativas principais, cada uma com menos de dez ingredientes:

Chili de feijão e lentilha, no lugar de pizza: Thomas precisava apenas de três tipos de grãos em conserva, condimentos para chili e molho de tomate (baixo teor de sódio, sem açúcar adicionado; receita na página 298).

Salada Caesar estimulante, no lugar de sanduíches de frios: essa salada possui couve e espinafre, ricos em antioxidantes. Em vez de um molho comprado pronto, Thomas aprendeu a fazer um molho Caesar à base de vegetais, com castanhas-de-caju e tahine (ambos repletos de vitamina E e outros minerais),

MAIS SOBRE OS MEDICAMENTOS E O CÉREBRO

Os medicamentos a seguir também foram relacionados ao declínio da capacidade cognitiva:

Antidepressivos: também foram associados ao comprometimento cognitivo. Todavia, receber um diagnóstico de depressão pode aumentar consideravelmente o risco de comprometimento cognitivo. Portanto, a decisão de fazer uso de antidepressivos deveria ser tomada de acordo com o caso, e pesquisas adicionais serão necessárias para compreender essa associação.

Benzodiazepínicos: um estudo de 2016, publicado no periódico *Neuroepidemiology*, concluiu que a benzodiazepina, um medicamento ansiolítico, está significativamente associada ao risco de demência. Mais pesquisas serão necessárias para determinar a causa e o mecanismo exatos.

Terapia de privação de andrógenos: estudos recentes descobriram que a terapia de privação de andrógenos, utilizada no tratamento das doenças da próstata (hipertrofia e prevenção do câncer), está associada a um aumento do risco de desenvolver a doença de Alzheimer.

Se você está tomando algum desses medicamentos, certifique-se de perguntar ao seu médico sobre a possibilidade de efeitos colaterais cognitivos.

---

combinado com um pouco de alho, suco de limão e alcaparras. Em vez de croutons, Thomas cozinhava grão-de-bico uma vez por semana, usando-os para incrementar a quantidade de proteína (receita na página 311).

Macarrão com queijo "consciente", no lugar de macarrão com queijo "normal": os feijões brancos substituem o queijo, inclusive para os amantes de queijos, como era o caso de Thomas. Esse prato era simples de preparar, ficando pronto em menos de trinta minutos (receita na página 316).

Ayesha deu a Thomas uma lista detalhada de compras, para que ele pudesse comprar com facilidade os ingredientes dos quais precisaria a cada semana. Ela também gravou vídeos explicando como preparar as receitas básicas. Ele concordou em experimentar o novo plano.

Depois de vários meses, Thomas retornou ao consultório. Ele relatou que, no início, as receitas consumiram um pouco mais de tempo para ficarem prontas do que esperava, mas, depois de algumas semanas, já conseguia preparar todas elas em menos de vinte minutos. Ele sempre imaginou que era preciso ter ferramentas e utensílios especiais, além de muito tempo, para cozinhar algo saboroso, mas aquele plano o havia feito mudar de ideia. Admitiu que gostava muito das receitas que Ayesha lhe fornecera e que, com o passar do tempo, conseguira renunciar ainda mais à sua dieta à base de carnes e laticínios. Com os novos exames, constatou-se que seus marcadores de inflamação estavam dentro dos limites de normalidade, e ele conseguira reduzir a dosagem de seu medicamento contra o colesterol pela metade durante três meses, e, após seis meses, abandoná-lo de vez. Em termos da saúde cognitiva, sua concentração no trabalho estava muito melhor, e os efeitos colaterais desapareceram. Ele se encarregara de uma complexa campanha de marketing, coisa que teria sido impensável seis meses antes. Quando Ayesha repetiu os testes neuropsicológicos, as pontuações de Thomas em atenção e função executiva tinham melhorado drasticamente. Aquela era a primeira vez que constatávamos resultados tão impressionantes em termos de atenção e intervenção alimentar. Ao encaminhar Thomas para os alimentos integrais e afastá-lo das gorduras saturadas e do açúcar, otimizando seus suplementos, evitamos o aparecimento de doenças neurodegenerativas.

Conclusão

A nutrição é algo confuso para muitas pessoas, mas também é nosso melhor recurso na luta contra o Alzheimer. Como ficou comprovado repetidas vezes, dietas à base de alimentos integrais e vegetais protegem o cérebro contra o declínio e a doença — e são saudáveis para o restante do corpo também. Eliminar o açúcar refinado é uma das medidas mais importantes a se tomar ao reformular sua dieta. Também é importante lembrar que nenhuma quantidade de medicamentos ou suplementos é capaz de compensar uma dieta deficitária, especialmente a longo prazo. Com esforço e comprometimento, você pode aprender a se alimentar de uma maneira saudável para seu cérebro. Como sempre, é uma questão de estabelecer metas claras e viáveis, e acompanhar seu progresso ao longo do tempo.

Seu programa personalizado de **NUTRIÇÃO**

A essa altura, você já sabe que a nutrição é, claramente, o fator de estilo de vida mais importante de todos. O programa a seguir mostrará como montar uma dieta saudável, além de oferecer sugestões e estratégias para a implementação de mudanças alimentares a longo prazo. Comece com a autoavaliação abaixo e, depois, siga em frente com o programa, tendo em mente a particularidade de seus objetivos, desafios e sintomas. Todas as receitas mencionadas aqui podem ser encontradas na seção Receitas, ao final deste livro.

AUTOAVALIAÇÃO

Metas, pontos fortes e pontos fracos: avalie suas metas para um plano de alimentação saudável para o cérebro e identifique fatores que possam favorecer ou atrapalhar seus esforços.

> **Metas:** Qual é a dieta ideal para a saúde do cérebro? Quais sintomas um novo regime alimentar ajudará a atenuar? O que você espera vivenciar como resultado de uma dieta saudável para o cérebro? Quais alimentos serão mais difíceis de cortar de sua dieta, e o que você ganhará removendo-os?
> **Pontos fortes:** Quais pontos fortes e recursos o ajudarão a alcançar suas metas?
> **Pontos fracos:** Quais são os obstáculos para a realização de suas metas?

1. Como você se beneficiará de uma melhor alimentação?

Exemplos: Minha pressão arterial diminuirá. Conseguirei abaixar meus níveis de colesterol e de açúcar no sangue. Minha memória de curto prazo vai melhorar. Conseguirei manter o foco com mais facilidade. Terei mais energia.

2. Quais são as áreas mais importantes para aperfeiçoar?

Exemplos: Quero eliminar frituras. Preciso comer mais frutas e legumes. Quero comer menos carne. Preciso esvaziar minha despensa e preenchê-la com alimentos mais saudáveis. Preciso de receitas novas, para que possa aprender a cozinhar de uma forma mais saudável. Preciso estabelecer um plano para me alimentar de modo saudável em restaurantes e festas. Quero fazer refeições saudáveis no trabalho.

3. Quais obstáculos podem impedi-lo de ter uma alimentação mais saudável?

Exemplos: Meu cônjuge guarda sorvete em nosso congelador. Viajo e sou forçado a comer em restaurantes várias vezes por semana. Com frequência, preciso comer correndo e não disponho de opções saudáveis. É difícil recusar comida em festas. Não existe loja de produtos saudáveis nem cooperativas de alimentos perto da minha casa.

4. O que pode ajudá-lo a ter uma alimentação mais saudável? Quais são seus recursos?

Exemplos: Posso preparar um café da manhã saudável na noite anterior. Meu cônjuge pode fazer compras comigo, me ajudando a encontrar alimentos saudáveis. Posso levar um almoço saudável para o trabalho. Posso preparar várias porções de legumes, para que fique mais fácil comê-los em cada refeição. Posso procurar produtos frescos e de preços razoáveis em minha vizinhança.

5. Quem pode ajudá-lo e como?

Exemplos: Meu cônjuge está disposto a colaborar comigo nesse esforço. Vários dos meus colegas de trabalho estão interessados em se alimentar de forma mais saudável. Existe um grupo de alimentação saudável na igreja que frequento. Encontrei alguns fóruns on-line em que pessoas compartilham receitas e estratégias.

6. Quando você vai começar?

Nossa recomendação: Você deveria começar o quanto antes, mas somente depois de ter identificado seus recursos e se preparado para o sucesso (esvaziando sua despensa, por exemplo, ou levando o próprio almoço para o trabalho, evitando, assim, comer fast food). Comece seu novo plano de nutrição longe de quaisquer feriados, férias ou celebrações importantes. Esses tipos de eventos podem representar grandes desafios quando se está dando início a uma mudança de vida significativa.

ESVAZIE SUA GELADEIRA E SUA DESPENSA (E O ESTÔMAGO!)

Esforce-se para eliminar e substituir:

Doces: livre-se de quaisquer doces, xaropes açucarados, refrigerantes comuns ou dietéticos, sucos de frutas processados (sem polpas nem fibras), sorvetes e outras sobremesas congeladas.

Em busca da doçura, substitua-os por eritritol, stevia, purê de maçã ou tâmaras integrais, que não provocam picos de açúcar no sangue. Experimente os biscoitos de chocolate saudáveis para o cérebro (receita na página 307) como alternativa de sobremesa.

Alimentos sem qualidade e processados: os alimentos processados foram modificados para que componentes benéficos fossem minimizados e componentes nocivos os substituíssem. Normalmente, são ricos em sódio, açúcar e gorduras saturadas. Como afirmou Michael Pollan: "Se veio de um vegetal, coma. Se for fabricado, não coma."

Em busca de um lanche instantâneo, substitua-os por frutos secos, frutas frescas, pastas de grãos ou legumes fatiados.

Cereais açucarados: jogue fora qualquer cereal que contenha mais de seis gramas de açúcar por porção.

Substitua-os por mingau de aveia e amaranto (receita na página 299).

Biscoitos, bolos, barras de cereais e produtos cozidos e embalados: contêm altas quantidades de açúcar, sódio e gorduras saturadas, e, de modo geral, são pobres em fibras, ricos em calorias e desprovidos de nutrientes.

Substitua-os pelo crisp de mirtilo (receita na página 319).

Batatas fritas, cream crackers e outros lanches salgados: são ricos em sódio e gorduras pouco saudáveis.

Se você gosta de lanches crocantes, procure um substituto mais saudável, como, por exemplo, chips vegetarianos com baixo teor de sódio e isentos de gordura saturada (como chips de couve e banana-da-terra), chips crocantes de frutas assadas ou sanduíche de grão-de-bico (receita na página 297).

Pipoca amanteigada: contém quantidades alarmantes de sódio e gorduras saturadas oriundas da manteiga. É melhor optar por pipoca que não contenha manteiga e sal adicionados.

Substitua por pipoca recém-estourada, sem sal, sem manteiga, temperada com salsa desidratada e alho em pó (ou qualquer outra erva ou condimento desidratado).

Produtos de panificação processados: sua despensa não deve conter nada que não seja "trigo 100% integral" ou "grãos 100% integrais". "Trigo integral" significa que o trigo não foi moído nem refinado, e ainda contém todos os seus principais componentes — como o endosperma e o farelo —, repletos de vitaminas, minerais e fibras. O aviso "grãos 100% integrais" significa que o produto é feito de cereais não refinados, como arroz, cevada, aveia e trigo. Esses grãos são saudáveis (as fibras agem como um fator protetor contra acidentes vasculares cerebrais e demência), desde que sejam 100% integrais. Cuidado com frases como "100% de trigo", que significa que o produto, provavelmente, contém trigo refinado; "multigrãos", que significa que contém mais de um tipo de grão, cujas origens podem ter sido processadas e refinadas; ou "saudável para o coração", que, normalmente,

O ESPECTRO NUTRICIONAL DO PLANO NEURO

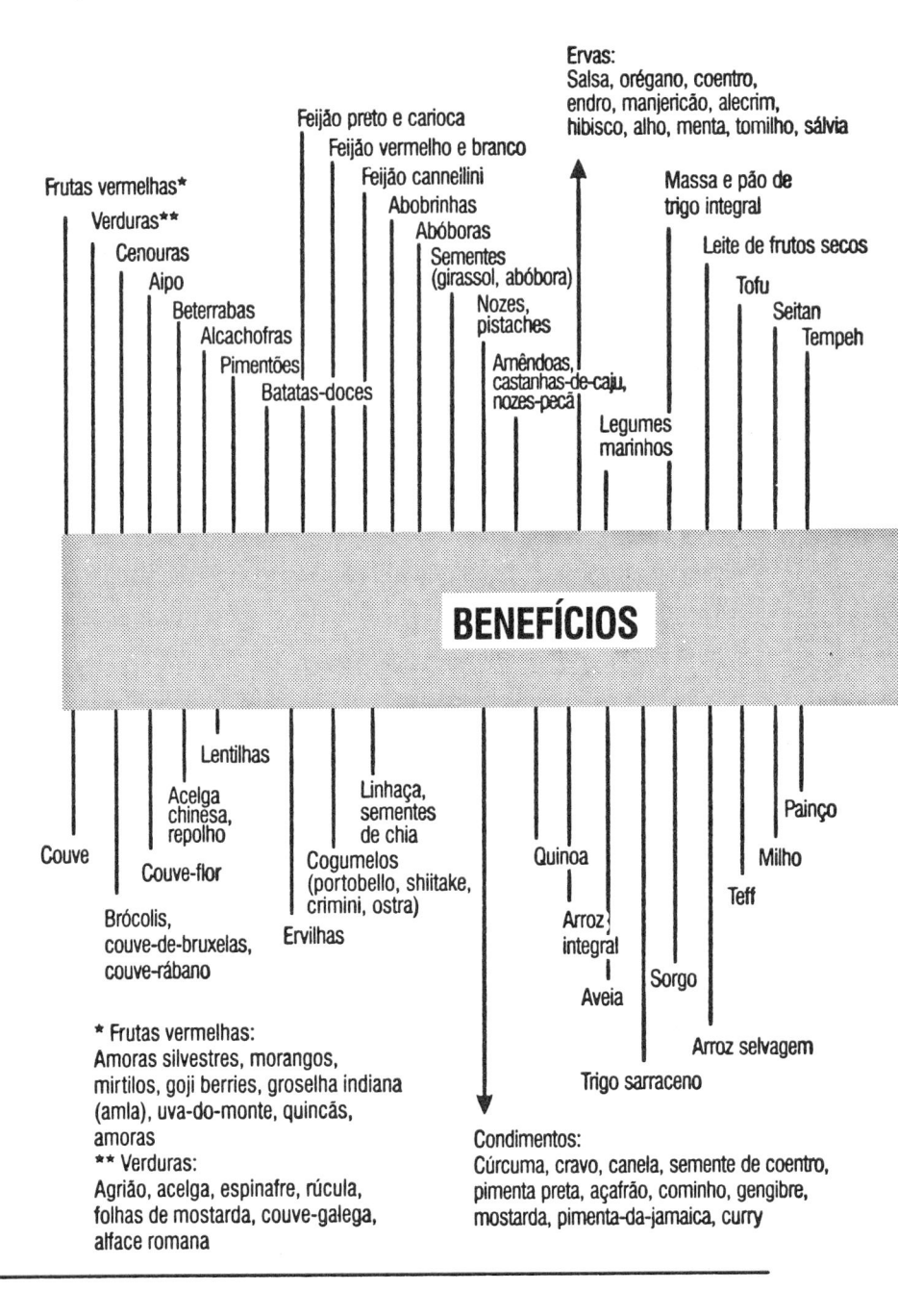

Ervas:
Salsa, orégano, coentro, endro, manjericão, alecrim, hibisco, alho, menta, tomilho, sálvia

Feijão preto e carioca
Feijão vermelho e branco
Feijão cannellini
Abobrinhas
Abóboras
Sementes (girassol, abóbora)
Nozes, pistaches
Amêndoas, castanhas-de-caju, nozes-pecã
Legumes marinhos

Frutas vermelhas*
Verduras**
Cenouras
Aipo
Beterrabas
Alcachofras
Pimentões
Batatas-doces

Massa e pão de trigo integral
Leite de frutos secos
Tofu
Seitan
Tempeh

BENEFÍCIOS

Couve
Brócolis, couve-de-bruxelas, couve-rábano
Couve-flor
Acelga chinesa, repolho
Lentilhas
Ervilhas
Linhaça, sementes de chia
Cogumelos (portobello, shiitake, crimini, ostra)
Quinoa
Arroz integral
Aveia
Sorgo
Teff
Milho
Painço
Arroz selvagem
Trigo sarraceno

* Frutas vermelhas:
Amoras silvestres, morangos, mirtilos, goji berries, groselha indiana (amla), uva-do-monte, quincãs, amoras

** Verduras:
Agrião, acelga, espinafre, rúcula, folhas de mostarda, couve-galega, alface romana

Condimentos:
Cúrcuma, cravo, canela, semente de coentro, pimenta preta, açafrão, cominho, gengibre, mostarda, pimenta-da-jamaica, curry

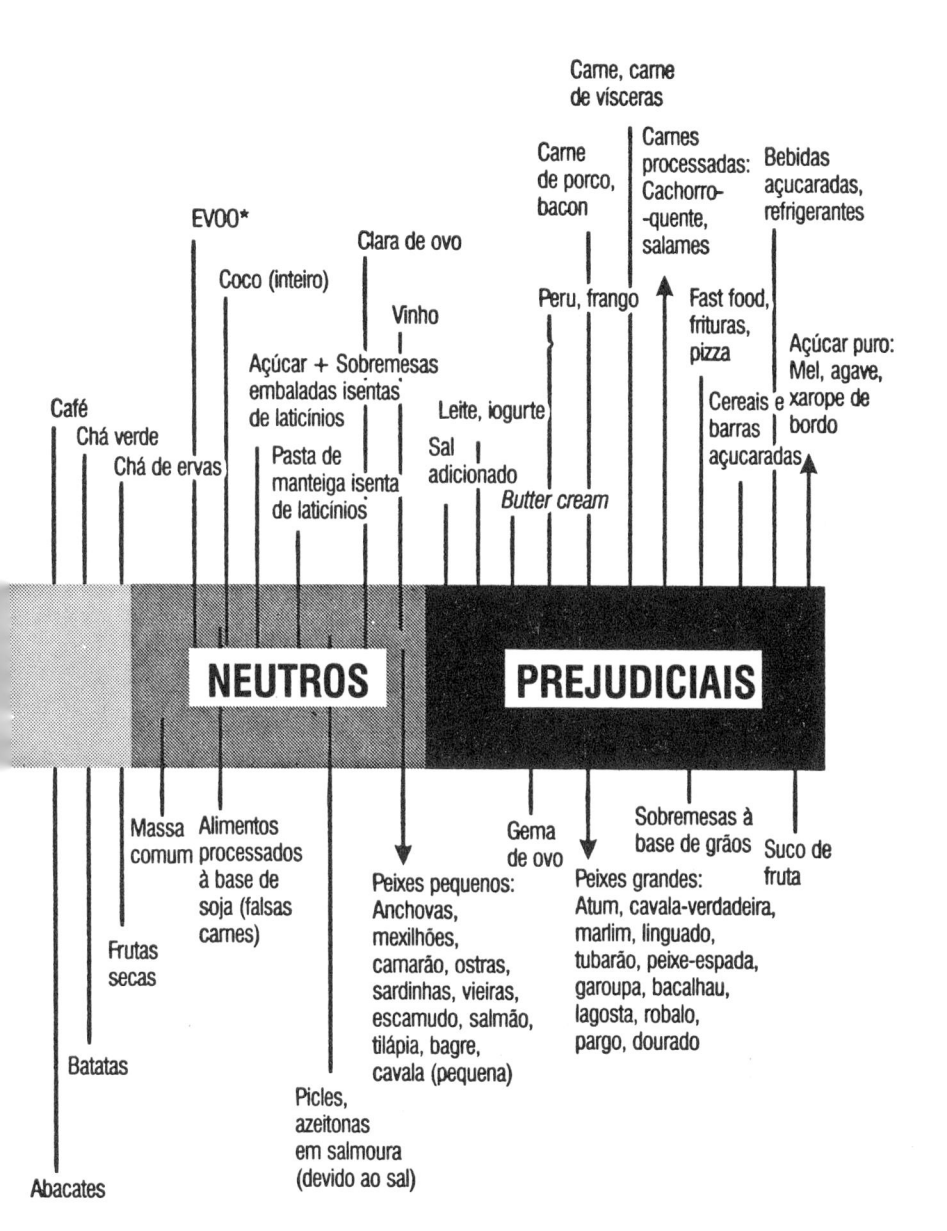

Above the bar (pointing down to NEUTROS / PREJUDICIAIS):

- Café
- Chá verde
- Chá de ervas
- EVOO*
- Coco (inteiro)
- Açúcar + Sobremesas embaladas isentas de laticínios
- Pasta de manteiga isenta de laticínios
- Clara de ovo
- Vinho
- Leite, iogurte
- Sal adicionado
- *Butter cream*
- Peru, frango
- Carne de porco, bacon
- Carne, carne de vísceras
- Carnes processadas: Cachorro-quente, salames
- Fast food, frituras, pizza
- Cereais e barras açucaradas
- Bebidas açucaradas, refrigerantes
- Açúcar puro: Mel, agave, xarope de bordo

NEUTROS | **PREJUDICIAIS**

Below the bar:

- Abacates
- Batatas
- Frutas secas
- Massa comum
- Alimentos processados à base de soja (falsas carnes)
- Picles, azeitonas em salmoura (devido ao sal)
- Peixes pequenos: Anchovas, mexilhões, camarão, ostras, sardinhas, vieiras, escamudo, salmão, tilápia, bagre, cavala (pequena)
- Gema de ovo
- Peixes grandes: Atum, cavala-verdadeira, marlim, linguado, tubarão, peixe-espada, garoupa, bacalhau, lagosta, robalo, pargo, dourado
- Sobremesas à base de grãos
- Suco de fruta

*Azeite de oliva extra virgem = *Extra-Virgin Olive Oil

significa baixo teor de gorduras saturadas e sódio, mas não indica se o pão ou qualquer outro produto de panificação é processado.

Substitua-os pelo pão de trigo 100% integral.

Laticínios e ovos: jogue fora leite, cremes, iogurtes, queijos, ovos (é isso mesmo — nada de ovos, pois um único ovo contém mais do que seu limite diário de colesterol, até 235 mg), manteiga e pastas amanteigadas, maionese (normal ou com baixo teor de gordura) e outros produtos à base de laticínios.

Substitua-os por leite vegetal ou de soja e queijos de frutos secos, ou maionese sem laticínios e sem ovos, e você terá consistências e sabores similares. Substitua, também, pelo tofu mexido com cúrcuma (receita na página 303), molho verde de tahine de limão (receita na página 330); e o molho Caesar para salada Caesar estimulante (receita na página 312).

Carnes, carnes processadas e aves: deveria existir pouco ou nenhum espaço para esses itens em sua geladeira, pois são ricos em gorduras saturadas e nitratos. No que se refere a proteínas, o peixe é a melhor opção, devido aos seus ácidos graxos ômega-3, que reduzem as inflamações no cérebro e em todo o corpo. No entanto, peixes de cativeiro e grandes peixes predadores podem ter alto teor de mercúrio, PCBs e outros poluentes tóxicos. Por isso, se tiver necessidade de comer peixe, recomendamos que escolha peixes menores e de fontes selvagens (não cultivadas), menos contaminados, como anchovas, sardinhas e salmão. Um suplemento de algas com DHA e EPA também é excelente fonte de ômega-3 de origem vegetal.

Substitua-os por grãos, tofu, tempeh ou seitan, ou experimente as enchiladas de feijão e abóbora-menina (receita na página 295) e os pimentões recheados (receita na página 301).

Bebidas alcoólicas: alguns estudos descobriram que beber vinho pode proporcionar benefícios cognitivos, mas tais afirmações são, muitas vezes, exageradas. Aqueles que bebem socialmente podem apresentar uma melhor função cognitiva não em função do resveratrol ou de outros ingredientes presentes no vinho, mas por causa do contexto social que não apenas desafia o cérebro, como também reduz o estresse e a ansiedade. De modo geral, o álcool é prejudicial ao cérebro. Ele não deveria, em circunstância alguma, ser consumido em grandes quantidades ou de forma regular. Duas taças de vinho por semana são um bom parâmetro, mas recomendamos a eliminação total do álcool caso você tenha problemas de memória significativos ou tome medicamentos que possam ter efeitos colaterais quando combinados com o álcool.

Substitua-o por chás de ervas e chás verdes ou água aromatizada com infusão de frutas.

Sopas em conserva e macarrão instantâneo: uma só porção pode conter a quantidade diária recomendada de sódio! Se precisar tomar sopas em conserva, opte por aquelas que não contenham mais de 300 mg de sódio por porção.

Substitua-os pelo bisque de tomate (receita na página 321).

Óleos tropicais (coco e palma): são ricos em gorduras saturadas (o óleo de coco contém 92% de gordura saturada; o óleo de palma contém 50% de gordura saturada).

Substitua-os por azeite de oliva extra virgem, óleo de cártamo ou óleo de girassol.

Esforce-se para aumentar o consumo de:

Todos os tipos de legumes frescos e congelados

Alcachofras • Aspargos • Pimentões • Brócolis • Couve-de-bruxelas • Repolho • Cenoura • Couve-flor • Folhas de couve-galega, mostarda e nabo • Milho • Pepinos • Berinjela • Alho • Gengibre • Ervas (coentro, salsa, alecrim, sálvia, hortelã, cebolinha) • Couve • Cogumelos • Cebola • Ervilhas • Hortaliças • Espinafre • Abobrinha • Batata-doce • Inhame • Abobrinha zucchini

Frutas frescas e congeladas (às vezes, as frutas congeladas são melhores, pois são colhidas devidamente maduras, têm menos conservantes e duram mais tempo. Certifique-se, apenas, de que não haja açúcar adicionado). São apresentadas aqui em ordem de teor de açúcar (do mais baixo para o mais alto). Pessoas com diabetes ou açúcar elevado no sangue deveriam escolher sempre frutas com baixo teor de açúcar.

Abacate (sim, são frutos!) • Todos os tipos de frutas vermelhas (especialmente as mais escuras, como mirtilos e amoras silvestres) • Limão • Tomate • Lima • Mamão • Melancia • Pêssego • Nectarina • Maçã • Ameixa • Laranja • Kiwi • Pera • Abacaxi • Uva • Banana • Manga

Grãos e lentilhas (em conserva, de preferência sem adição de sal ou com baixo teor de sódio, ou, melhor ainda, grãos crus)
> Feijão preto • Feijão-fradinho • Feijão-cannellini • Grão-de-bico • Feijão-fava • Feijão vermelho • Lentilha • Feijão branco

Outros produtos em conserva
> Alcachofras (em água, baixo teor de sódio) • Molho de tomate (baixo teor de sódio) • Castanhas-d'água • Tomates

Leites vegetais sem laticínios e isentos de açúcar
> Amêndoa • Castanha-de-caju • Cânhamo • Aveia • Arroz • Soja

Pão e tortilhas de trigo 100% integral

Massa
> Arroz integral • Quinoa • Trigo 100% integral

Tofu orgânico, produzido sem modificações genéticas

Cereais de grãos 100% integrais
> Triguilho (farelo de trigo) • Papas de milho • Aveia em farelo ou em flocos

Grãos integrais
> Cevada • Arroz integral • Trigo de Khorasan • Quinoa • Aveia em flocos • Bagas de trigo

Sementes
> Chia • Linhaça (inteira ou moída) • Abóbora • Girassol

Frutos secos (sem sal, crus ou tostados)
> Amêndoas • Castanhas-do-pará • Castanhas-de-caju • Avelãs • Macadâmias • Nozes-pecã • Pistaches • Nozes

Óleos saudáveis para o cérebro
> Abacate • Canola • Semente de uva • Oliva • Cártamo • Girassol

Adoçantes de baixa caloria, à base de vegetais
> Açúcar de tâmara (tâmaras desidratadas, em pó) • Eritritol • Stevia

De modo geral, esforce-se para reduzir produtos com muitos ingredientes, especialmente aqueles que você não consegue pronunciar. Consuma alimentos integrais sempre que possível.

DICAS PARA COMPRAS DE SUPERMERCADO

1. **Prepare sua lista:** não saia de casa sem ela! Use as listas das páginas anteriores e as nossas receitas para planejar suas refeições durante a semana.
2. **Entre e saia:** não demore, não perca tempo pensando que um pedaço de linguiça não vai lhe fazer mal etc. É fácil (quase inevitável) perder a coerência quando se está cercado por alimentos tentadores. Descubra quanto tempo será necessário para encontrar os itens em sua lista e não fique um minuto a mais.
3. **Nunca faça compras com fome:** é mais provável que você compre alimentos com alto teor de calorias/gordura/açúcar/sódio se estiver com fome.
4. **Peça a um amigo de confiança para acompanhá-lo:** ele pode ajudá-lo a não cair em tentação.
5. **Dirija-se, primeiro, à seção de produtos hortifrutigranjeiros:** quando seu carrinho estiver cheio de verduras e frutas coloridas, você terá uma sensação de dever cumprido e estará menos suscetível a comprar comida de má qualidade.
6. **Evite os corredores de petiscos:** o que os olhos não veem, o coração não sente.

10 DICAS PARA COMER EM RESTAURANTES

1. Beba água, chá não adoçado ou café.
2. Escolha refeições com porções generosas de legumes ou à base de vegetais, como vegetais grelhados, pratos à base de leguminosas ou saladas. Evite carne sempre que possível. Peça alternativas como cogumelos, tofu ou grãos.
3. Peça ao garçom para não acrescentar queijo aos seus pratos.
4. Opte por uma pitada de azeite de oliva e vinagre, ou limão como molho. Se esses produtos não estiverem disponíveis, peça que o molho seja servido separadamente. Dessa forma, você pode usar uma quantidade menor.
5. Fique longe de alimentos embebidos em molhos à base de creme e caldos de carne.
6. Escolha itens no vapor, grelhados ou cozidos — nunca fritos.

7. Opte por arroz integral ou massa de trigo integral, em vez de arroz branco e massa comum. Escolha pão ou tortilhas de trigo integral, em vez de pão branco ou tortilhas comuns para sanduíches e wraps.
8. Escolha a porção pequena ou média de um prato. Você precisa pedir uma entrada? Em vez disso, talvez possa escolher dois ou três acompanhamentos. Legumes grelhados ou salteados, arroz e grãos são excelentes opções.
9. Peça frutas frescas para sobremesa, sem acrescentar açúcar.
10. Ligue antes de ir. Verifique se a cozinha pode modificar alguns itens do cardápio. Pergunte qual é o tipo de óleo usado. A maioria dos restaurantes estará disposta a substituir a manteiga pelo azeite de oliva, ou a sugerir opções do cardápio isentas de óleo e de gorduras saturadas.

AS MELHORES OPÇÕES EM LANCHES SAUDÁVEIS PARA O CÉREBRO

1. Os melhores lanches são frutas e legumes. Sempre tenha alguns fatiados em sua geladeira, em um recipiente fechado.
2. Homus, pastas de grãos, molhos à base de vegetais e purês. Ótimos para adicionar sabor a legumes fatiados.
3. O chá verde gelado ou quente e o café adoçado com eritritol podem ser apreciados regularmente.
4. Um punhado de frutos secos ou sementes.

SUGESTÕES PARA SE ALIMENTAR DE FORMA SAUDÁVEL DURANTE AS VIAGENS

1. **Reserve um quarto de hotel com geladeira ou pequena copa-cozinha:** abasteça a geladeira com frutas, legumes, leite vegetal e homus. Compre, também, frutos secos e cereais com baixo teor de sódio.
2. **Um café da manhã básico no hotel:** aveia ou cereais com leite-de-amêndoas, frutas vermelhas e bananas.

3. **Um almoço ou jantar básicos no hotel:** sopa de feijão (preparada com água aquecida na sua cafeteira) — rica em proteína vegetal, baixo teor de sódio, isenta de colesterol e de gorduras saturadas. Adicione limão, um punhado de folhas verdes e um pouco de molho picante para dar um sabor extra.
4. **Lanches básicos:** frutos secos, frutas e cenouras podem ser compradas em aeroportos e até em postos de gasolina.
5. **Em caso de dúvida:** evite carne e alimentos açucarados e processados, e planeje-se com a maior antecedência possível.

OBSTÁCULOS COMUNS

Falta de acesso a alimentos saudáveis: planeje-se com antecedência. Não seja surpreendido com fome e sem alimentos saudáveis para comer. É fácil transportar palitinhos de aipo, minicenouras, uma maçã ou um punhado de frutos secos.

Transtorno ("fazer refeições saudáveis é complicado e difícil de planejar"): alimentar-se de forma saudável é muito mais simples do que se pensa. Você pode usar muito menos ingredientes e ter refeições saborosas. Produtos hortifrutigranjeiros frescos, grãos, frutos secos e cereais integrais podem ser usados para fazer diferentes refeições e lanches.

Tentação: nosso cérebro está estruturado em torno da ideia de que comida é uma recompensa. A mudança de regime alimentar não é fácil para ninguém, mas as pessoas bem-sucedidas nessa tarefa são aquelas que se planejam com antecedência. A tentação é consequência do mau planejamento. Os alimentos saudáveis devem estar acessíveis. Você pode se preparar para o sucesso mantendo uma tigela de frutas frescas na bancada da cozinha, ou levando um almoço saudável para o trabalho.

Encantar-se por modismos nutricionais: não se deixe levar pela próxima dieta da moda ou pelo próximo superalimento. Ao contrário, faça da alimentação saudável um estilo de vida prazeroso e contínuo.

NOSSA ABORDAGEM PESSOAL À NUTRIÇÃO

Transformamos a alimentação saudável em algo conveniente

Nosso lema é: planejamento, planejamento, planejamento. Eis aqui o que comemos em um *dia ideal*:

Um dia ideal começa na noite anterior! Depois de colocar as crianças para dormir, sempre vamos para a cozinha. Nossos dias de trabalho são atarefados — por isso, preparamos o café da manhã e o almoço com antecedência. É importante que a preparação e o planejamento sejam feitos após o jantar. Planejar com fome pode induzi-lo a fazer escolhas pouco saudáveis.

Café da manhã: preparamos mingau de aveia à noite e o aquecemos pela manhã. Gostamos de comer nosso mingau de aveia com mirtilos, uma colher de chá de manteiga de amêndoas e um sachê de stevia, para adoçar levemente. Outros cafés da manhã típicos são panquecas de trigo vermelho com calda de chia e frutas vermelhas (receita na página 304) e muffins integrais de mirtilo (receita na página 320).

Lanche da manhã: um punhado de frutos secos ou frutas. Um lanche crocante já é meio caminho andado em uma manhã movimentada no hospital.

Almoço: sanduíche de grão-de-bico que preparamos na noite anterior (receita na página 297). Rápido, fácil, delicioso. E também: wraps de alface com recheio de hambúrguer de feijão e molho de pimenta defumada (receita na página 306) e a salada Caesar estimulante, com croutons de grão-de-bico tostados e "queijo" parmesão de frutos secos (receita na página 311).

Lanche da tarde: uma maçã ou palitinhos de cenoura com homus. Antigamente, pulávamos os lanches da tarde com certa frequência, mas ficávamos mais vulneráveis a entrar em um restaurante pouco saudável ao sair do trabalho e voltar para casa. Um lanche rápido, por volta das 15h, resolveu o problema.

Após o trabalho: esta é uma janela crítica em nossa necessária preparação para o sucesso. Ficamos cansados e famintos após o trabalho. Se não tivermos alimentos saudáveis prontos, comeremos algo de que nos arrependeremos depois. Todos precisam reconhecer os elementos desencadeadores de seus maus hábitos, e o cansaço após o trabalho é um dos nossos. Por isso, sempre deixamos nossa geladeira abastecida com alface lavada e tomates e legumes fatiados, como pepinos, pimentões verdes e cebolas. O molho é básico: sal e pimenta, ou um molho à base de frutos secos/sementes, como o molho verde de tahine de limão (receita na página 330). Dean percebeu que o motivo pelo qual ele não gostava de saladas é que as folhas de alface eram grandes demais, mas ele adora comer outras verduras e legumes em pedacinhos. Talvez isso possa parecer um detalhe insignificante, mas os detalhes insignificantes podem fazer uma enorme diferença no estabelecimento de hábitos saudáveis. Enchemos nossas saladeiras e desfrutamos dessa refeição saudável e satisfatória após o trabalho. É uma ótima maneira de acrescentar mais verduras e legumes à nossa dieta.

Jantar: cerca de duas horas depois, jantamos em família. Cozinhamos alimentos saudáveis juntos, contamos histórias ou, às vezes, assistimos a um vídeo e conversamos a respeito. Para nós, as refeições são para relaxar, passar um tempo juntos e nos apoiar mutuamente em nossos esforços para manter um estilo de vida saudável. Os pratos preferidos no jantar incluem a tigela do cérebro de Buda (receita na página 313) e a massa de abobrinha zucchini com bolonhesa de lentilha vermelha (receita na página 325).

Sobremesa: Nos certificamos de não ingerir mais nada por pelo menos três horas antes de ir para cama dormir. Sempre que sentimos vontade de comer uma sobremesa, escolhemos um punhado de frutas vermelhas frescas ou um quadradinho de chocolate amargo com baixo teor de açúcar.

Preparação com antecedência para as distrações

Uma de nossas principais tentações são os jantares em família. Encontros familiares, especialmente próximos a feriados, despertam emoções muito fortes. Sejam positivas ou negativas, tais emoções aumentam o risco de cedermos e ingerirmos alimentos que, reconhecidamente, podem prejudicar nossa saúde. Ambos crescemos seguindo a tradição das fartas refeições familiares, compostas de alimentos pouquíssimo saudáveis. A família de Dean comia cervo, coelho ou qualquer outra coisa que pudesse ser caçada no chalé da família, situado nos arredores de Charlottesville, Virgínia. Os acompanhamentos incluíam purê de batata com creme de leite, pão branco recém-assado, uvas-do-monte embebidas em açúcar e sofisticados pratos repletos de queijo. A família de Ayesha, por sua vez, focava nos doces: bombons, bolos com glacê à base de creme de manteiga e, especialmente, chocolates. Sabemos que não existe nada mais poderoso do que as memórias das celebrações familiares, em que nos entregávamos à ingestão de alimentos incrivelmente degradantes. Superar essa memória sensorial seria impossível sem organização e planejamento. Eis aqui alguns de nossos segredos para sobreviver aos encontros familiares, mantendo intacto nosso plano de alimentação saudável:

Coma antes de ir: se você não estiver com fome, terá muito mais controle.
Busque um apoio: confiamos um no outro. Ayesha é solidária a Dean quando ele se serve de uma generosa porção de lasanha de três queijos, lembrando-lhe, serenamente, a razão de ele ter escolhido uma dieta saudável para o cérebro. Dean apoia Ayesha quando aparecem bolos e biscoitos. Ele sabe que os doces são uma de suas tentações.
Leve algo saudável e delicioso que você possa comer e compartilhar: sempre levamos um de nossos pratos prediletos à base de vegetais para assegurar que teremos algo saudável para comer. Ao longo dos anos, fomos agradavelmente surpreendidos ao observar as culturas de nossas famílias evoluindo. As refeições ainda são suntuosas, é claro, mas agora há muitos mais legumes e frutas frescas. Existe até uma certa competição, para saber quem é capaz de preparar a versão mais saborosa e mais saudável dos pratos familiares clássicos.
Os encontros são focados na família: tentamos lembrar que a razão dessas refeições elaboradas é passar algum tempo com os entes queridos.

Busca constante por informações

As pesquisas avançam de forma muito rápida nos campos da ciência nutricional e do estilo de vida, embora os conceitos básicos de uma dieta saudável — alimentos integrais e à base de vegetais, isentos de colesterol e com baixo teor de açúcar e de gorduras saturadas — estejam firmemente consolidados. Se ainda estiver seguindo os hábitos alimentares de quando era criança, deve estar na hora de fazer algumas pesquisas. Não caia em modismos nem aceite cegamente o que as pessoas lhe dizem. Procure estudos científicos validados e use o que aprender para melhorar continuamente sua dieta.

PLANO SEMANAL DE NUTRIÇÃO

Aproveite essas receitas e lanches simples para preencher a semana com alimentos deliciosos e saudáveis para o cérebro.

Segunda-feira

Café da manhã:
- Mingau de aveia e amaranto (página 289)
- Vitamina MIND (página 300)
- Café com leite-de-amêndoas, ou chá

Lanche:
- Verduras e legumes (cenouras, alface, rabanetes) com homus

Almoço:
- Bisque de tomate (página 321)
- Sanduíche de grão-de-bico (página 297)

Lanche:
- Fatias de maçã e manteiga de amendoim

Jantar:
- Tigela do cérebro de Buda com molho verde de tahine de limão (página 330)
- Frutas vermelhas para sobremesa (ou qualquer fruta da estação)

Terça-feira

Café da manhã:
- Tofu mexido com cúrcuma (página 303)
- Café com leite-de-amêndoas, ou chá

Lanche:
- Nozes e uvas

Almoço:
- Chili de feijão e lentilha (página 298)

Lanche:
- Fatias de pera e manteiga de amêndoas

Jantar:
- "Filés" de couve-flor com caldo de cogumelos Crimini (página 308)
- Purê de batata-doce (página 309)
- Kiwis e uvas para sobremesa (ou qualquer fruta da estação)

Quarta-feira

Café da manhã:
- Muffins integrais de mirtilo (página 320)
- Café com leite-de-amêndoas, ou chá

Lanche:
- Chips de couve

Almoço:
- Salada Caesar estimulante, com croutons de grão-de-bico tostados e "queijo" parmesão de frutos secos (página 311)

Lanche:
- Amêndoas e uvas

Jantar:
- Macarrão com queijo "consciente" (página 316)
- Frutas da estação para sobremesa

Quinta-feira

Café da manhã:
- Panquecas de trigo vermelho com calda de chia e frutas vermelhas (página 304)
- Café com leite-de-amêndoas, ou chá

Lanche:
- Edamame no vapor

Almoço:
- Wraps de alface com recheio de hambúrguer de feijão e molho de pimenta defumada (página 306)

Lanche:
- Goji berries e nozes de macadâmia

Jantar:
- Pimentões recheados (página 301)
- Salada de mirtilo e trigo de Khorasan (página 318)
- Frutas da estação para sobremesa

Sexta-feira

Café da manhã:
- Pudim de chocolate com chia (página 321)
- Café com leite-de-amêndoas, ou chá

Lanche:
- Banana e manteiga de amêndoas

Almoço:
- Salada de abóbora-menina e couve-de-bruxelas assadas (página 324)

Lanche:
- Avelãs e chocolate amargo

Jantar:
- Enchiladas de feijão e abóbora-menina (página 295)
- Frutas da estação para sobremesa

Sábado

Café da manhã:
- Vitamina MIND (página 300)
- Café com leite-de-amêndoas, ou chá

Lanche:
- Verduras e legumes (cenouras, alface, rabanetes) com homus

Almoço:
- Tigela do cérebro mediterrâneo com batata-doce e grão-de-bico assados, quinoa com infusão de cúrcuma, e molho verde de tahine de limão (página 329)
- Sopa cremosa e doce de ervilha (página 330)

Lanche:
- Amêndoas e amoras silvestres

Jantar:
- Espaguete de abóbora assado com molho para massa e "queijo" parmesão de frutos secos (página 323)
- Vinho

Sobremesa:
- Biscoitos de chocolate saudáveis para o cérebro (página 387)

Domingo

Café da manhã:
- Muffins integrais de mirtilo (página 320)
- Café com leite-de-amêndoas, ou chá

Lanche:
- Nozes e frutas vermelhas secas

Almoço:
- Bifes de portobello com molho argentino chimichurri (página 315)

Lanche:
- Leite de cúrcuma (página 332)

Jantar:
- Lasanha de legumes ao forno (página 324)

Sobremesa:
- Crisp de mirtilo (página 319)

4.

Exercícios

Jerry sentou-se no consultório de Dean com as mãos pousadas sobre o colo. Sua esposa, Rose, lia as anotações registradas em um pequeno caderno, enquanto descrevia seu longo histórico médico. Dean perguntou a Jerry qual era a sua idade. Por um momento, Jerry ficou em silêncio. Ele semicerrou os olhos, como se não tivesse ouvido nem entendido a pergunta. Respondeu, mas somente depois de uma longa pausa.

Jerry tinha 54 anos, era afro-americano e estava com sobrepeso. Recentemente, seu clínico geral lhe atribuíra um diagnóstico de demência vascular, e Dean pôde concluir, a partir dessa consulta inicial, que tanto Jerry quanto Rose estavam angustiados. No decorrer da entrevista, Dean ficou sabendo que Jerry trabalhava em uma companhia de seguros e que passava a maior parte de seu tempo sentado atrás de uma mesa. Jerry afirmou que seu trabalho era repetitivo e, pelo fato de fazer isso há muitos anos, já não o considerava mais desafiador. Jerry e Rose trabalhavam longe de casa e, como passavam bastante tempo no trânsito, raramente tinham a oportunidade de cozinhar. Eles optavam por fast food pelo menos uma vez por semana e, quando cozinhavam, suas refeições sempre incluíam grandes porções de carne. Nenhum dos dois se exercitava.

Rose informou que o raciocínio de Jerry tinha se tornado muito mais custoso nos últimos meses: ele tinha dificuldade para se lembrar de nomes e responder perguntas, e ela havia reparado que ele ficava olhando vagamente para o nada, confuso e perdido, o mesmo comportamento que Dean observara na clínica naquela manhã. Jerry se aprumou enquanto sua esposa descrevia seus sintomas. Ele tentou minimizar o panorama que ela descrevera, mas admitiu que também estava percebendo algumas alterações.

"Eu só estou devagar", disse ele. "Tudo está devagar, até meu modo de andar." A sensação de Jerry era que o tempo estava passando, sem que ele percebesse ou reconhecesse. Ele perdia as horas e não tinha ideia do que acontecera ou de onde havia estado. Esse é um sintoma comum em pacientes nos estágios iniciais de demência, um tipo de lapso cognitivo em que há um atraso na transmissão das informações até os centros de processamento do cérebro. Esse lapso se exacerba em pacientes como Jerry, com fatores de risco vasculares, como hipertensão arterial e colesterol elevado. A primeira vez que Jerry percebeu o problema foi em um jogo de cartas com amigos. Ele percebeu que estava ficando para trás quando chegava a hora de tomar decisões. Olhava para as cartas, mas agia com muita lentidão. Seus amigos zombaram dele por causa de sua demora, mas ultimamente ele começara a se sentir inseguro. Para muitas pessoas com sintomas precoces de demência, esse atraso cognitivo cria uma dissonância tão desconfortável em ambientes sociais que elas acabam optando pela reclusão.

Jerry apresentava um índice de massa corporal (IMC) — uma medida padronizada do peso corporal, calculada pela divisão do peso (em quilos) pela altura (em metros) ao quadrado — de 35, o que significava que ele era clinicamente obeso. Um indivíduo com IMC inferior a 18,5 é considerado abaixo do peso; entre 18,5 e 24,9 é normal; de 25,0 a 29,9 é acima do peso; de 30,0 a 40,0 é obeso; e acima de 40 é considerado obeso mórbido. Uma ressonância magnética do cérebro de Jerry revelou alterações na substância branca, envolvendo quadros persistentes de hipertensão arterial ou colesterol elevado — ou ambos —, e um histórico de pequenos acidentes vasculares cerebrais, chamados de lacunares. Outro exame cerebral, um FDG-PET que usa fluorodeoxiglucose para identificar tecidos lesionados, encontrou áreas anômalas, com metabolismo reduzido, no hipocampo anterior e nas regiões subcorticais — áreas importantes para a memória e a velocidade de processamento. Juntas, essas imagens mostraram que Jerry estava sofrendo de demência vascular leve. Não havia evidências de doenças da tireoide, nem de deficiências vitamínicas ou de outras coisas, que pudessem causar o declínio da capacidade cognitiva de Jerry. Embora a pressão arterial e o colesterol tivessem se mostrado elevados no passado, naquele momento eram tratados com medicamentos. Ainda assim, sua cognição continuava a piorar. Dean sabia que o estilo de vida era um dos fatores que mais contribuíam para os sintomas de Jerry.

"Existe algum remédio que possa me ajudar?", perguntou Jerry, no meio da entrevista. Dean respondeu que sim. Era um remédio que estimula e otimiza o sistema imunológico do cérebro e, efetivamente, aumenta o tamanho de sua mais importante estrutura de memória. Um remédio que faz subir os níveis de fatores cerebrais neurotróficos, que, então, produzem novas células cerebrais e fortalecem as conexões entre as células existentes. Um remédio que reduz a ansiedade e a depressão, diminui o IMC e o risco de desenvolver diabetes, e ajuda, ainda, a regular o sono. Jerry se inclinou para a frente, com um olhar esperançoso. Esse medicamento, disse Dean, também reduz a amiloide dentro do líquido cefalorraquidiano, bem como as chances de desenvolver a doença de Alzheimer — e seus efeitos são constatados quase imediatamente.

"E o que é?", perguntou Jerry. Rose virou uma nova página de seu caderno.

"Exercícios", respondeu Dean.

O semblante de Jerry se fechou. Ele voltou a se recostar em sua cadeira. Assim como muitos outros pacientes, Jerry estava acostumado à prescrição de medicamentos. Achava que exercícios eram uma coisa saudável, mas dificilmente admitiria que eles poderiam ter algum efeito sobre os sintomas cognitivos que o atormentavam.

"Os exercícios são fundamentais para todos os sistemas de seu corpo", afirmou Dean, "e, especialmente, para seu cérebro. Não fomos programados para ficarmos sentados o dia inteiro. Deveríamos nos movimentar, e nos movimentar muito".

O problema é que muitos de nós vivemos alheios aos movimentos. Muitos de nossos pacientes não sabem como ser ativos após tantos anos sem se exercitar, especialmente quando as empresas para as quais trabalham, as cidades em que vivem e as muitas responsabilidades da idade adulta não lhes permitem a priorização dos exercícios. E, quando tentam incorporar um programa de exercícios, sentem-se saturados com as opções e a dificuldade percebida em algo que deveria ser um hábito. O que ensinamos a Jerry, e o que queremos compartilhar com você, é que os exercícios não precisam ser um fardo. Eles podem ser simples, e até agradáveis. Você só precisa aprender a fazê-los funcionar a seu favor.

Ao empreender mudanças de comportamento — como dar início a um programa de exercícios —, precisamos lembrar que nosso cérebro evoluiu ao longo de milhões de anos. O imediatismo é a força propulsora de todo o nosso comportamento. Somos obcecados pela sobrevivência. Como seres humanos, o planejamento a longo prazo não é uma de nossas características fortes, especialmente quando experimentamos algum nível de estresse, urgência ou anseio. Nosso cérebro foi programado para se preocupar com o tigre dentes-de-sabre escondido atrás de alguma árvore próxima, e não para tentar capturar metodicamente todos os tigres dentes-de-sabre ao nosso redor ao longo de um período de cinco anos. De forma semelhante, se você estiver cansado na manhã em que planejava se exercitar, o desejo de dormir vai se sobrepor a todas as suas melhores intenções, a todo o seu planejamento e estratégia. É por isso que é difícil desenvolvermos hábitos saudáveis a longo prazo. Estamos sempre suscetíveis à busca imediata, ao ganho imediato. O segredo é aproveitar esses ganhos imediatos e construir um programa em torno deles, dando ao cérebro, essencialmente, o que ele deseja. Os ganhos imediatos precisam ser pessoalmente relevantes, mensuráveis e visíveis. Para muitos de nossos pacientes, isso significa não apenas entender que exercícios diminuem e revertem o declínio da capacidade cognitiva, como também o acompanhamento do progresso em uma lousa, colocada em um lugar de destaque na casa — seja na sala ou na geladeira. As conquistas diárias o motivam a perseverar em seu programa. Você também precisa perceber a nítida conexão entre esses ganhos imediatos e seu objetivo a longo prazo. Trabalhamos com os pacientes para que organizem seus objetivos a longo prazo em passos pequenos e executáveis: se quiser correr 8 km dentro de seis meses, será necessário se esforçar para cumprir um décimo de seu objetivo durante o primeiro mês. Depois de ser bem-sucedido nesses primeiros 800 m, você começa a aumentar a distância aos poucos, monitorando seu progresso na lousa a cada dia.

Procurar uma conexão emocional positiva é outra maneira de reforçar novos hábitos. Quase ao término do relato do histórico médico, Dean ficou sabendo que Jerry fora atleta em sua juventude. Ele havia jogado, inclusive, basquete universitário, mas depois da faculdade abandonara os esportes e, desde então, viera ganhando peso lentamente e tornando-se cada vez menos ativo. Dean conseguia sentir que, apesar do ceticismo de Jerry, ele desejava recuperar seu condicionamento físico. Jerry ainda se lembrava do que significava ter um corpo forte e preparado. Essa memória positiva e a forma como isso ativava os centros cerebrais de recompensa de dopamina eram uma espécie de estímulo, que poderia ser usado para ajudá-lo a voltar a praticar exercícios. O sucesso construído em torno de sua história pessoal seria a base do novo plano de Jerry.

"Posso mesmo começar a me exercitar agora?", perguntou Jerry, enquanto Dean apresentava a proposta de uma rotina de exercícios diários. Ele se achava velho demais para que os exercícios fizessem diferença. Dean lhe explicou que, embora quem se exercitasse a vida toda fosse geralmente mais saudável, vários estudos haviam demonstrado os benefícios de dar início à prática de exercícios em uma idade mais avançada. No caso de crianças e idosos, os exercícios estão associados a uma melhor função executiva (multitarefas, planejamento, autocontrole), ao aumento do volume cerebral e a um melhor desempenho cognitivo. As pessoas que começam a se exercitar na fase inicial da vida parecem menos propensas a sofrer declínio da capacidade cognitiva, mas aquelas que decidem se exercitar mais tarde estão em situação muito melhor do que as que continuam inativas. Em outras palavras, nunca é tarde para começar. Dean contou a Jerry sobre um paciente que ele havia atendido na Universidade da Califórnia, um veterano de guerra que tinha começado a correr maratonas aos 50 e poucos anos e continuou correndo até os 90. Com passos pequenos e um objetivo claro e a longo prazo, tudo é possível.

Mas, ao mesmo tempo, Dean reconhecia que Jerry tinha algumas limitações específicas. Ele não dispunha de muito tempo para praticar exercícios e, por conta do sobrepeso, apresentava problemas de equilíbrio e dores no joelho. À noite, ele estava sempre cansado e tinha, como hábito, sentar-se em sua adorada poltrona reclinável e assistir a seus programas favoritos. Dean sabia que qualquer um desses fatores poderiam se tornar um motivo para que Jerry desistisse de seu programa de exercícios — e se fracassasse com o plano de Dean, ele não tentaria outra intervenção em seu estilo de vida por um bom tempo; talvez nunca mais. É incrivelmente difícil as pessoas mudarem depois de terem cultivado, por anos ou décadas, hábitos pouco saudáveis, e nós concebemos nosso protocolo de estilo de vida pensando justamente nisso. Uma intervenção efetiva deve abarcar a capacidade, os recursos, os pontos fortes e as limitações singulares de cada paciente. A

O QUE CHAMAMOS DE "ENVELHECIMENTO NORMAL"

O Dr. Ellsworth Wareham, nosso colega da Universidade de Loma Linda, participou de cirurgias de coração aberto até seus 95 anos. Aos 64 anos, Diana Nyad quebrou o recorde ao nadar de Cuba até a Flórida. Hoje em dia, considera-se "normal" que pessoas na faixa dos 60 anos, e até dos setenta, participem de maratonas. Nossas expectativas sobre o envelhecimento mudaram radicalmente ao longo do último século, e ainda mais radicalmente nas últimas décadas. A capacidade humana — física e mental — vem sendo constantemente reavaliada. A fisiologia normal é capaz de fazer coisas incríveis aos sessenta, setenta e oitenta anos, e a mente pode prosperar e se expandir até mesmo em nossos anos derradeiros.

Se você está inativo há algum tempo e já se resignou às limitações da meia-idade ou da terceira idade, recomendamos que enfrente seus preconceitos. Não se contente com a expectativa anacrônica do "envelhecimento normal". Não aceite a inatividade e o declínio. A mudança metódica, por meio de pequenos incrementos, pode conduzir a fantásticos ganhos físicos e mentais. As histórias deste capítulo servem como prova, e o plano personalizado que se segue lhe mostrará exatamente como começar.

---

maioria dos médicos recomenda dietas e programas de exercícios sem nenhuma compreensão dessas nuances. Eles nunca ensinam aos pacientes como serem bem-sucedidos e seus programas, quase invariavelmente, fracassam. Há anos, nos comprometemos a trabalhar de forma diferente: preparamos as pessoas para o sucesso com um programa capaz de modificar suas vidas, e as apoiamos em cada etapa do caminho.

Este era o programa de exercícios personalizado de Jerry: Dean pediu que ele e Rose comprassem uma bicicleta reclinada para sua sala. Jerry já passava algum tempo relaxando lá, à noite. Se ele conseguisse trocar sua poltrona reclinável pela bicicleta, seria possível fazer os exercícios dentro de sua própria casa. O assento precisava ser confortável, para que a bicicleta fosse, pelo menos, minimamente comparável à sua rotina já estabelecida. No início, Rose não se entusiasmou com a ideia de ter equipamentos para exercícios em sua sala, mas Dean deixou bem claro que uma bicicleta reclinada era a tábua de salvação de

Jerry. Ela era necessária para sua saúde física e cognitiva e, portanto, o móvel mais importante da casa. Dean também criou um cronograma detalhado de exercícios para Jerry seguir todos os dias. Ele deveria pedalar lentamente enquanto assistia à TV todas as noites, durante duas horas. Sempre que tivesse energia para tal, deveria fazer duas sessões rápidas de pedaladas intensas, de cinco minutos cada. Precisava pedalar com intensidade e ficar cansado, mas somente naqueles dois breves momentos de aceleração. Ele foi aconselhado a concluir a prática de exercícios pelo menos três horas antes de ir para a cama, de modo a não ter dificuldades para adormecer. Se tudo corresse bem, Jerry poderia aumentar gradualmente a duração de suas sessões de pedaladas intensas em um minuto por semana. Era fundamental que os exercícios fossem praticados de forma a permitir que Jerry percebesse e sentisse o próprio êxito. Com esse propósito, Dean pediu que Jerry usasse uma lousa para manter um registro visível de seu progresso em casa. Ele também deveria registrar, em um pequeno caderno, como estava se sentindo depois de cada sessão. Acompanhar o próprio progresso o ajudaria a se conscientizar de seus esforços, e compartilhar os registros com Dean reforçaria sua responsabilidade, outro elemento fundamental na mudança de comportamento. Eles combinaram de se encontrar novamente dentro de três meses.

Exercícios aeróbicos

Uma das relações mais evidentes entre exercícios e a saúde cerebral tem a ver com o fluxo sanguíneo. Você sabe do que estamos falando: a forma como seu coração bate mais forte quando sobe escadas, o sangue circulando por suas veias enquanto faz sua caminhada matinal, todo o seu corpo ativado, envolvido e alerta. Os exercícios aeróbicos são vitais para o coração, mas também são vitais para o cérebro. Qualquer coisa que reduza o fluxo sanguíneo (rigidez vascular, placas em nossas artérias, colesterol elevado, longos períodos de inatividade) também reduz a função cognitiva, especialmente no lobo temporal medial, que rege a memória de curto prazo. Por outro lado, qualquer coisa que faça o sangue circular — como os exercícios aeróbicos intensivos — mantém a saúde do cérebro e de todo o corpo. Vários estudos demonstraram que a atividade aeróbica regular (definida como cerca de 150 minutos semanais de atividade de intensidade moderada, tal como uma caminhada rápida) reduz significativamente o risco de doença cardiovascular, diabetes tipo 2, hipertensão arterial e colesterol elevado, ansiedade, depressão e obesidade, todos eles fatores de risco para o declínio da capacidade cognitiva.

Existem, também, inúmeros estudos que relacionam exercícios aeróbicos com a saúde cognitiva. Em 2010, uma meta-análise de 15 estudos e aproximadamente 34 mil pessoas descobriu que um alto grau de atividade física poderia reduzir o risco de declínio da capacidade cognitiva em 38%. Os participantes que se envolviam em um tipo de exercício menos intensivo e mais moderado continuavam apresentando um risco 35% menor de comprometimento cognitivo. Pesquisadores da Universidade de Lisboa analisaram os efeitos dos exercícios em 639 indivíduos idosos, cujas saúdes cognitiva e vascular eram testadas de três em três anos. Eles descobriram que aqueles que se exercitavam tinham um risco 40% menor de comprometimento cognitivo e demência, bem como um risco 60% menor de demência vascular. O Framingham Longitudinal Study, de 2010, uma investigação abrangente de longo prazo que teve início em 1948 e que está acompanhando a terceira geração de pacientes, confirmou que caminhadas rápidas diárias reduziram em 40% o risco de desenvolver Alzheimer ou qualquer tipo de demência em idade mais avançada. Em outro estudo de Harvard, feito com mais de 18 mil mulheres, os pesquisadores descobriram que noventa minutos semanais de caminhada rápida (por, aproximadamente, 15 minutos diários) atrasaram o declínio da capacidade cognitiva e reduziram consideravelmente o risco de desenvolver Alzheimer. Pesquisadores da Universidade de Pittsburgh descobriram que, quando idosos tinham o hábito de caminhar, apresentavam não apenas volumes cerebrais maiores, como também melhor função cognitiva.

Em 2016, diversos estudos esclareceram ainda mais os efeitos dos exercícios aeróbicos no cérebro. Cientistas da Universidade Wake Forest compararam o alongamento com exercícios intensos, praticados por indivíduos com comprometimento cognitivo leve durante 45 minutos por dia, quatro dias por semana, ao longo de um período de seis meses. Os exercícios eram descritos como intensos quando os participantes atingiam entre 70% e 80% de sua frequência cardíaca máxima. Os resultados foram surpreendentes. No grupo de exercícios intensos, os pesquisadores descobriram um aumento do fluxo sanguíneo para o lobo frontal (a região do cérebro dedicada ao planejamento, à organização, à avaliação e ao autocontrole), aumento do tamanho do cérebro, melhoria da função executiva e proteção contra o declínio da capacidade cognitiva, apesar de esses indivíduos terem elevado risco genético para desenvolver Alzheimer. Por outro lado, o grupo que praticou alongamento experimentou atrofia cerebral e diminuição da função executiva, devido ao curso normal da demência. A principal conclusão foi que os

PRESSÃO ARTERIAL

Nitidamente, a pressão arterial alta na meia-idade está associada ao posterior declínio da capacidade cognitiva. Recomendamos que você verifique sua pressão arterial com frequência e controle quaisquer alterações eventuais. Se tiver pressão arterial alta, pressão arterial moderadamente alta ou, até mesmo, pressão arterial alta limítrofe, será necessário fazer uso de medicamentos para reduzir o dano aos vasos sanguíneos de todo o corpo e do cérebro. A medicação atua diminuindo a pressão arterial pela distensão temporária dos vasos que sofreram enrijecimento por causa do colesterol e das lesões aos músculos lisos após anos de vida pouco saudável. O problema é que a medicação provoca uma queda forçada e abrupta da pressão arterial, sem tratar nenhum dos problemas subjacentes. Se não melhorar seu estilo de vida com a alimentação e com exercícios, o colesterol continuará a subir, o que tornará os vasos ainda mais rígidos e mais estreitos. Você acabará precisando de dois medicamentos para aumentar o diâmetro dos vasos sanguíneos e, se não conseguir equilibrar os fatores de estilo de vida causadores da hipertensão, chegará ao ponto em que nenhuma quantidade de medicamento será suficiente para manter o fluxo sanguíneo normal. Os exercícios, ao contrário da medicação, não apenas bombeiam sangue para seu cérebro, mas também afetam a patologia subjacente causadora da hipertensão. Eles, inclusive, revertem os danos, rejuvenescendo os vasos sanguíneos e aumentando as substâncias angiogênicas responsáveis pela geração de novos vasos. Também melhoram a homeostase da pressão arterial, ajudando a regular, naturalmente, todo o sistema circulatório. É por isso que sempre indicamos exercícios — todos precisam deles. Indivíduos com pressão arterial alta devem tratar a patologia subjacente; indivíduos com pressão arterial normal devem se esforçar para preservar sua saúde; e indivíduos com pressão arterial baixa (associada ao declínio da capacidade cognitiva em idade mais avançada) precisam aumentar a quantidade de sangue bombeada para o cérebro.

exercícios deveriam ser aeróbicos e intensos. Não se contente em andar a uma velocidade normal, nem em ser "ativo" dentro de casa. Apenas a atividade aeróbica intensa é capaz de produzir esses impressionantes resultados, que também foram confirmados por outro estudo, realizado no Wisconsin Alzheimer's Disease Research Center, na Universidade de Wisconsin. Esse estudo analisou a atividade recreativa ao longo da vida e descobriu que as atividades ocupacionais e domésticas não resultavam em melhoria nos biomarcadores da doença. Em contrapartida, foi demonstrado que correr e nadar moderavam as alterações cerebrais típicas da doença.

Os efeitos vasculares dos exercícios aeróbicos são extremamente importantes para a saúde cognitiva a longo prazo e para a prevenção do Alzheimer, mas esse tipo de exercício também possui muitos outros benefícios comprovados:

Melhora a conectividade do cérebro: à medida que envelhecemos, perdemos neurônios e importantes conexões existentes entre eles. Há evidências, no entanto, de que os exercícios aeróbicos podem aumentar a conectividade em todo o cérebro — e isso pode ocorrer, até mesmo, na nona década de vida. O aperfeiçoamento da conectividade gera um melhor desempenho cognitivo e uma proteção contra a demência de forma geral — e contra a doença de Alzheimer em particular. Funciona da seguinte forma: imagine uma lembrança de uma viagem à Itália — como degustar um pedaço de pizza incrivelmente delicioso, em Nápoles. Seu cérebro estabeleceu algumas conexões com esse arquivo de memória, mas, à medida que você envelhece, uma dessas conexões é interrompida por uma lesão microvascular (bloqueio de um pequeno vaso sanguíneo). Outra conexão é cortada por uma placa amiloide. Se mais alguma conexão for interrompida, você perderá aquela memória para sempre. É por isso que múltiplas conexões — a redundância inerente do cérebro — são tão importantes no processo de envelhecimento. A atividade aeróbia parece aumentar não apenas o número de conexões, mas também a força de cada uma delas.

Aprimora a integridade da substância branca: o cérebro tem dezenas de tratos que atuam como autoestradas, conectando diferentes regiões com funções específicas. Existem tratos que conectam o hipocampo (o centro de memória do cérebro) com a amígdala (o centro emocional do cérebro), e outros tratos que conectam o hipocampo e a amígdala com o lobo frontal, responsável pela função executiva e resolução de problemas. Esses tratos são compostos por milhões ou bilhões de fibras de substância branca, que conectam os corpos celulares e facilitam a rápida comunicação. A substância branca parece ser afetada pelas placas amiloides, a patologia associada à doença de Alzheimer, mas estudos mostraram que o aumento do fluxo sanguíneo durante exercícios aeróbicos pode aprimorar a integridade da substância branca. O efeito geral é uma comunicação mais veloz e eficiente entre as regiões cerebrais.

Promove o crescimento das células cerebrais: por mais de um século, os cientistas acreditaram que o cérebro humano adulto era incapaz de desenvolver novos neurônios: nascíamos com um certo número de neurônios e esse número ia diminuindo conforme as células fossem morrendo no decorrer da vida. Pensava-se a mesma coisa a respeito do coração. Mas sabemos que o coração é capaz de promover novos ciclos de crescimento, e pesquisas inovadoras realizadas na década de 1990 nos mostraram que o cérebro também é capaz de regenerar suas células. Os exercícios aeróbicos vêm sendo diretamente associados à neurogênese em estruturas fundamentais para a memória, como o hipocampo. Em compensação, pacientes acamados exibiram sinais de contenção da neurogênese no hipocampo.

DOENÇA DA SUBSTÂNCIA BRANCA

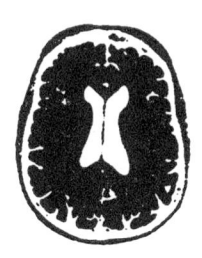

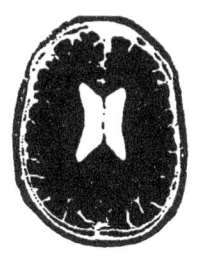

Esta imagem ilustra a diferença entre um cérebro com doença da substância branca (à esquerda) e um cérebro normal (à direita). O cérebro com doença da substância branca mostra áreas cerebrais embranquecidas, o que indica danos à substância branca (o principal tipo de tecido no interior do cérebro). Esses danos resultam de riscos derivados do estilo de vida, como diabetes e tabagismo, causadores de doenças vasculares e inflamações, além de pressão alta permanente, que pode prejudicar pequenas artérias que fornecem oxigênio e nutrientes ao cérebro. A doença da substância branca está associada a doenças vasculares e outros tipos de demência. Ficou comprovado que os exercícios reduzem o risco de doença da substância branca e, em alguns casos, podem, inclusive, revertê-la.

Os exercícios parecem ser o fator de estilo de vida mais crucial quando se trata de gerar novas células no cérebro.

Embora seja notável que o cérebro consiga se regenerar, essa capacidade de crescimento se restringe a um número limitado de células novas. Ainda assim, um número limitado de células novas pode ter um profundo impacto quando se leva em consideração suas conexões com outros neurônios. Os exercícios têm um efeito direto em nível celular, e em todo o cérebro: promovem novas e saudáveis vias de comunicação entre os neurônios e rejuvenescem os mecanismos existentes dentro dos próprios neurônios.

Produz fatores de crescimento cerebral: fatores de crescimento são proteínas que estimulam as células existentes, promovem o crescimento de células cerebrais e ainda preservam a saúde dos neurônios maduros. Pense neles como se fossem um fertilizante para neurônios. Ficou demonstrado que a atividade aeróbica aumenta a síntese cerebral de BDNF (fator neurotrófico derivado do cérebro) — um estudo sugeriu que o exercício aeróbico triplicava a quantidade de BDNF. Outros fatores importantes que promovem a neuroplasticidade (reparação das células cerebrais) e a neurogênese (formação de novas células cerebrais) — incluindo superóxido dismutase (SOD), óxido nítrico sintase endotelial (eNOS, na sigla em inglês), fator de crescimento de insulina-1 (IGF-1, na sigla em inglês) e fator de crescimento endotelial vascular (VEGF, na sigla em inglês) — também aumentam com a atividade aeróbica.

Reduz as inflamações: em uma revisão sistemática e uma meta-análise de 43 estudos publicados entre 1995 e 2012 (que incluíam mais de 3.500 indivíduos), pesquisadores da Universidade do Estado de Kent descobriram que um programa de exercícios estruturados reduzia significativamente os marcadores de inflamação no sangue. Esses resultados drásticos foram observados em um prazo de apenas quatro semanas de exercícios.

Aumenta os níveis de klotho: o klotho é um hormônio associado tanto à longevidade quanto à proteção contra o declínio da capacidade cognitiva. Pesquisadores da Universidade da Califórnia em San Francisco descobriram que as pessoas portadoras do gene klotho apresentam melhor desempenho em vários testes cognitivos. Outros estudos mostram que é possível aumentar os níveis desse hormônio em adultos saudáveis com apenas vinte minutos de exercícios aeróbicos intensivos.

Treinamento de resistência

Embora os exercícios aeróbicos tenham sido estudados de forma mais ampla, o treinamento de resistência (o uso de pesos para desenvolver e preservar músculos) também mostrou afetar de modo positivo a função cerebral. Apesar de associarmos a ideia de "levantar pesos" a adolescentes e jovens adultos que tentam obter o físico perfeito, essa forma de exercício é ainda mais importante quando ficamos mais velhos, considerando-se seu impacto no corpo e no cérebro. O treinamento de resistência reduz a perda óssea, preserva a musculatura, aumenta o equilíbrio e diminui o risco de quedas (uma das maiores preocupações dos idosos, especialmente aqueles com declínio da capacidade cognitiva e demência). Pesquisas mostraram que a força das pernas, em particular, está correlacionada a uma melhor função cognitiva, provavelmente porque pernas com músculos fortes auxiliam o sangue a circular até o cérebro. Você não precisa fazer agachamentos com halteres de 25 kg para experimentar esse benefício — o mero fortalecimento das pernas com agachamentos parciais, apoiando-se em uma cadeira, tem um efeito positivo considerável no cérebro. Além disso, pessoas que praticam treinos com pesos são mais fortes e flexíveis, o que lhes permite se exercitar em idade mais avançada e evitar muitas das limitações que impedem os idosos de se dedicar a tais atividades.

As evidências científicas dos efeitos positivos do treinamento de resistência incluem:

Melhoria da substância branca: pesquisadores da Universidade da Colúmbia Britânica descobriram que fazer esse treinamento duas vezes por semana, por um período de 52 semanas, resultou em uma redução das lesões da substância branca e no aprimoramento da atenção em um grupo de idosas.

Aumento dos fatores de crescimento: pesquisadores da Universidade da Flórida descobriram que adultos que realizam esse treinamento apresentaram um aumento de 98% no nível de BDNF no sangue após uma sessão de exercícios.

Melhoria da função do lobo frontal: em um estudo conduzido na Universidade da Colúmbia Britânica, os indivíduos que realizavam treinos com pesos demonstraram melhores habilidades cognitivas do que aqueles que se dedicavam a rotinas de alongamento e tonificação. O treinamento de resistência pareceu afetar mais as habilidades de raciocínio e atenção (no lobo frontal) do que as memórias de curto e longo prazo (no lobo temporal medial e no hipocampo).

Aprimoramento da saúde vascular: tanto o treinamento de resistência de curto prazo quanto o de longo prazo aprimoram a saúde das artérias em todo o corpo, e os efeitos duram muito além do término dos exercícios. Esse treinamento reduz significativamente a formação de placas de colesterol, aumentando, assim, o suprimento de nutrientes essenciais para o cérebro.

Inflamações: ficou demonstrado que a homocisteína no soro, que provoca inflamações e subsequentes danos aos vasos sanguíneos, diminui após seis meses de exercícios de resistência de alta ou baixa intensidade em idosos.

Estudos recentes sobre o treinamento de resistência nos deram uma visão mais aprofundada de como esse tipo de exercício ajuda a proteger contra o declínio da capacidade cognitiva. Um estudo, publicado no *Journal of the American Geriatric Society*, mediu os efeitos de um programa de treinamento de resistência (duas a três vezes por semana, durante seis meses) em um grupo de idosos com CCL. Os pesquisadores descobriram que quase 47% dos participantes alcançaram uma pontuação cognitiva normal após a intervenção, e que os resultados se mantiveram durante um período de 18 meses. Uma maior força nas pernas foi extremamente eficaz para melhorar o desempenho cognitivo. Outro estudo recente, publicado no *American Journal of Geriatric Psychiatry*, descobriu que um programa de nove semanas, combinando treinamento de força e exercícios aeróbicos, resultou em melhor função cerebral do que um programa constituído apenas de atividades aeróbicas.

O que todas essas pesquisas provam, e o que temos observado sistematicamente em nossa clínica, é que a prática regular de exercícios é uma maneira poderosa de curar seu cérebro em nível celular, aumentar sua força e resistência e quase garantir uma vida sem Alzheimer. Se você ou alguém que você ama sofre de deficiência cognitiva, um programa de exercícios resultará em benefícios imediatos, podendo, inclusive, reverter os sintomas cognitivos. O programa personalizado ao fim deste capítulo lhe dará todas as informações necessárias para incorporar os exercícios ao seu cotidiano.

Outros benefícios dos exercícios

Os benefícios de qualquer tipo de exercício se potencializam quando uma determinada atividade envolve múltiplas modalidades cognitivas. Este é um tópico que abordaremos exaustivamente no Capítulo 7, "Otimização", mas a ideia central é que a ativação de sistemas cerebrais múltiplos desafia o cérebro de maneiras complexas e multimodais, criando, assim, conexões mais fortes e mais resiliência. Considere a diferença entre caminhar em uma esteira e participar de um esporte como o basquete, que fortalece reflexos, equilíbrio e coordenação óculo-manual, exigindo que você memorize diferentes jogadas. O ato de arremessar uma bola requer consciência visuoespacial, atenção e controle motor. A ioga envolve a conscientização de grupos musculares específicos e desafia o equilíbrio, a respiração e a atenção. O Nintendo Wii e outros dispositivos similares oferecem uma interface em constante mudança, mantendo o cérebro ativo e ocupado, e podem ser uma ótima alternativa para aqueles que se aborrecem com bicicletas e esteiras. Tudo o que sabemos sobre o cérebro sugere que atividades mais complexas proporcionam mais proteção contra o declínio da capacidade cognitiva. O objetivo final é encontrar algo que o mantenha em atividade, o desafie e o torne mais feliz nesse processo.

Os exercícios de qualquer natureza afetam positivamente o cérebro de duas outras maneiras igualmente interessantes. Primeiro, eles são um tratamento bastante eficaz para a depressão, doença que, como você aprendeu no Capítulo 2, está correlacionada ao Alzheimer e afeta negativamente tanto os centros de atenção do cérebro quanto neurotransmissores importantes, como a serotonina e a dopamina (mais informações sobre depressão e demência podem ser encontradas no Capítulo 5, "Descontração"). As atividades físicas aumentam as endorfinas, que elevam sensivelmente o humor. Pelo fato de serem um dos fatores de estilo de vida, têm o impressionante poder de promover a saúde e o bem-estar gerais: quanto mais você se exercita, melhor seu corpo se sente. Quanto melhor seu corpo se sente, melhor sua mente se sente. E, quanto melhor sua mente se sente, mais motivação você terá para continuar se exercitando e implementar outras práticas saudáveis, como alimentação adequada e sono restaurador. O inverso também é verdadeiro — quanto mais tempo você passa sem se exercitar, mais difícil se torna encontrar a motivação para começar e, devido à ausência de energia e de endorfinas, outros fatores de estilo de vida poderão parecer inatingíveis. Sempre que possível, começamos a traçar os abrangentes planos de estilo de vida a partir de exercícios, por causa de seus efeitos quase imediatos sobre o humor.

Os exercícios também geram disciplina. Qualquer comportamento repetido que exija iniciativa e planejamento, resistência e inibição da preguiça (inerente a todos nós) fortalece as vias de comunicação do cérebro entre o lobo frontal (planejamento e resolução de problemas), o sistema límbico (centro do instinto e do humor) e os gânglios basais (responsáveis pelo controle motor, aprendizagem e hábitos). As pesquisas demonstraram que pessoas que se exercitam criam melhores conexões nestas vias, consideradas essenciais para o estabelecimento de hábitos. Ao mesmo tempo, pessoas que são disciplinadas para se exercitar regularmente ficam muito menos propensas a agredir seus corpos de outras maneiras. Estudos mostram que adolescentes que praticam exercícios tendem a abusar muito menos de drogas e álcool — e o mesmo se aplica aos adultos.

Praticando exercícios com lesões e limitações físicas

Os exercícios podem ser um desafio para pessoas na faixa dos 50 e 60 anos, e também para as de mais idade. Como é possível aumentar sua frequência cardíaca quando se tem lesões nos joelhos, problemas no nervo ciático ou dores nos quadris, tornozelos e ombros? Uma a cada três pessoas com mais de 65 anos tem algum tipo de problema no tornozelo, joelho ou quadril, e quase todas já se queixaram, mais de uma vez, de dores lombares. Talvez você não consiga levantar muita carga nem correr pela vizinhança, mas existem exercícios disponíveis para todos. Os aparelhos elípticos e as bicicletas reclinadas são excelentes para reduzir a pressão sobre as articulações. Se você tiver limitações nas pernas devido à osteoporose ou à artrite, pode focar em exercícios para os braços. Os aparelhos com pedais também funcionam bem para os braços, e você pode executar esse tipo de exercício em sua casa, enquanto assiste à televisão. Existem, inclusive, bicicletas e aparelhos com pedais automáticos. Esses aparelhos funcionam apropriadamente para idosos sem muita mobilidade ou força, e, ao longo do tempo, podem aumentar o condicionamento físico com segurança.

Embora existam muitas evidências dos extraordinários efeitos dos exercícios aeróbicos e do treinamento de resistência no cérebro, também existem estudos que comprovam os benefícios cognitivos de atividades mais tranquilas, como natação, tai chi, dança e ioga. Um estudo de 2016, realizado na Tailândia, descobriu que pessoas com deficiência cognitiva leve que praticavam tai chi três vezes por semana apresentavam um desempenho cognitivo significativamente melhor. Outro estudo de 2012 descobriu que um programa de tai chi com duração de quarenta semanas fez aumentar consideravelmente o volume cerebral. O aspecto meditativo dessa atividade parece ser benéfico para a saúde cognitiva. Além disso, um estudo de 2016, conduzido no Hospital St. Luke, nas Filipinas, testou os efeitos da dança de salão em uma amostra de pacientes idosos. Os pesquisadores descobriram que, após 12 meses, os pacientes demonstraram melhorias no controle executivo, no funcionamento cognitivo e no bem-estar geral.

A natação é especialmente proveitosa para pessoas com lesões e limitações físicas. A flutuabilidade da água alivia o estresse sobre as articulações, permitindo que a pessoa se exercite sem o risco de sofrer novas lesões. É possível dar chutes na água, caminhar para a frente e para trás a fim de fortalecer as pernas, ou, até mesmo, usar acessórios de resistência nos braços e nas pernas para desenvolver os músculos. A proximidade e a comodidade são essenciais para um programa de exercícios duradouro; por isso, alguns de nossos pacientes investem em uma pequena piscina, de 1,80 m x 2,45 m, que lhes oferece espaço suficiente para exercícios aeróbicos (passos e chutes) e treinamento de resistência.

Mitos dos exercícios

- **Se você não estiver correndo, não está se exercitando:** é possível aumentar sua frequência cardíaca subindo e descendo de um banquinho pequeno e estável em sua sala, ou usando as escadas.

- **Se você não consegue usar suas pernas, não está realizando um bom treino:** o corpo é um sistema fechado. Se exercitar a parte superior de seu corpo, o corpo inteiro usufruirá dos benefícios.
- **Tudo o que precisa fazer é treinar vinte minutos, e então relaxar o resto do dia:** exercícios praticados em intervalos de vinte a trinta minutos têm seus benefícios anulados por períodos prolongados de comportamento sedentário.
- **Sem dor, não há ganho:** dores e desconfortos extremos o desencorajarão a continuar praticando exercícios, mas uma dor suave é válida, pois serve como um lembrete de que você deu um passo em direção ao seu objetivo. A expressão deveria ser: "Um pouco de dor = um ganho de longo prazo."
- **Você pode se exercitar apesar das lesões:** nunca force as lesões, ou elas poderão se tornar permanentes. Em vez disso, exercite outras partes de seu corpo até melhorar.
- **Você precisa ingerir proteínas em pó e suplementos para desenvolver os músculos enquanto estiver treinando:** conseguimos obter uma quantidade mais do que suficiente de proteínas por meio de uma dieta normal — e, até mesmo, de uma dieta vegetariana.
- **Se você não praticou exercícios quando era jovem, é perigoso começar quando estiver mais velho:** nunca é tarde demais para começar. Todos usufruem dos benefícios, inclusive os idosos. Você só precisa começar devagar e agir com prudência, prestando atenção em quaisquer lesões ou limitações que possa ter.
- **Treinar em uma academia é melhor do que treinar em casa:** acreditamos que treinar em casa é melhor. Os programas de exercícios precisam ser fáceis e convenientes. O que é mais fácil do que praticar um pouco de exercício aeróbico na sua sala, de noite, enquanto se assiste ao noticiário? Ou dar uma caminhada rápida de manhã pela vizinhança? Você pode escolher se matricular em uma academia ou buscar outras atividades ao ar livre, mas as considere como atividades suplementares aos exercícios praticados em casa.

O acompanhamento de Jerry

Quando Jerry voltou para sua consulta de acompanhamento, ele estava muito diferente daquele homem em câmera lenta que Dean conhecera três meses antes. Ele parecia focado e enérgico, e, durante a conversa, seu atraso cognitivo era muito menos agudo. Com orgulho, Jerry mostrou a Dean os registros detalhados de seus exercícios diários, incluindo o tempo e a intensidade dos treinos, e como ele se sentia depois. Ele havia adotado uma ótima rotina: todos os dias, ao voltar para casa do trabalho, jantava e, depois, assistia à TV usando sua bicicleta reclinada. Na sexta semana, as pedaladas de alta intensidade já estavam durando 15 minutos. Ele afirmou que se sentia muito bem após os exercícios, e esse sentimento o ajudara a continuar aumentando a parte aeróbica de seu programa. Três meses depois, ele vinha pedalando intensa e continuamente por 25 minutos — e repetia o mesmo treino de cinco a seis vezes por semana.

Quando Jerry retornou, depois de mais três meses, seu foco, sua atenção e seu processamento de pensamento haviam voltado ao normal. Esses tipos de resultados são surpreendentes, considerando-se a progressão habitual do declínio da capacidade cognitiva. Nossa abordagem mostrou a Jerry que, em vez de ficar aguardando uma pílula mágica, ele tinha o poder de salvar a própria vida. Inúmeros pacientes chegam até nós na mesma situação, quando o diagnóstico de Alzheimer parece não apenas inevitável, mas bastante iminente. No entanto, valendo-se de apenas um fator de estilo de vida, Jerry evitou a confirmação de um diagnóstico e recuperou uma vida normal, feliz e, em suas palavras, muito melhor. Ele não apenas evitou o diagnóstico de Alzheimer, como também se expôs a um risco muito menor de doenças cardiovasculares, diabetes e outros problemas crônicos que, provavelmente, acabaria desenvolvendo no futuro. Ele contou a Dean que estava se levantando cedo para andar de bicicleta pelo bairro antes de trabalhar. Ele tinha comprado uma nova bicicleta e, às vezes, também saía para pedalar à noite, ao ar livre. O ciclismo se tornara seu vício e, a partir dessa mudança positiva, Dean conseguiu ajudá-lo a aprimorar sua dieta e também seus padrões de sono.

Após um ano, Dean solicitou outra ressonância magnética. Embora o dano à substância branca ainda estivesse presente, havia diminuído sensivelmente — uma mudança profunda, e uma forte evidência do impacto dos exercícios no cérebro de Jerry. Esse tipo de mudanças nas ressonâncias magnéticas era inédito há apenas alguns anos, mas hoje em dia estamos observando, sistematicamente, mudanças estruturais como resultado dos exercícios e de outros fatores de estilo de vida. Testes neuropsicológicos detalhados evidenciaram melhorias na função executiva e na velocidade de processamento, as áreas do cérebro de Jerry que haviam sido mais afetadas. Sua pressão sanguínea também estava mais baixa. Jerry acreditava que estava ainda melhor do que ele próprio teria considerado "normal" — e Rose concordou. Ela também estava usando a bicicleta reclinada e havia modificado sua dieta, a exemplo de Jerry. Pouco a pouco, eles foram encontrando maneiras de ficar ainda mais ativos. Compraram alguns pesos para a sala, começaram a fazer caminhadas juntos. Disseram que nunca se sentiram tão bem-dispostos. "Os exercícios me ajudaram a me conectar novamente com o aqui e o agora", disse Jerry a Dean. "Eu estava aprisionado em um universo paralelo, mas agora estou no mesmo patamar de todo mundo."

Programados para o movimento: a verdade sobre o comportamento sedentário

Michael tinha ombros fortes, um tronco magro e excelente condicionamento físico aeróbico. Ele fazia exercícios na academia durante meia hora, pelo menos quatro noites por semana, e sua dieta era relativamente baixa em açúcares e abundante em legumes frescos. Porém, ultimamente, vinha sentindo fadiga, tonturas e falta de foco. Michael era contador e, durante um dia típico, ficava sentado atrás de sua mesa por dez horas ou mais. Seu trabalho era intenso — ele raramente se levantava, quase nunca fazia uma pausa. Durante a consulta, insistiu que ainda era capaz de enfrentar os desafios de sua profissão. Logicamente, ele já havia cometido alguns pequenos erros em seus cálculos, mas conseguia se lembrar de acontecimentos de quarenta anos atrás. "O problema é eu me lembrar do que comi no café da manhã", contou ele. Infelizmente, esse tipo de deficiência da memória de curto prazo geralmente progride até a doença de Alzheimer. Sabíamos que deveríamos intervir o mais rápido possível.

Tal como observamos em Jerry, qualquer aumento na quantidade diária de exercícios afetará positivamente o cérebro, mas as pesquisas mais recentes sugerem que um treino rápido de trinta minutos depois de um dia inteiro sentado não é suficiente para promover a saúde geral, nem é adequado para proteger o cérebro contra a deficiência cognitiva. Estamos descobrindo que um estilo de vida sedentário é um importante fator de risco para câncer, diabetes e declínio da capacidade cognitiva. Pesquisadores de San Francisco mediram a quantidade de tempo que as pessoas gastavam assistindo à TV e tentaram encontrar uma correlação com a saúde cognitiva. Sem nenhuma surpresa, descobriram que os indivíduos que passavam mais tempo assistindo à TV tinham um risco maior de desenvolver Alzheimer. Outro estudo mostrou que o comportamento sedentário estava associado a uma diminuição do volume de substância cinzenta, significando que a falta de atividade física pode resultar tanto em comprometimento da função cerebral quanto em alterações estruturais negativas.

Não podemos reverter um dia inteiro sentados atrás de uma mesa com alguns minutos de exercícios. Nunca, em nossa história como espécie, fomos tão poucos ativos como agora. Foi apenas recentemente que começamos a passar tanto tempo sentados, e que nos expusemos a um risco exponencialmente grande de doenças não transmissíveis, como diabetes, demência e doenças cardíacas e autoimunes. O problema é que as pessoas focam no número de horas (ou minutos) de exercícios praticados por dia. É verdade que os exercícios são importantes, mas o que também é importante, e o que provavelmente causa um impacto ainda maior na saúde do cérebro, segundo as mais recentes pesquisas, é o número de horas sedentárias por dia. Nossos pacientes ficam chocados ao ouvir isso: o número de horas que passam sentados por dia é um indicador muito mais eficiente de um eventual declínio da capacidade cognitiva do que sua rotina de exercícios diários. Percebemos que as horas de sedentarismo de Michael estavam invalidando os exercícios incorporados em sua agenda. Observamos isso em nossos pacientes, pois sedentarismo é bastante comum. Quantas horas por dia você fica sentado atrás de uma mesa, sem se levantar uma única vez para fazer uma breve caminhada? Quantas horas por dia você fica sentado na frente de uma televisão? Ou em seu carro, no trânsito?

As pesquisas mostram que de quatro a cinco horas de sedentarismo por dia são mais prejudiciais do que um estilo de vida cujos exercícios formais se resumam apenas a movimentos regulares. O que o corpo — e o cérebro — precisa é de movimentos incorporados ao longo do dia, em breves descargas, a cada hora. Por exemplo, pedaladas lentas combinadas com alguns ciclos aeróbicos intensivos a cada hora seria um regime de condicionamento físico praticamente perfeito. Essa abordagem aos exercícios mimetiza com maior precisão as vidas ativas que os seres humanos levavam há milhares de anos — perambulando em busca de alimentos, plantando, caçando. Mas como praticar exercícios em breves descargas quando mal conseguimos sair dos escritórios? A maioria de nossos empregos está vinculada a uma mesa de trabalho. Somos obrigados a ficar sentados no trânsito. E, com tanto estresse em nossas vidas, é gratificante assistir à televisão ao fim do dia.

Mas existem muitas soluções criativas para esse problema, e os locais de trabalho contemporâneos vêm sendo transformados pelo que já sabemos a respeito das consequências do comportamento sedentário. Usar uma mesa para trabalhar em pé, por exemplo, é uma ótima maneira de ser mais ativo durante o expediente de trabalho. Ficar em pé queima muito mais calorias do que ficar sentado, e fortalece os músculos de nossas pernas, o que é importante tanto para o equilíbrio quanto para a saúde vascular. Alguns escritórios fornecem mesas-esteiras aos seus colaboradores, possibilitando um movimento constante ao longo do dia, e também pequenos intervalos para exercícios mais intensos, bastante determinantes para a saúde cognitiva. Além disso, existem aparelhos com pedais para serem colocados sob sua mesa, ao preço aproximado de trinta dólares. O simples fato de fazer uma caminhada rápida regularmente já é uma ótima maneira de estimular o bombeamento do sangue. Fazer alguns agachamentos envia sangue para o cérebro após longos períodos sentado.

Essa mesma filosofia orientada para o movimento também pode ser aplicada em nossas casas. É fácil fazer o treinamento básico com pesos em sua sala, assim como ioga, pilates e ginástica calistênica. O tempo que se passa na frente da televisão deveria ser o tempo empregado na prática de exercícios. Geralmente, dizemos aos nossos pacientes que o mundo seria um lugar muito diferente se as televisões estivessem acopladas a bicicletas, e as pessoas fossem obrigadas a se exercitar enquanto estivessem assistindo aos seus programas prediletos. Se não tiver uma bicicleta para se exercitar, tudo de que você precisa é uma escada para exercícios aeróbicos. E se não puder se exercitar em escadas devido a lesões ou artrite, pode se apoiar em uma cadeira e, com toda a segurança, fazer cinquenta elevações de pernas — novamente, com a facilidade de estar no conforto de sua casa.

Depois de explicarmos a Michael os efeitos do comportamento sedentário, ele solicitou uma mesa para trabalhar em pé no escritório. Também comprou uma bicicleta reclinada para sua casa, a fim de que pudesse praticar mais exercícios cardiovasculares durante a noite. Michael era uma pessoa muito motivada e focada, que gostava de fazer exercícios. Aproveitamos sua motivação e chamamos sua atenção para os detalhes, montando uma programação diária de exercícios: ele se comprometeu a executar dois intervalos de cinco minutos de exercícios de alta intensidade na bicicleta todas as noites; também trabalharia em pé pelo menos duas horas por dia em sua nova mesa.

Estávamos confiantes de que os movimentos regulares praticados por Michael no decorrer do dia melhorariam sua cognição e saúde geral, pois tínhamos observado essa mesma transformação em nossos corpos. Nem sempre estivemos em nossa melhor forma. O estresse da faculdade de medicina e a criação de filhos pequenos custavam caro. Alguns anos atrás, Ayesha ficava sem fôlego até mesmo para subir um pequeno lance de escada. Ela odiava correr. Dean estava com excesso de peso e perdera a maior parte da força que tinha quando jogava futebol. Sabíamos que precisávamos de mais exercícios em nossas vidas, e, por isso, nos propusemos a acrescentar movimentos à nossa rotina diária.

Começamos com caminhadas rápidas no horário do almoço, que nos revigoravam para a segunda metade do dia. Em seguida, adicionamos pausas breves e frequentes em nosso consultório, para nos dedicar a exercícios básicos de fortalecimento, como flexão de braços e abdominais. Começamos com um número reduzido e aumentamos nossos exercícios em 2% a cada semana, controlando atentamente quantas repetições conseguíamos fazer. Queríamos visualizar nosso progresso — sabíamos que precisaríamos de motivação para manter nosso programa. Dean ficou chocado com o condicionamento físico que adquiriu apenas por meio de curtos períodos de exercícios, realizados no consultório e em casa. Aos 50 anos, ele consegue fazer 35 levantamentos em barra fixa, 120 flexões de braços e 70 agachamentos — muito mais do que quando era atleta. Ayesha ganhou muita força em seus ombros e bíceps, consegue fazer 50 agachamentos sem muito esforço e aprecia, até mesmo, as corridas de longa distância.

Montamos uma vida em que a prática de exercícios faz parte de como usufruímos nosso dia, de como trabalhamos e de como passamos o tempo em família. Hoje, é normal que ambos usemos um minuto de cada hora e façamos o maior número possível de abdominais. Temos mesas para trabalhar em pé em nosso consultório e um aparelho minielíptico que usamos para executar quinhentas rotações ao longo do dia. Quase todo o nosso trabalho pode ser feito nas mesas em pé, e o elíptico é ótimo para ouvir mensagens, responder e-mails e gravar áudios. Quanto aos exercícios em casa, mesmo quando vivíamos em um apartamento de 75 m² em West Hollywood, não tínhamos problemas para treinar em família. Executamos os chutes de taekwondo na sala, a fim de elevar nossos batimentos cardíacos. Os agachamentos nos ajudam a desenvolver força e equilíbrio nas pernas. Sempre usamos escadas. Evidentemente, esse estilo de vida exige um forte comprometimento com a saúde da família, e foram necessárias algumas tentativas até conceber o sistema correto, mas estamos convencidos de que todos podem adotar programas semelhantes, sem precisar se matricular em uma academia nem contratar um personal trainer.

Três meses depois, quando Michael retornou para sua consulta de acompanhamento, ele disse que já não sentia mais altos e baixos em seus níveis de energia e atenção ao longo do dia. Na verdade, sua energia tinha aumentado. Ele não conseguia acreditar que o acréscimo de apenas duas sessões de cinco minutos fosse capaz de melhorar seu foco e sua clareza de forma tão drástica. Tinha adquirido o hábito de assistir à TV e pedalar todas as noites, e havia se esforçado para chegar a três sessões de exercícios de alta intensidade, de dez minutos cada. Também estava mais feliz. Seus sintomas cognitivos vinham lhe causando bastante estresse em sua vida, mas, depois daqueles meses, ele se sentia aliviado e mais capacitado para trabalhar e relaxar.

Conclusão

Os exercícios são essenciais para a saúde cognitiva. Eles previnem ativamente a demência e a doença de Alzheimer, reparam danos em importantes centros de memória e promovem, inclusive, o crescimento de novas células cerebrais. Atualmente, dispomos de um corpo de pesquisas tão irrefutável que conseguimos convencer até o paciente mais reticente do valor dos exercícios — mas começar um programa de exercícios não é tarefa fácil. Você precisa identificar seus pontos fortes e limitações e dar um passo de cada vez em direção às metas claras e a longo prazo. O melhor tipo de exercício é aquele que for fácil, conveniente e sustentável para você. É perfeitamente possível construir sua vida em torno do movimento e experimentar melhorias significativas na cognição e no humor. Tudo o que você precisa é de comprometimento e de um programa de exercícios bem elaborado.

Seu programa personalizado de EXERCÍCIOS

Um programa personalizado e sustentável de exercícios é fundamental para a saúde cerebral a longo prazo. Você já sabe que os exercícios aeróbicos e o treinamento de resistência são eficazes para proteger o cérebro contra o declínio relacionado à idade e, inclusive, para reverter os sintomas do Alzheimer precoce. O comportamento sedentário tem sido associado a diversos tipos de doenças crônicas, incluindo comprometimento cognitivo. Portanto, seu objetivo deveria ser incorporar movimentos ao longo do dia. Existe um tipo adequado de exercício para quase todas as pessoas — independente de limitações ou lesões —, e as páginas a seguir oferecem muitas sugestões para adaptar um programa saudável ao cérebro às suas necessidades específicas. Tenha em mente que implementamos as mudanças de forma mais bem-sucedida quando experimentamos ganhos imediatos relevantes, mensuráveis e visíveis. Nesta seção, você encontrará ferramentas para fazer com que seu programa de exercícios te ofereça tudo isso.

AUTOAVALIAÇÃO

Metas, pontos fortes e pontos fracos: avalie suas metas para um programa de exercícios e identifique fatores que possam favorecer ou atrapalhar seus esforços.

Metas: Qual é o seu plano de exercícios ideal para a saúde cerebral? Com que frequência gostaria de se movimentar ao longo do dia? Como a energia obtida com os exercícios mudaria outros aspectos de sua vida? Quais os sintomas que os exercícios poderiam melhorar? Que tipos de exercícios gostava de fazer antigamente? Consegue se imaginar praticando essas atividades agora?

Pontos fortes: Quais pontos fortes e recursos o ajudarão a alcançar suas metas?

Pontos fracos: Quais os obstáculos para suas metas?

1. Como você se beneficiará de um programa de exercícios?

Exemplos: Terei mais energia. Dormirei melhor. Terei mais foco e raciocínio mais afiado. Administrarei meus níveis de glicose de forma mais eficiente. Tarefas complexas ficarão mais fáceis para mim. Meu equilíbrio será melhor, o que reduzirá meu risco de quedas. Minha digestão melhorará (terei menos constipação intestinal).

2. Quais são as áreas mais importantes para aperfeiçoar?

Exemplos: Quero desenvolver um programa aeróbico que seja prazeroso e que eu possa executar com regularidade. Quero praticar exercícios sem agravar minha lesão no ombro. Preciso de um programa de exercícios fácil e conveniente. Minhas pernas são fracas — preciso desenvolver força nas pernas e melhorar meu equilíbrio.

3. Que obstáculos podem impedi-lo de se exercitar?

Exemplos: Não tenho tempo. Nunca gostei de exercícios. Tenho dores no joelho. Não tenho espaço em meu apartamento. Não tenho dinheiro para comprar equipamentos nem para me matricular em uma academia. Não tenho a energia necessária.

4. O que pode ajudá-lo a se exercitar? Quais são seus recursos?

Exemplos: Existem áreas destinadas a exercícios no trabalho que eu poderia usar durante o horário do almoço e, como complemento, posso fazer vinte minutos de exercícios no aparelho com pedais em casa, enquanto assisto ao noticiário. Posso fazer uma caminhada com um amigo durante minha pausa para o almoço. Tenho uma bicicleta que não uso há anos. Tenho uma lousa que pode ser pendurada na sala para monitorar meu progresso. Moro no quarto andar e posso usar a escada pelo menos três vezes por semana. Posso investir em um par de pesos ou em uma bicicleta ergométrica para minha casa. Eu poderia ir andando para o trabalho. Adoro dançar.

5. Quem pode ajudá-lo e como?

Exemplos: Eu poderia pedir ajuda a um colega de trabalho que pratica exercícios todos os dias durante o almoço. Meu cônjuge também quer começar a se exercitar. Meus filhos podem me ensinar a usar os pesos. Organizarei um clube de caminhadas na vizinhança. Levarei meu cachorro para passear duas vezes por dia. Vou me associar a um centro comunitário. Vou me integrar ao grupo de exercícios de minha igreja, ou fundar um. Vou perguntar se meus amigos têm algum equipamento de exercícios antigo que não usem.

6. Quando você vai começar?

Nossa recomendação: Você deveria começar assim que tiver tempo e recursos. Dar início a um programa de exercícios sem comodidade e sem eficácia conduzirá apenas ao fracasso. Ao mesmo tempo, não precisa adiar a prática de exercícios até desenvolver o programa perfeito. Comece com a primeira atividade em que deseja focar e escolha uma quantidade de tempo que possa ser dedicada a ela. Inicie com a intensidade mais baixa e, em seguida, vá adquirindo condicionamento físico e desenvolvendo o restante de seu programa em torno dessa atividade inicial.

ANTES DE COMEÇAR

Um aviso: antes de iniciar qualquer programa de exercícios, é muito importante consultar seu médico. Muitas pessoas têm quadros clínicos, como doenças cardíacas ou problemas de equilíbrio, que podem afetar sua capacidade de praticar exercícios. Toda pessoa com problemas de saúde só deveria dar início a um programa de exercícios sob a supervisão de um médico.

Exercícios para seu cérebro: nosso objetivo é ajudá-lo a ter um cérebro melhor e evitar a doença de Alzheimer. A rotina de atividades físicas apresentada a seguir não foi projetada para perda de peso ou aumento muscular. Você perderá peso e criará músculos mais fortes como resultado, mas nosso foco está em exercícios cientificamente comprovados que ajudem seu cérebro a envelhecer com sucesso e a evitar futuras doenças.

PASSO 1: PLANEJANDO SEU PROGRAMA DE EXERCÍCIOS

Características importantes de um programa de exercícios bem-sucedido

Conveniência: seu programa deve ser fácil. Se for muito difícil, você ficará desanimado.

Repetição: um programa de exercícios bem-sucedido deve ser repetido regularmente. As atividades passíveis de repetição são fáceis, eficientes e, idealmente, agradáveis.

Sucesso gradual: você precisa visualizar o sucesso naquilo que está fazendo. Isso pode ser tão simples quanto conseguir fazer nove agachamentos em vez de oito, ou conseguir pedalar um minuto a mais do que sua referência anterior.

Mensurabilidade: você deve ser capaz de medir quantos exercícios executou, e seu progresso deve estar visível o tempo todo. Você pode usar uma lousa em sua casa, um notebook ou um aplicativo em seu smartphone.

Três dicas privilegiadas

Priorize os exercícios: é fácil dar desculpas para não se exercitar. Comprometa-se a fazer algum tipo de movimento todos os dias: qualquer exercício é melhor do que nenhum. Se não sentir vontade de praticar exercícios, prometa que vai começar e pratique por, pelo menos, cinco minutos.

Desenvolva hábitos diários: comece com uma atividade que aprecie e se concentre nela até transformá-la em um hábito (por exemplo, uma caminhada rápida pela vizinhança todas as manhãs). Se não aprecia nenhum tipo de exercício, comece com a atividade mais conveniente e mais cômoda — e aquela da qual mais gosta ou da qual desgosta menos. **Cuidado com um programa de exercícios excessivamente ambicioso:** comece aos poucos e vá desenvolvendo a partir daí. Sempre comece com um ritmo e uma quantidade de tempo um pouco maiores do que você se considera capaz de fazer e, em seguida, vá aumentando gradualmente a cada semana. Faça anotações, detalhando cada aumento. Depois de conquistar certa dinâmica — quando tiver alcançado 50% de seu objetivo —, pode acrescentar outros exercícios, como alongamento e fortalecimento.

Configurando sua "academia"

Embora se matricular em uma academia seja ótimo para estimular a prática de exercícios, sua casa deveria ser a base de seu programa de exercícios. Em casa, você pode treinar sempre que quiser, sem ser obrigado a se vestir, dirigir e gastar tempo e dinheiro preciosos apenas para praticar seus exercícios diários.

É possível fazer um treino abrangente em casa, sem nenhum equipamento. A tarefa é aumentar sua frequência cardíaca e usar a resistência para desenvolver os músculos (flexão de braços, abdominais, pranchas, agachamentos, bíceps e elevação de ombros, usando qualquer objeto da sala como se fossem pesos). Imagens e explicações sobre os exercícios a seguir e outros mais estão disponíveis em nosso site, TeamSherzai.com. Dito isso, os equipamentos são úteis, especialmente para aqueles que têm menos experiência com exercícios.

Itens recomendados

- **Pesos** (Halteres de 2 kg a 5 kg, caneleiras de 0,5 kg, 1 kg ou 1,5 kg ou um conjunto de elásticos de resistência.)
- **Colchonete** (Se não tiver tapete.)
- **Bicicleta ergométrica** (Opcional, mas muito recomendada, por ser uma excelente opção para aqueles com problemas de equilíbrio. Comprar um assento confortável tornará a pedalada mais agradável.)
- **Aparelho com pedais** (Se não houver espaço para uma bicicleta; pode ser usado com as pernas e também com os braços.)
- **Cadeira estável** (Para se apoiar em exercícios de equilíbrio.)
- **Esteira** (Opcional, e só se você não tiver problemas de equilíbrio.)

Lesões

Evitando lesões: certifique-se de se alongar adequadamente antes e depois dos exercícios. Consulte a seção "Treinamento de flexibilidade", na página 185, para mais detalhes.

Treinando com lesões: para entorses e distensões musculares, use o método RICE (Descanso, Gelo, Compressão, Elevação). Consulte um médico o mais rápido possível. Dê à articulação ou ao músculo tempo para se curar, e se concentre em exercitar outras partes do corpo. Por exemplo, se lesionar seu joelho, pode se concentrar no fortalecimento de seus braços e ombros até se recuperar.

Se você sofre de um problema crônico que limita suas atividades e o proíbe de fazer exercícios com pesos, pode tentar uma bicicleta reclinada ou praticar exercícios em uma piscina (exercícios de resistência ou caminhada rápida na extremidade menos profunda), pois ambos reduzem o estresse sobre as articulações. Também pode tentar exercícios menos intensos, como ioga, tai chi ou até dança de salão. Tenha em mente que existem diferentes tipos de ioga e tai chi: alguns se concentram em flexibilidade e movimentos moderados (ioga restauradora e tai chi de forma lenta); outros se concentram na força ou no condicionamento físico aeróbico (power ioga e tai chi de movimentos amplos). Se for participar de aulas presenciais, pode ligar com antecedência e perguntar ao instrutor se o estilo seria apropriado para alguém com seu nível de condicionamento físico e com suas limitações. Se estiver procurando por aulas on-line, use palavras-chave como "moderado" e "iniciante" para encontrar o estilo e o nível adequados.

PASSO 2: OBJETIVOS DIÁRIOS

Esforce-se para aumentar:

- Uso de escadas.
- Movimentos enquanto assiste à televisão.
- Caminhadas ou pedaladas sempre que possível.
- Uso de um simulador de escadas durante o trabalho.

- Danças, exercícios de tai chi ou prática de ioga em casa.
- Agachamentos ou subidas em um banquinho durante o trabalho ou na sala de sua casa.
- Flexão de braços na parede, sempre que houver uma oportunidade.
- Exercícios isquiotibiais com caneleiras na cozinha/sala/quarto.
- Abdominais na cama, pela manhã.

Esforce-se para eliminar:

- Longas horas de comportamento sedentário, como ficar sentado atrás de uma mesa de escritório ou dentro de seu carro.
- Assistir à televisão sem se exercitar.
- Elevadores.
- Dias inteiros sem nenhum tipo de exercício.

Tipos de exercício

Agora que conhece os fundamentos básicos dos exercícios em casa e no escritório, eis aqui algumas das atividades que recomendamos:

Exercícios aeróbicos

Escolha uma dessas atividades para fazer diariamente.
- Caminhadas rápidas.
- Bicicleta ergométrica, reclinada ou não reclinada.
- Polichinelos.
- Simulador de escadas.
- Escadas.
- Dança.
- Artes marciais (taekwondo, karatê, kickboxing).
- Subir e descer de um banquinho estável.

Ao executar esses exercícios, você deve transpirar levemente e ter dificuldades para terminar a seguinte frase em apenas uma respiração: "O trem chegou na estação de Boston uma hora depois do esperado." Se precisar parar no meio da frase para uma segunda respiração, é porque alcançou um nível de intensidade adequado. Você também pode ser um pouco mais científico. Abaixo, apresentamos uma fórmula para calcular sua frequência cardíaca máxima, com base na idade (você também pode encontrar essa fórmula em nosso site: TeamSherzai.com).

Frequência cardíaca máxima (FCM): quando seu médico lhe der permissão para se exercitar, seu objetivo deveria ser atingir sua FCM específica durante os períodos de exercícios aeróbicos.

207 − (Idade × 0,7) = FCM.

Para uma pessoa com 70 anos, o cálculo é o seguinte:

207 − (70 × 0,7) = 207 − 49 = 158.

Se for muito difícil alcançar essa frequência cardíaca, use a frase mencionada acima como referência.

Treinamento de força e resistência

Estes exercícios irão ajudá-lo a desenvolver força e estabilidade. Escolha um e pratique todos os dias. Sinta-se à vontade para trocá-los, criando um treino mais equilibrado. Para vídeos de cada exercício, visite nosso site (TeamSherzai.com).

- Agachamentos.
- Agachamentos afundos (para frente, para trás, lateral).
- Extensões das pernas.
- Abdominais supra.
- Pranchas.
- Rosca-bíceps.
- Rosca-tríceps.
- Elevação de ombros.
- Flexão de braços (normal e na parede).

Treinamento de equilíbrio

Seguem, abaixo, os exercícios para equilíbrio. Escolha um e pratique todos os dias. Mantenha uma cadeira ao seu lado se estiver começando ou caso não se sinta firme.

- **Caminhada do calcanhar-dedão do pé:** coloque o calcanhar de um dos pés na frente dos dedos do outro pé; ambos devem se encostar. Ande em

linha reta enquanto se concentra em um ponto à sua frente. Não olhe para seus pés.
- **Equilíbrio em uma perna só:** mantenha-se em pé sobre uma perna só, usando uma cadeira como apoio. Eleve a outra perna, trazendo o joelho para a frente, e aguarde de 10 a 12 segundos. Abaixe a perna e repita do outro lado. Se quiser um desafio ainda maior, faça a elevação da perna sem se apoiar em uma cadeira.
- **Elevações posteriores da perna:** mantenha-se em pé sobre uma perna só, usando uma cadeira como apoio. Eleve a outra perna, empurrando o joelho para trás, e aguarde de 10 a 12 segundos. Abaixe a perna e repita do outro lado. Se quiser um desafio ainda maior, faça a elevação da perna sem se apoiar em uma cadeira.
- **Elevações laterais da perna:** mantenha-se em pé sobre uma perna só, usando uma cadeira como apoio. Eleve a outra perna, estendendo-a lateralmente, e aguarde de 10 a 12 segundos. Recolha sua perna até a linha média do corpo e repita do outro lado. Se quiser um desafio ainda maior, faça a elevação da perna sem se apoiar em uma cadeira.
- **Ioga:** a postura da árvore é excelente para fortalecer o equilíbrio. Inicialmente, você pode praticá-la com as costas apoiadas na parede ou com a parte lateral do corpo (a perna de sustentação) na parede. À medida que seu equilíbrio for melhorando, tente se afastar da parede. Se quiser que a postura fique ainda mais desafiadora, pode tentar fazê-la com os dois braços se tocando acima da cabeça, ou com os olhos fechados. A postura da cadeira e do guerreiro 2 são outras excelentes opções para o fortalecimento dos músculos das pernas e do tronco. Certifique-se de começar aos poucos e de não descuidar da respiração.
- **Tai chi:** a forma curta Yang é mais adequada aos iniciantes. Visite o TeamSherzai.com para assistir a um vídeo.

Treinamento de flexibilidade

Exercícios de alongamento ou flexibilidade são uma parte importante de qualquer programa de atividades físicas. Eles são concebidos para lhe proporcionar mais flexibilidade nas atividades diárias e são úteis após os exercícios aeróbicos e o treinamento de resistência. Uma das principais razões pelas quais as pessoas sofrem pequenas lesões, como estiramentos e desgastes de ligamentos e tendões, é o fato de não se alongarem corretamente. Essas pequenas lesões se tornam, então, mais um impedimento para a prática de exercícios regulares.

Primeiro, faça um aquecimento por alguns minutos com uma caminhada leve (alongar seus músculos antes de aquecê-los pode resultar em lesões). Repita cada exercício de alongamento de três a cinco vezes. Você deveria sentir um estiramento, uma queimação, moderados mas sem dor. Lentamente, assuma a postura desejada e mantenha o alongamento entre dez e trinta segundos. Relaxe, respire normalmente e repita, tentando se alongar ainda mais.

Eis aqui os nove principais exercícios de flexibilidade que você deveria fazer regularmente ao longo do dia:

- **Alongamento do pescoço:** Incline a cabeça de um lado para o outro e da frente para trás. Prossiga com suaves movimentos circulares do pescoço.
- **Alongamento dos ombros e das costas:** Entrelace seus dedos e levante os braços acima da cabeça, com as palmas das mãos voltadas para o teto. Estenda os cotovelos e faça força com os braços para cima.
- **Alongamento dos rotadores dos ombros:** Dobre seu cotovelo direito para trás e coloque o braço atrás das costas, com a palma da mão virada para fora. Segurando uma toalha com a mão esquerda, estenda esse braço sobre a cabeça. Lentamente, dobre o cotovelo esquerdo, levando sua mão esquerda na direção de sua mão direita. Segure firmemente ambas as extremidades da toalha. Durante a respiração, você pode aproximar as mãos, o que aumenta o alongamento.
- **Alongamento dos pulsos:** Gire os pulsos em círculos (para dentro e para fora). Estenda seu braço e use a mão oposta para alongar seus dedos para cima e para baixo.
- **Alongamento da região lombar:** Sente-se no chão com as costas eretas e as pernas estendidas à sua frente. Lentamente, vá inclinando o tronco para a frente e alcance os dedos dos pés. Vá progredindo calmamente. Com o tempo, seu abdômen se aproximará de suas coxas e sua cabeça, de seus joelhos.
- **Alongamento do quadril:** Fique em pé. Faça movimentos circulares com seus quadris para ambas as direções. Então, com o quadril estabilizado, estenda seu tronco para cada um dos lados, enquanto alonga sua cintura.

- **Alongamento dos isquiotibiais:** Fique em pé. Dobre seu corpo pela cintura, alongando seu tronco sobre a parte anterior de suas coxas. Tente encostar a mão no chão. Se seus isquiotibiais estiverem rígidos, dobre seus joelhos. Com o tempo, à medida que seus músculos, ligamentos e tendões começarem a ceder, trabalhe para deixar suas pernas retas.
- **Alongamento dos joelhos:** Coloque as mãos nos joelhos e faça movimentos circulares com eles para dentro e para fora. Dobre-os e retifique-os suavemente.
- **Alongamento dos tornozelos:** Gire os tornozelos para dentro e para fora. Quando estiver sentado, use sua mão para alongar seu pé para cima, para baixo, para a esquerda e para a direita.

OBSTÁCULOS COMUNS

Lesões físicas: Deixe a área lesionada descansar. Procure ajuda de seu médico — peça recomendações específicas sobre como curar a lesão ou impedir que ela piore. Concentre-se em exercitar as áreas não lesionadas. Se tiver uma lesão no ombro, por exemplo, concentre-se no fortalecimento de suas pernas.

Quadros clínicos: Quadros clínicos como doenças cardíacas, artrite crônica e fascite plantar devem ser discutidos com seu médico, para identificar quais exercícios você consegue e não consegue executar com segurança.

Falta de tempo: Você sempre pode modificar sua rotina diária, de modo a incluir alguma atividade física. Pode usar as escadas em vez do elevador, ou estacionar um pouco mais longe de seu prédio. Pode fazer algumas flexões de braços e agachamentos em seu escritório durante o horário de almoço, ou pedalar até o trabalho sempre que as condições meteorológicas permitirem. Nossa opção favorita é ter uma bicicleta reclinada ou um aparelho com pedais na sala de sua casa, para que você possa fazer exercícios enquanto assiste à TV ou lê.

Mau tempo: Use roupas apropriadas, ou se exercite em casa ou em ambientes fechados.

Não gostar de exercícios: Você gostará ainda menos da doença de Alzheimer e de outras doenças do cérebro. Lembre-se do motivo pelo qual você está se exercitando. Pense nos benefícios para seu cérebro e para sua saúde geral. Faça dos exercícios algo agradável, combinando-os com uma atividade mental gratificante. Muitos tipos de exercícios não exigem que você se concentre no que está fazendo — você pode colocar um pé na frente do outro sem necessidade de atenção consciente. Músicas, audiolivros, podcasts, programas de TV e filmes podem ser apreciados durante a prática de exercícios.

NOSSA ABORDAGEM PESSOAL AOS EXERCÍCIOS

- Nossa rotina diária de exercícios acontece em dois locais: na sala de nossa casa e em nosso consultório.
- Em nossa sala, temos uma bicicleta ergométrica, pesos e elásticos de resistência, um colchonete, uma pequena escadinha (para subir e descer) e espaço suficiente para flexões de braços e abdominais.
- Em nosso consultório, temos um simulador de escadas, um aparelho minielíptico, halteres e um colchonete para abdominais. Também usamos mesas para trabalhar em pé.
- Gostamos de nos exercitar entre as reuniões e o atendimento aos pacientes. Também conseguimos enviar e-mails e gravar arquivos de áudio enquanto usamos o simulador de escadas e o aparelho minielíptico. Fazemos alguns minutos de exercícios de alta intensidade regularmente e conseguimos completar nosso programa ao longo do dia sem precisar trocar nossas roupas nem dirigir até a academia.
- Aprimoramos nossa resistência usando escadas, desfrutando de uma caminhada rápida durante o horário de almoço e usando a bicicleta ergométrica em nossa sala enquanto assistimos à série *The Big Bang Theory*.
- Fazemos taekwondo em família três vezes por semana.
- Nosso lazer nos fins de semana sempre inclui atividades físicas, como natação, tênis, pedaladas ao longo da praia de Santa Monica, e caminhadas em Topanga e Runyon Canyons.
- Nossas metas de exercícios aparecem em nossa lista do Google Tarefas. Nós as verificamos todos os dias e nos esforçamos para garantir que todos em nossa família sejam bem-sucedidos em seus programas de exercícios.

PLANO SEMANAL DE EXERCÍCIOS

Lembre-se de que um plano de exercícios eficaz precisa ser conveniente e fácil de executar. Esforce-se para minimizar ou eliminar longas idas à academia, exercícios excessivamente complicados ou exercícios que considere chatos ou pouco inspiradores. Recomendamos que comece a praticar exercícios na sala da sua casa, ou no ambiente em que costuma assistir à TV e relaxar. Faça exercícios no início da manhã, durante o horário de almoço (nesse caso, você pode se exercitar em seu escritório ou em algum lugar próximo), ou em casa, após o trabalho.

Este plano de uma semana se concentra no alongamento, em exercícios aeróbicos e no treinamento de força, e é acessível a quase todos (desde que devidamente adaptado). Você pode escolher outros exercícios das listas anteriores ou qualquer atividade física que lhe pareça interessante.

Segunda-feira

ALONGAMENTO: Comece se alongando por 5 a 10 minutos. Consulte os exercícios de treinamento de flexibilidade para alongar seu pescoço, ombros, quadril, isquiotibiais e tornozelos.

APARELHO COM PEDAIS: Encontre uma cadeira confortável. Ligue a TV no noticiário ou em seu programa favorito e comece a usar seu aparelho com pedais, com uma velocidade média entre 1,5 km/h e 3 km/h. Aumente a velocidade para 5 km/h durante o primeiro intervalo comercial (desacelere caso você não consiga manter essa velocidade durante todo o intervalo). Ao fim do intervalo, volte a pedalar com a velocidade entre 1,5 km/h e 3 km/h. Mantenha uma velocidade normal durante o intervalo comercial seguinte. Continue com esse padrão de exercícios aeróbicos, alternando entre baixa e alta intensidade durante todos os outros intervalos comerciais, pedalando de 30 a 45 minutos no total. Talvez leve algum tempo até você conseguir chegar a períodos mais longos de alta intensidade — quando iniciamos um programa de exercícios, o mais importante é a continuidade.

AGACHAMENTOS: Afaste seus pés a uma distância entre 45 cm e 60 cm. Fique em pé e, em seguida, dobre os joelhos em aproximadamente 90 graus, enquanto faz força para trás com o quadril. Contraia o abdômen para sustentar a região lombar, e seus joelhos não devem ultrapassar o alinhamento com seus pés, para evitar dores. Se o equilíbrio for um problema para você, apoie-se no encosto de uma cadeira, a fim de obter uma ajuda suplementar. Sua intenção é progredir calmamente e de forma controlada. Comece com cinco repetições, ou o máximo que aguentar fazer sem comprometer sua integridade física. Aumente o número de repetições com o passar do tempo.

Terça-feira

ALONGAMENTO: Repita a rotina de alongamento da véspera. Certifique-se de desafiar a si mesmo com os exercícios de flexibilidade, mas não a ponto de sentir dor.

APARELHO COM PEDAIS: Repita a rotina de exercícios aeróbicos de baixa a alta intensidade de segunda-feira, entre 30 e 45 minutos.

FLEXÕES DE BRAÇOS: Faça de cinco a dez flexões de braços na parede ou no chão, com os joelhos dobrados, para um apoio suplementar. Se estiver acostumado a fazer flexões de braços regularmente, faça pelo menos dez, mantendo o abdômen contraído e as costas retas.

Quarta-feira

DESCANSO

Quinta-feira

ALONGAMENTO: Repita a rotina de alongamento, mas, se possível, alongue-se mais intensamente dessa vez (mas não ao ponto de sentir dor).

APARELHO COM PEDAIS: Repita a mesma rotina de exercícios aeróbicos de baixa a alta intensidade, entre 30 e 45 minutos. Dessa vez, tente aumentar sua velocidade durante cada intervalo comercial e se esforce para mantê-la durante todo o intervalo.

AGACHAMENTOS: Repita os agachamentos de segunda-feira, mas acrescente pelo menos uma repetição, mantendo, ao mesmo tempo, a integridade física e o equilíbrio.

Sexta-feira

ALONGAMENTO: Repita a rotina de alongamento e continue desafiando sua flexibilidade.

APARELHO COM PEDAIS: Repita a rotina do dia anterior (aumente sua velocidade durante cada intervalo comercial e se esforce para manter sua velocidade durante todo o intervalo).

FLEXÕES DE BRAÇOS: Repita as flexões de braços na parede ou no chão, com os joelhos dobrados. Acrescente pelo menos uma repetição.

Sábado

DESCANSO

Domingo

DESCANSO

À medida que for ganhando força e confiança, seu objetivo deve ser se exercitar cinco ou mais dias por semana. Com o tempo, você pode acrescentar sessões prolongadas de exercícios aeróbicos intensos, mais repetições nas séries de treinamento de resistência (acrescentando um agachamento ou uma flexão de braços por semana) e, finalmente, duas ou mais séries de treinamento de resistência por repetição.

5.

Descontração

O rígido e pragmático coronel Thompson, veterano da guerra do Vietnã, estava com 70 e poucos anos. Quando nos encontramos com ele e sua esposa, Clara, no Hospital dos Veteranos, em Loma Linda, eles pareciam desfrutar da aposentadoria. Eles nos contaram sobre suas viagens de carro ao longo da costa da Califórnia e sobre como adoravam visitar seus filhos e netinhos. Mas vieram nos procurar porque estavam preocupados com a memória do coronel. Ele havia ficado cada vez mais esquecido ao longo do ano anterior, e isso o estava deixando nervoso.

"No começo, pensei que era amnésia seletiva", disse Clara, "mas ele está se esquecendo muito mais. Às vezes, perde o fio de seu pensamento antes que consiga completar uma frase — e aí ele fica bravo". Ela continuou, afirmando que, quando se conheceram, cinco anos antes, suspeitou que o coronel tivesse algum tipo de transtorno de déficit de atenção (TDA). Ele era um homem inteligente, com uma mente muito acelerada, o que dificultava a concentração. O coronel confessou que sempre teve TDA e que, nos últimos anos, o quadro piorara muito. Admitiu que seus problemas de atenção estavam começando a afetar atividades diárias complexas, como dirigir e administrar suas finanças. Embora ainda pudesse realizar tais atividades, elas pareciam cada vez mais difíceis. Ele também estava mais ansioso do que nunca. Insistia em apontar sua falta de concentração como a fonte de problemas. "Meu cérebro não funciona mais como costumava funcionar", contou ele, "e isso me frustra". Conforme a conversa prosseguia, o coronel foi ficando cada vez mais angustiado. Em alguns momentos, ele chegou até a lacrimejar.

Durante os testes neuropsicológicos, o coronel rejeitou algumas instruções, dizendo: "Eu sei isso. Não preciso de um teste." Os resultados mostraram que ele tinha um déficit de atenção e rememoração. Sua ressonância magnética revelou alguns vasos sanguíneos danificados, bem como uma atrofia em todo o cérebro. Devido a essas alterações cognitivas e fisiológicas, nós o diagnosticamos com CCL (comprometimento cognitivo leve). Durante o exame físico, também descobrimos que o coronel tinha uma frequência cardíaca de repouso anormalmente alta, de 96 batimentos por minuto, e suas medições de pressão arterial indicavam 160/90 e 180/110 (números elevados também foram registrados em consultas anteriores). Esses números altos deviam resultar do estresse crônico e de excesso de adrenalina. Assim como muitos dos pacientes com os quais já trabalhamos, ele parecia estar preso em um círculo vicioso: sua incapacidade de se concentrar causava estresse, e esse estresse prejudicava sua capacidade de se concentrar.

O estresse e o cérebro

O estresse aparece sob muitas formas. A medicina convencional foca em dois tipos: o estresse agudo e o estresse crônico. O estresse agudo prepara o corpo para a ação — fazer um discurso para um grupo numeroso de pessoas, por exemplo, ou subir um lance de escadas. Esse tipo de estresse é limitado no tempo. Ele se manifesta como uma breve descarga e depois se dissipa. Mas o estresse crônico perdura. Pode ser definido como nossas respostas física e mental a um período prolongado de pressão emocional. Esse tipo pode causar danos consideráveis ao corpo e ao cérebro, se não for gerenciado corretamente. A principal diferença entre o estresse agudo e o crônico é a quantidade de tempo em que uma pessoa fica exposta a ele.

Preferimos considerar o estresse de um modo um pouco mais abrangente. Sim, as distinções entre as formas aguda e crônica são válidas, mas não dizem tudo. Todo estresse agudo é útil? Todo estresse crônico é ruim? Isso depende inteiramente de como você gerencia o estresse. Por vezes, o estresse agudo nos sobrecarrega, o que pode ser pouco saudável. Estudos demonstraram que períodos agudos de estresse podem, efetivamente, danificar estruturas cerebrais. Por outro lado, o estresse crônico nem sempre é prejudicial. Perseguir metas a longo prazo em busca de um marco importante (obter um diploma acadêmico, por exemplo, ou alterar um hábito vitalício) pode parecer avassalador, mas, na realidade, esse tipo de ação objetiva cria uma considerável reserva cognitiva (uma medida da resiliência do cérebro). O estresse inerente pode, de fato, ser crônico, mas se adapta à sua perspectiva e ao seu propósito. Possui uma orientação e uma cronologia: você define a meta e tem o controle. Nós dois experimentamos quantidades significativas de estresse na faculdade de medicina e no exercício da clínica médica, mas, ainda assim, ele está relacionado às nossas metas como seres humanos. Perseguir a realização desses antigos sonhos nos tornou mais fortes e mais resilientes. Não tenha medo desse tipo de estresse: abrace-o, desde que você esteja no controle e seja capaz de gerenciá-lo.

O tipo de estresse no qual focamos ao trabalhar com nossos pacientes é o que chamamos de estresse descontrolado — você não o comanda e tampouco o escolheu. Ele não tem um propósito nem um significado, e parece não ter fim. O estresse descontrolado e implacável coloca o corpo em sobremarcha autônoma e, logo em seguida, aumenta o cortisol, um hormônio esteroide produzido pela glândula suprarrenal. O objetivo do cortisol é fornecer energia ao corpo em situações de estresse. Em resposta, os índices glicêmicos disparam. Embora índices glicêmicos mais elevados nos ajudem a lutar contra ameaças imediatas, também causam danos consideráveis a longo prazo, como ansiedade e depressão, problemas digestivos, distúrbios do sono e diminuição da função imunológica, o que nos torna mais vulneráveis a infecções e ao câncer. O cortisol cronicamente elevado também pode levar à resistência à insulina. O cérebro é muito suscetível a essas alterações fisiológicas. Vários estudos demonstraram que o cortisol elevado aumenta o risco de desenvolver Alzheimer. O cortisol também foi associado à atrofia do hipocampo. Novas evidências indicam que o estresse descontrolado e níveis elevados de cortisol podem, até mesmo, mudar a forma como nossos genes são ativados e desativados.

Os múltiplos efeitos negativos do estresse descontrolado incluem:

Ansiedade e depressão: Aparentemente, o estresse descontrolado inibe a produção de serotonina e outros neurotransmissores importantes, além de prejudicar as conexões sinápticas que ajudam a lidar com as situações estressantes. Como resultado, experimentamos aumento de ansiedade e de depressão, ambos fatores de risco significativos para a doença de Alzheimer.

Comprometimento da função imunológica: O estresse descontrolado prejudica a sinalização das células imunológicas e também reduz o nível de glóbulos brancos. O corpo fica menos capacitado de se defender de doenças agudas, além de demorar mais para se curar. Para o cérebro, isso significa que os subprodutos metabólicos se acumulam e causam danos substanciais ao longo do tempo.

Comprometimento da atenção: Altos níveis de cortisol e epinefrina, liberados durante o estresse, prejudicam o crescimento de neurônios no lobo frontal, uma região cerebral que controla a concentração, a atenção, a tomada de decisão, a avaliação e a formação da memória.

Aumento de inflamações: O estresse descontrolado pode desencadear uma série de reações químicas, danificando células e vasos sanguíneos e causando inflamações no tecido neural.

Aumento de subprodutos oxidativos: Os subprodutos oxidativos reativos gerados pelo estresse descontrolado podem prejudicar significativamente as células cerebrais e os tecidos.

Atrofia do cérebro: O estresse, literalmente, atrofia o cérebro. Ele pode interferir na produção de novas estruturas celulares e destruir células plenamente desenvolvidas no hipocampo, bastando, para isso, apenas um único evento estressante. Um estudo conduzido por pesquisadores da Universidade McGill revelou que idosos com níveis aumentados de cortisol apresentaram, em média, uma redução de 14% no volume do hipocampo e um comprometimento da memória vinculada a este. Quando o hipocampo é danificado pelo cortisol, ele tem dificuldades para regular o sistema de estresse do corpo. Isso provoca a secreção de ainda mais cortisol, um círculo vicioso que, por sua vez, prejudica um número ainda maior de células.

Aumento de beta-amiloide: Alguns dados sugerem que uma reação química específica relacionada ao estresse — a liberação do fator de liberação de corticotropina (CRF, na sigla em inglês) — pode contribuir para o acúmulo de amiloide. Um estudo descobriu que um CRF elevado no cérebro parece aumentar os níveis de amiloide.

Ativação e função dos genes: O estresse descontrolado altera nossos genes e sua expressão. Conforme ficou demonstrado, o estresse diminui o crescimento de novas células e prejudica a neuroplasticidade (a capacidade dos circuitos neurais de se adaptar e sobreviver). Um estudo descobriu que alterações na expressão gênica levaram a níveis alterados de BDNF (fator neurotrófico derivado do cérebro): o estresse reduziu o nível de BDNF, inibindo o crescimento de novos neurônios e de conexões entre eles, enquanto os exercícios, uma atividade que combate o estresse, pareceram aumentar os níveis de BDNF.

Ganho de peso: O estresse descontrolado tem sido sistematicamente associado ao ganho de peso, que, conforme sabemos, é um fator de risco para doenças cardíacas, câncer e demência.

Aumento da frequência cardíaca e da pressão arterial: Os hormônios do estresse, o cortisol e a epinefrina, causam aumento da frequência cardíaca e da pressão arterial, ambos fatores de risco vascular que promovem o declínio da capacidade cognitiva.

Interferência em comportamentos saudáveis de estilo de vida: Quando vivenciamos um estresse acentuado, ficamos menos capacitados a processar nossas emoções ou a acessar mecanismos de defesa. Como resultado, nos sentimos rapidamente exaustos, sobrecarregados e incapazes de manter comportamentos saudáveis: nosso sono sofre perturbações, tendemos a desejar alimentos açucarados e gordurosos, e o cansaço nos impede de praticar exercícios.

Um plano para o coronel

O segredo para reverter os sintomas cognitivos do coronel e ajudá-lo a evitar um diagnóstico mais severo era diminuir seu estresse e sua ansiedade. Ambos estavam afetando negativamente sua memória e sua qualidade de vida. Aprendemos muito sobre o coronel naquele primeiro encontro. Ficamos sabendo que ele era bastante resistente aos medicamentos farmacêuticos — logo, administrar um ansiolítico estava fora de questão. Poderíamos afirmar, a partir de sua linguagem e de suas experiências — a maneira como falava sobre seus passatempos e sua família —, que ele, provavelmente, não era o tipo de pessoa que entraria em um *ashram*, se sentaria com as pernas cruzadas e entoaria um mantra. Esse tipo de meditação não funcionaria para ele. Mas nem todas as formas de meditação exigem que a pessoa fique sentada em silêncio. Nos ensinamentos budistas tradicionais sobre meditação, há várias maneiras de acalmar a mente: é possível ficar sentado, caminhar, ficar em pé, ou, até mesmo, deitar-se.

Pelo fato de o coronel já passar a maior parte do dia sentado, queríamos introduzir um tipo de prática diferente em sua vida. Sugerimos que ele andasse. A meditação em movimento foi estudada em centros de meditação e testada em diversos grupos. As pessoas a descrevem como revigorante, e ela pode ser um meio muito útil de desenvolver a concentração. Para muitos de nós, pode ser até mais relaxante do que a meditação sentada.

O coronel descreveu sua vizinhança como tranquila e favorável às caminhadas, o que era um excelente começo. Ele precisaria de um ambiente seguro, controlado, para colocar em prática a meditação em movimento. Recomendamos que o coronel escolhesse um trajeto específico, evitando perambulações a esmo. Começar em um ponto e terminar em outro criaria uma sensação de atividade regrada — a base do pensamento meditativo. Quando o corpo percorre um circuito familiar, a parte da mente responsável por resolver problemas fica livre para descansar e nos sentimos mais relaxados.

Era importante que o coronel entendesse que não se tratava de uma caminhada aeróbica (embora a caminhada aeróbica seja muito benéfica para a saúde do cérebro, como mostramos no capítulo "Exercícios"). Nós o estimulamos a começar a caminhar mais lentamente do que o normal e a encontrar um ritmo que lhe trouxesse uma sensação de conforto. Seu ritmo poderia variar dependendo de como ele se sentisse (às vezes, quando estamos inquietos, a caminhada acelerada pode ser relaxante). Quando ele encontrasse um ritmo que fosse fácil de manter, ele deixaria sua atenção serenar. Ele poderia pensar em se desprender de seu corpo, permitindo que este o conduzisse naquela caminhada. Nós o incentivamos a sentir o chão sob seus pés, a tensão dos músculos da perna, o leve balançar de seus braços.

Para ajudá-lo a se manter presente e focado, sugerimos que atribuísse um nome aos seus passos. Ele havia passado grande parte de sua vida marchando, e tinha boas lembranças de sua época no serviço militar, de modo que tentamos fazer com que aquele exercício fosse tão regrado quanto possível (nunca usaríamos associações com as Forças Armadas se estivéssemos trabalhando com um veterano que sofresse de transtorno de estresse pós-traumático, mas este não era o caso). Propusemos que ele falasse "um, dois" enquanto caminhava, e ele respondeu que preferia "esquerda, direita". O importante nessa atribuição de nomes era a retroalimentação: se ele olhasse para baixo e percebesse que seus pés estavam descoordenados em relação aos seus estímulos verbais, ele constataria que sua atenção havia se dissipado. Dissemos a ele que era normal se distrair, e que ele não deveria ficar chateado consigo mesmo. Se ele visse algo interessante ou belo que chamasse sua atenção, ele poderia olhar para aquilo, mas deveria parar de andar na mesma hora e assumir que a meditação havia sido interrompida. Assim que estivesse pronto, poderia recomeçar.

Para nossa surpresa, essa ideia pareceu empolgar o coronel. Ele agradeceu por termos lhe oferecido uma alternativa aos medicamentos farmacêuticos e concordou em começar a trabalhar imediatamente.

Explorando a meditação

Costumávamos nos sentir desconfortáveis quando alguém mencionava os benefícios da meditação. Nossa formação médica não nos ensinara nada sobre isso — em nossa época de estudantes de medicina e de residentes, não havia pesquisas sólidas e fundamentadas que defendessem a meditação para a saúde cerebral ou até mesmo para a saúde geral. Embora soubéssemos que as atividades de atenção plena pudessem proporcionar uma sensação de serenidade, duvidávamos que tivessem quaisquer benefícios terapêuticos para pessoas com CCL ou demência. E, então, nos mudamos para a Califórnia. Quase todos os nossos pacientes aqui praticam alguma forma de meditação ou de ioga, e nos perguntam sobre os benefícios. Decidimos que precisávamos investigar mais a fundo.

Começamos examinando as pesquisas que exploravam as ondas cerebrais envolvidas na meditação. As ondas cerebrais são impulsos elétricos coordenados que resultam da intercomunicação dos neurônios. Encontramos vários estudos que mostravam como a meditação emite ondas theta, responsáveis por um estado de vigília relaxada. Quase todas as atividades relaxantes aumentam as ondas theta em diferentes regiões do cérebro. Até mesmo quando estamos realizando algo que envolve uma rotina motora complexa, como tocar piano ou esquiar, podemos nos encontrar "na zona", um estado cerebral no qual estamos vivenciando a atividade, em vez de pensar nela. Algumas vezes, isso é definido como experiência ideal, ou conforme diz Mihaly Csikszentmihalyi, "fluxo". Sabíamos que esse tipo de estado mental era fundamental tanto para o foco quanto para o gerenciamento do estresse.

Sabíamos, também, que a maioria de nós passa nossos dias em um estado mental bastante diferente. Vivemos em um mundo de distrações. Somos constantemente interrompidos por chamadas telefônicas, e-mails, mensagens de texto e alertas das redes sociais. Nos convencemos de que executar várias tarefas ao mesmo tempo é a chave para a produtividade, mas o que estamos fazendo, na verdade, é uma rápida "troca de tarefas", e isso exerce um estresse gigantesco sobre o cérebro. Um estudo de 2011, publicado na revista *Proceedings of the National Academy of Sciences*, mostrou que ser uma pessoa multitarefas tem um preço alto sobre a memória operacional de adultos mais velhos (entre 60 e 80 anos). Os pesquisadores pediram aos participantes que assistissem a uma cena gravada e, em seguida, a interromperam por vários segundos, mostrando, em seu lugar, a imagem do rosto de uma pessoa. Os participantes, então, foram convidados a identificar o gênero da pessoa e sua idade aproximada. Depois, eles foram interrogados a respeito da cena original. Os indivíduos mais velhos tiveram dificuldades para se desvencilhar da interrupção e recordar a cena anterior. Um grupo de controle de adultos mais jovens (entre 20 e 30 anos) apresentou uma dificuldade muito menor com a mesma tarefa. Os pesquisadores também analisaram a atividade cerebral por meio de ressonâncias magnéticas funcionais e encontraram diferenças nítidas entre os cérebros mais velhos e os mais jovens: os cérebros mais jovens conseguiam retornar facilmente à atividade anterior, enquanto que, nos cérebros mais velhos, as áreas associadas à interrupção permaneciam estimuladas. O estudo concluiu que ser multitarefas na terceira idade pode resultar em uma importante perturbação da memória.

Começamos a pensar que a meditação poderia ser um antídoto para as distrações contemporâneas. Se ela podia nos ajudar a focar, também poderia nos ajudar a reduzir o estresse, especialmente no cérebro. A meditação não é "não fazer nada" com a mente. Não se trata de uma atividade passiva. A meditação, na verdade, é a prática de cultivar a concentração e o foco — e estes são os primeiros domínios cognitivos (regiões especializadas do cérebro) a serem afetados pela demência.

Hoje, dispomos de uma infinidade de estudos fascinantes que demonstram os efeitos da meditação sobre a cognição e a redução do estresse. Embora nenhum desses estudos seja perfeito (ainda precisamos de mais pesquisas sobre como a meditação realmente atua no cérebro), as pesquisas sugerem que a meditação é uma ferramenta poderosa para a saúde cognitiva. Em 2014, uma revisão abrangente e uma meta-análise realizadas na Universidade Johns Hopkins investigaram os efeitos dos programas de meditação sobre a redução do estresse. Os pesquisadores analisaram 47 experimentos, abarcando um total de 3.515 participantes, e descobriram que programas de meditação de oito semanas de duração, especialmente aqueles configurados em grupos, podem reduzir os efeitos negativos do estresse, da ansiedade e da depressão. Outros estudos comprovaram que, para além da redução do estresse, a meditação é capaz de aumentar o volume do cérebro ou de diminuir o ritmo com que ele perde volume em decorrência do envelhecimento normal ou de doenças. Em um estudo conduzido no Hospital Geral de Harvard-Massachusetts, a ressonância magnética funcional foi usada para medir a espessura cortical em vinte indivíduos com larga experiência na prática da meditação. As regiões cerebrais associadas à atenção e ao processamento sensorial se mostravam mais espessas nos praticantes de meditação do que no grupo de controle correspondente. Tais diferenças eram mais pronunciadas nos participantes mais velhos, sugerindo que a meditação pode compensar alterações no volume cerebral relacionadas ao envelhecimento. Outro estudo correlacionou os praticantes da meditação zen com indivíduos que não praticavam nenhuma modalidade e descobriu que a meditação nos ajuda a manter o volume do cérebro, especialmente nos centros de atenção. Outros dois estudos recentes também encontraram uma associação entre a meditação e o volume cerebral: 1) Um estudo de 2015, realizado na Universidade da Califórnia, em Los Angeles, mostrou que a meditação aumentava o volume do hipocampo; e 2) Pesquisadores da Universidade de Pittsburgh mostraram o aumento de volume na amígdala e na área do núcleo caudado, duas regiões do cérebro envolvidas no gerenciamento de emoções, como resultado da meditação. E um outro estudo descobriu que a prática de atenção plena estava associada à redução da atrofia do hipocampo e à melhor conectividade entre o hipocampo e outras áreas do cérebro, fatores que poderiam aprimorar a memória.

TIPOS DE MEDITAÇÃO

Existem centenas de meditações. Alguns dos estilos mais populares, que, muitas vezes, são subdivididos em diferentes escolas e práticas, incluem:

Kirtan Kriya: uma meditação de ioga de 12 minutos de duração, com mantras.

Ioga Kundalini: foco em posturas e técnicas de respiração para despertar energia.

Meditação Metta: foco na bondade amorosa para consigo mesmo e para com os outros.

Redução do estresse baseada na atenção plena (MBSR, na sigla em inglês): foco nas sensações corporais para aumentar o relaxamento — comprovou-se que reduz a ansiedade e a depressão.

Qi Gong: foco em movimentos lentos do corpo e técnicas de respiração para fazer circular a "energia vital".

Meditação transcendental (MT): uso da repetição de sons para concentrar a atenção.

Meditação Vipassana: foco na respiração, pensamentos e sensações, com o objetivo de cultivar a expansão da percepção.

Meditação zen: olhos abertos, foco na respiração e na apreciação de pensamentos e sensações.

Qual tipo de meditação é melhor para a saúde do cérebro? Não existe uma técnica que tenha se mostrado comprovadamente superior, e as pessoas podem responder de maneiras diferentes a estilos diferentes. Se estiver começando, recomendamos tentar exercícios simples de respiração, como os que incluímos no programa personalizado de descontração. Pessoas mais experientes podem se sentir atraídas pelas técnicas mais avançadas de atenção plena. A melhor técnica para você é aquela que lhe desperte interesse e que lhe traga uma sensação de calma.

Certificando-se de que funciona

Certa vez, Dean teve uma paciente chamada Monika, grande entusiasta da meditação. Ela havia estudado com gurus, participado de retiros internacionais e praticava há mais de uma década. Também era uma poderosa empresária, dona de uma agência bem-sucedida de relações-públicas. A distração foi o motivo que a levou a procurar um neurologista. Ela estava com muitas dificuldades para memorizar e recordar, e, segundo Dean, não parecia nem um pouco descontraída.

Ele levantou o histórico médico de Monika e realizou um exame físico. Durante seus testes neuropsicológicos, Monika cometeu erros em duas medidas de distração. Ela, inclusive, ficou conversando enquanto Dean a testava — foi difícil fazê-la se concentrar.

Mais tarde, Dean lhe disse que respeitava sua prática de meditação e que ela deveria continuar estudando. Mas também queria que ela tentasse outra coisa. Algo realmente simples — nenhum mantra, nenhum cordão de contas; apenas um exercício básico de relaxamento. Pediu que ela fechasse seus olhos e, em seguida, tensionasse todos os músculos de seu corpo, começando pela testa e pelos olhos, descendo para o pescoço, ombros e costas e, finalmente, até os dedos dos pés. Depois de cinco segundos, Dean avisou que ela poderia aliviar a tensão e respirar profundamente por algum tempo. Eles repetiram o exercício diversas vezes, concentrando-se na diferença entre tensão e descompressão.

"Realmente, me sinto relaxada", disse Monika ao abrir os olhos. E ela parecia mesmo.

Esse exercício seria sua tarefa diária durante o mês seguinte. Quando ela retornou para sua consulta de acompanhamento, relatou alterações positivas em sua atenção e uma marcante redução da ansiedade. Pelo fato de estar excessivamente entusiasmada com o processo e o ritual da meditação, de alguma forma ela perdera de vista o resultado desejado: o relaxamento. Não estamos afirmando que retiros de meditação não sejam úteis — eles são maravilhosos para muitas pessoas. Mas tenha certeza que escolheu uma atividade consciente que realmente faça você relaxar. Se você não experimentar uma nítida sensação de conforto ou de melhora no foco mental, pense em aperfeiçoar sua técnica e, se isso não funcionar, considere tentar um estilo diferente.

Mitos da descontração

- **O estresse é mais prejudicial para seu coração:** O estresse prejudica o corpo inteiro, mas o cérebro é mais suscetível, ainda mais do que o coração. O estresse descontrolado causa danos consideráveis aos lobos temporal e frontal, destruindo não apenas as células cerebrais como também as conexões entre elas.
- **Você precisa se sentar com as pernas cruzadas durante a meditação:** Você pode meditar em pé, deitado e até andando. A meditação em movimento pode ser uma ótima escolha para idosos que se sentem desconfortáveis sentados, ou que acham essa posição cansativa.
- **Você precisa meditar por longos períodos de tempo para sentir algum benefício:** Qualquer quantidade de meditação ou de atenção plena é válida. Até mesmo algumas sessões de três minutos por dia podem reduzir o estresse e dar suporte ao seu cérebro.

A transformação do coronel

Seis meses depois, o coronel retornou. Quando entramos na sala, avistamos um casal muito feliz nos esperando com empolgação, ávido para fornecer um relatório completo. Antes que conseguíssemos nos sentar, o coronel nos contou que estava caminhando duas vezes por dia. De início, a necessidade de se concentrar lhe parecera um desafio, mas ele passara a adorar sua nova rotina, e Clara informou que sua atenção havia melhorado. Após repetirmos os testes neuropsicológicos, constatamos que as capacidades de atenção e de rememoração do coronel estavam muito mais afiadas. De forma ainda mais impressionante, sua ansiedade e seu estresse praticamente desapareceram. Ele também apresentava um equilíbrio melhor, músculos das costas e das pernas mais fortes, e eliminara quase 7 kg. Ele se mantivera fiel à meditação em movimento e conseguira gerenciar sua ansiedade e seu estresse de longo prazo sem fazer uso de medicamentos.

Alternativas à meditação

Pelo fato de a meditação exigir que a capacidade cognitiva mantenha a atenção sem descuidar do objetivo da prática, as pessoas com considerável declínio da capacidade cognitiva e demência talvez não sejam capazes de meditar de modo eficaz. Existem, no entanto, muitas alternativas à meditação que proporcionam benefícios semelhantes:

Caminhar: Como no caso do coronel, caminhar pela vizinhança pode ser uma poderosa atividade meditativa, permitindo que o cérebro descanse e se recupere. Atenha-se ao mesmo trajeto e se esforce para minimizar distrações e interrupções. Considere usar a cadência rítmica da caminhada como uma espécie de mantra, para ajudar a reduzir o estresse.

Ioga: Embora as pesquisas sobre ioga e cognição tenham sido conflitantes, alguns estudos revelaram certos aspectos promissores dessa prática meditativa. Um estudo realizado na Índia descobriu que os participantes apresentavam níveis significativamente mais baixos de cortisol após cumprir um programa de ioga com três meses de duração. Uma análise realizada em 2016 também descobriu que a ioga traz benefícios terapêuticos para aqueles que sofrem de depressão. Outros estudos a associaram à redução da ansiedade e da depressão e à sensação geral de bem-estar. Embora mais pesquisas ainda sejam necessárias, a ioga parece ser uma poderosa atividade para o alívio do estresse.

Escutar música: Quase todos nós sabemos, por experiência pessoal, que ouvir nossas músicas favoritas pode ser uma ótima maneira de combater o estresse. As pesquisas demonstraram que a música tem um efeito direto sobre nossos níveis de cortisol. Um estudo publicado em 2011 na revista acadêmica *Frontiers of Psychology* descobriu que as pessoas que ouviam música durante procedimentos cirúrgicos apresentavam níveis mais baixos de cortisol, além de exigir uma menor quantidade de anestesia.

Simplificar seu ambiente físico: Assim como a meditação e a ioga ajudam a organizar os processos de pensamento no cérebro, organizar seu ambiente externo pode ajudá-lo a processar novas informações de forma mais eficiente. Somos produtos de nosso meio, e os ambientes que criamos refletem nossas saúdes mental e emocional. Quando nossas casas ou escritérios ficam desorganizados, nossas saúdes física e mental podem sofrer as consequências. Somos propensos à distração. Manter o foco é difícil. Ficamos mais estressados e mais ansiosos. Mas um local limpo e ordenado nos ajuda a nos concentrar no que é importante, além de estimular a quietude e a autorreflexão sustentadas, que impactam positivamente a cognição. Simplificar seu ambiente também pode afetar outros aspectos da vida saudável. Livrando-se da confusão em sua sala, você poderia abrir espaço, por exemplo, para uma bicicleta reclinada, um tapete de ioga ou alguns halteres. Em vez de se cercar de coisas que causam estresse, pode se cercar de ferramentas que promovem a saúde do cérebro.

Cultivar relacionamentos saudáveis: Já foi demonstrado que relacionamentos significativos reduzem os níveis de cortisol e aumentam o BDNF (o fator de crescimento que cria novos neurônios e conexões). Estudos também descobriram que a oxitocina, um hormônio associado à redução da resposta de estresse, é liberada quando um ente querido nos abraça ou segura nossa mão. O Harvard Grant Study mostrou, ao longo de 75 anos, que os relacionamentos significativos nos deixam mais felizes, mais saudáveis, menos estressados e menos solitários.

Viver uma vida orientada por propósitos: Muitos estudos concluíram que um sentido de propósito está ligado a uma vida mais longa e mais saudável, bem como a índices inferiores de incapacitação e de mortalidade. Um sentido de propósito mantém a mente ativa e, portanto, menos suscetível aos agentes estressores do dia a dia. Ele também propicia um estresse controlado, movido pelo significado e pelo tempo, o que pode aumentar substancialmente a reserva cognitiva. A pesquisa Zonas Azuis nos mostrou, de forma consistente, que as pessoas envelhecem com mais êxito quando vivem com um sentido de propósito e responsabilidade. Um estudo de 2010, realizado na Universidade de Rush, examinou os idosos norte-americanos e japoneses e seu sentido de propósito à medida que envelheciam. Os norte-americanos exibiam uma significativa queda no sentido de propósito após os 65 anos, provavelmente devido à aposentadoria. No Japão, no entanto, as pessoas mantinham um forte sentido de propósito até uma idade avançada. Se você for aposentado, considere se voluntariar ou se envolver em serviços comunitários, como forma de proteger suas saúdes mental e física.

Conclusão

O gerenciamento do estresse é um aspecto fundamental e, muitas vezes, mal compreendido de um estilo de vida saudável. O estresse saudável é controlável e útil para alcançar metas a longo prazo e enfrentar os desafios da vida moderna. O estresse descontrolado desencadeia uma descarga hormonal que esgota o cérebro em muitos níveis. Ele chega, inclusive, a alterar a estrutura deste, destruindo células e diminuindo seu volume. Ao incluir a meditação em nossas rotinas diárias, podemos reduzir drasticamente os efeitos do estresse descontrolado e, até mesmo, expandir importantes centros de atenção no cérebro. A descontração, assim como todos os fatores de estilo de vida apresentados neste livro, deve ser personalizada em função de seus próprios interesses e pontos fortes. A meditação pode significar ficar sentado, cantar, caminhar pela vizinhança ou viver em um espaço organizado que o ajude a descontrair ao fim do dia. Qualquer método que escolher deve ser simples, conveniente e, o mais importante, relaxante.

Seu programa personalizado de DESCONTRAÇÃO

Embora o gerenciamento do estresse crônico possa, às vezes, criar ainda mais estresse, esse fator de estilo de vida é essencial para a saúde cognitiva. O estresse afeta cada um de nós de formas diferentes, mas todos estamos vulneráveis ao estresse descontrolado, especialmente no que se refere ao cérebro. Independentemente de seu estágio de demência ou de seu grau de risco, a redução do estresse é crucial para a felicidade e a saúde geral. Se a meditação não lhe parece atraente, há muitas outras atividades relaxantes e agradáveis que podem ajudá-lo a manter a serenidade. Use a avaliação e os exercícios a seguir para desenvolver seu programa personalizado de alívio do estresse.

AUTOAVALIAÇÃO

Metas, pontos fortes e pontos fracos: avalie suas metas para um programa de gerenciamento do estresse saudável para o cérebro e identifique fatores que possam favorecer ou atrapalhar seus esforços.

Metas: Qual é seu plano de alívio do estresse ideal para a saúde do cérebro? Que atividades o fazem se sentir calmo e relaxado? Com que frequência gosta de praticar essas atividades? Seria possível praticá-las com mais frequência? Com qual tipo de meditação apresentado neste capítulo você se identifica mais? Quais são alguns dos agentes estressores descontrolados em sua vida que gostaria de gerenciar?

Pontos fortes: Quais pontos fortes e recursos o ajudarão a alcançar suas metas?

Pontos fracos: Quais os obstáculos para suas metas?

1. Como você se beneficiará da redução do estresse em sua vida?

Exemplos: Meu foco e minha atenção vão melhorar. Sentirei menos ansiedade e depressão. Dormirei melhor. Terei mais facilidade para me exercitar e ingerir alimentos saudáveis. Poderei aproveitar a vida ao máximo.

2. Quais são as áreas mais importantes para aperfeiçoar?

Exemplos: Reservarei vinte minutos por dia para fazer algo que considero relaxante. Explorarei diferentes atividades meditativas. Procurarei um curso de meditação com um amigo. Começarei a praticar meditação em movimento por conta própria ou com um grupo.

3. Que obstáculos podem impedi-lo de reduzir seu estresse?

Exemplos: Meu trabalho é muito estressante. Não tenho muito tempo para meditar. Nunca tentei praticar atividades de atenção plena e não sei como começar. Fui estressado a vida inteira e não sei se consigo mudar agora. Não disponho de nenhum lugar tranquilo para meditar.

4. O que pode ajudá-lo a gerenciar seu estresse? Quais são seus recursos?

Exemplos: Posso aprender diferentes técnicas de relaxamento. Posso reservar algum tempo, todos os dias, para fazer algo relaxante. Disponho de um lugar tranquilo e confortável que pode ser usado para a prática da meditação. Posso acessar TeamSherzai.com para consultar mais exemplos de técnicas de relaxamento.

5. Quem pode ajudá-lo e como?

Exemplos: Meu cônjuge pode me ajudar lembrando que preciso reservar algum tempo para mim mesmo. Posso frequentar uma aula de ioga com um amigo. Minha família e eu podemos reorganizar a casa, para que fique menos confusa e mais propícia ao relaxamento. Meu amigo é psicólogo e pode me ajudar com técnicas de relaxamento.

6. Quando você vai começar?

Nossa recomendação: Você deveria começar assim que conseguir arrumar um local tranquilo e algum tempo que possa ser dedicado ao gerenciamento do estresse. Você não precisa dispor de todos os recursos imediatamente (como um amigo, um grupo de apoio ou tempo todos os dias). Tente começar com três dias por semana e, em seguida, aumente lentamente até chegar a sete dias por semana. Pode começar com sessões curtas, de três minutos de duração, objetivando aumentá-las para períodos de vinte a trinta minutos com o passar do tempo.

EXERCÍCIOS DE MEDITAÇÃO

Para se familiarizar com a prática da meditação, tente executar estes exercícios.

Respiração consciente

- Encontre um lugar confortável, onde não será perturbado.
- Sente-se ereto. Pode usar uma parede para apoiar suas costas.
- Feche seus olhos.
- Respire lenta e profundamente pelo nariz.
- Quando chegar ao momento natural da expiração, expire lentamente pela boca.
- Quando atingir um padrão de respiração rítmica, normalmente após cerca de um minuto, comece a se concentrar nos sons ao seu redor. Não os analise nem os memorize. Apenas escute em silêncio e se deixe atravessar por eles.
- Quando surgirem outros pensamentos em sua mente, não os absorva. Deixe-os sair de sua mente e volte sua atenção para aquilo que está escutando.
- Experimente fazer esse exercício durante dez minutos todo dia. À medida que for se tornando mais hábil, sinta-se livre para aumentar o tempo.

Variações da respiração consciente

- **Sensações:** Concentre-se em diferentes sensações corporais, como o chão debaixo de você e a sensação do ar entrando pelo seu nariz e saindo pela boca.
- **Relaxamento muscular progressivo:** Começando no topo de seu corpo e movendo-se para baixo, comece a tensionar todos os músculos — testa, olhos, mandíbula, pescoço, ombros, costas, braços, mãos, abdômen, nádegas, coxas, panturrilhas e pés. Mantenha essa tensão durante, pelo menos, cinco segundos. Em seguida, inspire fundo e, ao expirar, descomprima tudo. Faça mais algumas respirações mais profundas. Sinta a diferença entre um corpo tenso e um corpo relaxado.
- **Visualização:** imagine que você está na margem de um rio e que seus pensamentos estão seguindo lentamente com a correnteza, que flui da esquerda para a direita. Quando surgir um pensamento, assista-o flutuar rio abaixo, até sair de seu campo de visão.

Alternativas à meditação tradicional

Essas opções são recomendadas para indivíduos que já estão apresentando dificuldades com o declínio da capacidade cognitiva.

- **Meditação em movimento:** Percorra o mesmo trajeto todos os dias. Isso permitirá que seu cérebro relaxe e se concentre nas sensações agradáveis em seu corpo. O objetivo não é a prática de exercícios aeróbicos (embora sejam muito importantes para a saúde cerebral). Ao contrário, encontre um ritmo que pareça natural e tente mantê-lo durante sua caminhada.
- **Ioga:** Existem muitos tipos diferentes de ioga passíveis de se adequar à sua personalidade e aos seus níveis desejados de exercícios e de relaxamento mental. Algumas posturas clássicas da ioga para o alívio do estresse incluem a postura da criança, torções da coluna, suaves aberturas pélvicas, postura do gato/da vaca, postura das pernas na parede e postura do morto. Visite nosso site, TeamSherzai.com, para obter mais informações sobre elas.
- **Simplifique sua vida:** Viva em uma casa limpa e arrumada. Encare seu trabalho de forma organizada e orientada por propósitos.

- **Relacionamentos significativos:** Cerque-se de amigos e entes queridos. Eles reduzem seus níveis de estresse de forma natural.
- **Ouça música:** Esta é uma das melhores maneiras de descontrair. Tente preencher seu dia com o máximo possível de música e use-a à noite para relaxar antes de dormir.

Esforce-se para aumentar:

- Respirações profundas e purificadoras.
- Tempo ao ar livre.
- Tempo em uma casa limpa e organizada.
- Meditação.
- Períodos de silêncio em seu dia, idealmente sem aparelhos tecnológicos.

Esforce-se para eliminar:

- Situações que façam você se estressar.
- Relacionamentos que façam você se estressar.
- Não reservar nenhum tempo para relaxar diariamente.
- Distrações constantes causadas por telefones celulares, computadores e televisão.
- Uma moradia sem nenhum local tranquilo ou calmo no qual se refugiar.

OBSTÁCULOS COMUNS

Não saber como meditar: Experimente os exercícios descritos nesse programa. Eles são simples, gratuitos e eficazes. Você também pode encontrar muitos recursos gratuitos on-line, incluindo vídeos explicativos no YouTube.

Não dispor de um espaço tranquilo: Você não precisa de um *ashram* para começar a meditar. Pode praticar alguns minutos de respiração consciente em seu quarto, ao acordar ou antes de dormir. Pode, inclusive, meditar em um banco de parque ou enquanto espera o metrô. Basta focar em seu corpo e em sua respiração.

PLANO SEMANAL DE DESCONTRAÇÃO

SEGUNDA-FEIRA: Encontre um espaço tranquilo para praticar a respiração consciente. Sente-se em uma postura confortável, mas evite se deitar, pois isso pode fazê-lo adormecer. Feche seus olhos e fique sentado em silêncio, entre 3 e 5 minutos. Sua respiração deve ser profunda, mas natural e confortável. Faça isso uma vez pela manhã e uma vez à tarde. Se tiver problemas para se concentrar, considere usar um aplicativo com um cronômetro e uma música de fundo suave ou sons da natureza para ajudá-lo a relaxar.

TERÇA-FEIRA: Repita a respiração consciente, entre 3 e 5 minutos, pela manhã e à tarde. Sinta seu corpo ser purificado a cada expiração.

QUARTA-FEIRA: Comece com a respiração consciente, entre 3 e 5 minutos. Em seguida, acrescente o relaxamento muscular progressivo, uma variação da respiração consciente, já descrito neste capítulo. Sinta cada músculo relaxando, e perceba o quanto esse relaxamento físico também incentiva o relaxamento mental.

QUINTA-FEIRA: Comece com alguns minutos de respiração consciente e relaxamento muscular progressivo. Em seguida, acrescente um elemento de visualização. Imagine-se sentado confortavelmente em um local específico e tranquilizador — na praia, no deserto ou no topo de uma montanha. Imagine a temperatura, o vento, a luz, as cores e outros detalhes sensoriais. Relaxe profundamente.

SEXTA-FEIRA: Comece com alguns minutos de respiração consciente, relaxamento muscular progressivo e visualização (tente usar o mesmo local que usou no dia anterior; familiarizar-se com um local específico e tranquilizador ajudará a fortalecer sua prática de meditação ao longo do tempo). Acrescente um elemento de foco. Escolha um objeto específico que vê regularmente — seu colar ou seu quadro favorito, por exemplo — e se imagine analisando-o detalhadamente. Observe todos os aspectos do objeto. Mantenha seu foco por, pelo menos, 3 minutos.

SÁBADO: Você está pronto para combinar a respiração consciente e todas as variações que aprendeu essa semana: relaxamento muscular progressivo, visualização e foco. Desafie a si mesmo e tente ficar sentado por, pelo menos, 5 minutos, tanto pela manhã quanto à tarde.

DOMINGO: Pratique os mesmos elementos da respiração consciente. Se você se sentir confortável, tente ficar sentado entre 6 e 7 minutos.

Continue desenvolvendo suas habilidades, com o objetivo de aumentar cada uma de suas sessões diárias de meditação para uma duração de 15 a 20 minutos.

Levar uma vida estressante: Até mesmo uma prática de meditação de três minutos por dia pode aliviar, significativamente, o estresse. Tente não pensar nas atividades de atenção plena como um fardo, mas, sim, como uma solução para o estresse que está sentindo no momento.

Não ter ninguém com quem meditar: Embora possa ser relaxante meditar sozinho e em seu próprio espaço, você também pode se integrar a um grupo ou a uma aula em um centro comunitário, ou, ainda, encontrar uma comunidade de meditação on-line.

Ser uma pessoa hiperativa que não consegue relaxar com facilidade: Nem todos precisam meditar da mesma maneira, ou por longos períodos de tempo. As sessões de três minutos são válidas para pessoas que têm dificuldades para relaxar. Experimente fazer várias dessas sessões por dia e vá aumentando o tempo gradualmente, conforme for se sentindo mais confortável.

NOSSA ABORDAGEM PESSOAL À DESCONTRAÇÃO

- Nossa família usa o Google Tarefas para monitorar nossas atividades durante a semana e eliminar aquelas que não fortalecem nossa saúde. Embora sejamos uma família de quatro pessoas muito ocupadas, tentamos não sobrecarregar nossas agendas. Se tivermos um dia particularmente cheio, fazemos questão de cancelar reuniões e eventos à noite, de modo que tenhamos tempo suficiente para nos descontrair. Se tivermos um prazo para entregar uma pesquisa, nos concentramos em cumprir aquela tarefa de modo satisfatório. Se tivermos de fazer uma viagem importante, regressamos pelo menos um dia antes de voltar ao trabalho. Dessa forma, temos tempo suficiente para nos alimentar bem, praticar exercícios e dormir descansados antes de retornar à nossa rotina.
- Praticamos a respiração consciente de cinco a dez minutos, quatro vezes por dia.
- Usamos nosso horário de almoço para percorrer juntos o mesmo trajeto, caminhando em torno do hospital. Essa é uma oportunidade de praticar exercícios e relaxar.
- Uma de nossas atividades de descontração favoritas é ouvir a "Sonata ao Luar", de Beethoven. Também gostamos de ouvir nossa filha, Sophie,

cantando no banco de trás do nosso carro, enquanto subimos a rodovia da costa do Pacífico (Sophie é cantora de ópera, e Alex, nosso filho, toca piano clássico). Geralmente, ouvimos música clássica, em volume baixo, em toda a nossa casa. Mais ou menos de hora em hora, Sophie ou Alex tocam uma música dançante. Temos uma regra de que todos nós temos de nos levantar e dançar, o que é outra forma de alívio do estresse.

6.

Restauração

Quando éramos residentes em neurologia, ficávamos de plantão a cada três ou quatro noites ao lado da equipe de acidente vascular cerebral. Trabalhávamos diretamente com os pacientes durante 24 horas seguidas, tomando decisões críticas sobre seus cuidados médicos. Às vezes, conseguíamos escapar e tirar uma soneca de dez minutos, mas não era muito frequente. Quando nossos turnos de 24 horas acabavam, passávamos mais seis a oito horas atualizando os prontuários. Deixar de dormir se tornou uma arte naquela época. Bebíamos litros de café e preparávamos listas de controle bastante meticulosas, a fim de manter a organização e evitar erros. Achávamos que esse aspecto de nosso treinamento médico nos tornava mais fortes, mais inteligentes, mais resistentes. Achávamos que éramos invencíveis.

E nossas pesquisas, criatividade e relações familiares estavam sofrendo as consequências. Estávamos fisicamente esgotados. Nossas mentes pareciam computadores sobrecarregados, lutando para produzir uma única ideia coerente. Por vezes, o cansaço era quase insuportável. Depois de cumprir um turno de 24 horas, Ayesha ficou tão cansada que apagou e não conseguia mais se lembrar de onde estava. Seu professor tocou seu ombro com gentileza, recolheu o prontuário do paciente de suas mãos e permitiu que ela voltasse para casa. No hospital, havia um serviço de transporte especial para residentes que considerassem muito perigoso dirigir por estarem com sono.

As horas de residência se tornaram parte de um debate público em 1984, quando Libby Zion, de 18 anos, foi internada no Hospital de Nova York com febre e espasmos musculares. Ela foi atendida por dois residentes sobrecarregados de trabalho, tão ocupados com outros pacientes que não tiveram tempo de examiná-la durante a noite. Na manhã seguinte, a febre de Libby aumentou e ela entrou em parada cardiorrespiratória. Não foi possível ressuscitá-la. Seu pai era Sidney Zion, um poderoso jornalista que trabalhara para o *New York Times* e o *Daily News*. Quando descobriu que sua filha havia sido avaliada por médicos em estágio de treinamento, que trabalhavam em turnos de 36 horas, com poucas ou nenhuma hora de sono, ele processou o hospital e, depois, lutou para mudar todo o sistema de saúde. Em 1989, por causa de seus esforços, Nova York se tornou o primeiro estado a limitar as horas de residência e, em 2003, o Conselho de Acreditação do Ensino da Medicina recomendou que os residentes não trabalhassem mais de oitenta horas por semana, com turnos máximos de 24 horas. Um estudo de acompanhamento realizado em Harvard mostrou que os residentes que trabalhavam oitenta horas por semana cometiam 36% mais erros e 22% mais erros médicos graves do que aqueles que trabalhavam 63 horas por semana.

Nossa experiência clínica nos mostrou, repetidas vezes, que o sono restaurador é fundamental para a função cognitiva e a qualidade de vida em geral. Em poucas palavras, o bom sono leva a uma boa saúde. Em vez de sucos purificantes, desintoxicação ou qualquer uma das práticas modernas de bem-estar que vemos se multiplicarem pelo mundo, devemos fazer a limpeza mais simples e importante de todas: um sono bom e restaurador. Sete a oito horas de sono são mais eficazes para remover toxinas, subprodutos oxidativos e amiloides — e, até mesmo, memórias e pensamentos negativos — do que qualquer outra limpeza que você possa vir a descobrir.

O sono foi projetado especialmente para o cérebro. Nossos corpos estão circunscritos a um ciclo diário automático, alternando de forma contínua entre a vigília e o repouso passivo, mas o cérebro entra em um estado diferente durante o sono. Este estado energético promove duas funções importantes: 1) desintoxicação de amiloides e subprodutos oxidativos; e 2) consolidação da memória e do pensamento — memórias de curto prazo são convertidas em memórias de longo prazo; memórias desnecessárias são eliminadas; processos de pensamento são organizados e novas conexões são criadas.

Quando você não consegue ter um sono restaurador, seu pensamento e sua concentração sofrem as consequências. O resultado é a "neblina do cérebro", que aflige muitos de nossos pacientes com CCL e doença de Alzheimer. A falta de um sono de qualidade prejudica sua capacidade de funcionar bem durante o dia — seu foco, sua velocidade de processamento, sua memória de curto prazo —, e também interfere em seu ritmo circadiano. É fácil entrar em um padrão de sono deficitário, em que você está sempre exausto e, mesmo assim, não consegue descansar adequadamente. Essa é uma experiência frustrante para qualquer pessoa, ainda mais para aqueles que lutam contra o declínio da capacidade cognitiva. Mas, como você aprenderá neste capítulo, existem muitas técnicas para melhorar a qualidade de seu sono. O conceito de "restauração" vai muito além de uma boa noite de descanso, abrangendo a regulação dos padrões de sono, o relaxamento antes da hora de dormir, o gerenciamento da luminosidade e dos ruídos em seu ambiente e escolhas nutricionais que estimulem o sono restaurador.

Há décadas sabemos que a privação do sono traz consequências fisiológicas e neurológicas desastrosas. Novas pesquisas, porém, revelaram que o sono deficitário crônico e a falta de sono (mesmo que você se sinta bem depois de dormir apenas algumas horas por noite) afetam as redes neurais envolvidas no comportamento, na resolução de problemas e na memória. Exames de ressonância magnética funcional em pessoas privadas de sono demonstraram diminuição da ativação do cérebro tanto em testes matemáticos quanto verbais. Na última década, vários estudos também relacionaram distúrbios do sono com um risco maior de demência. Do ponto de vista clínico, o sono é um componente fundamental da saúde cognitiva, e, muitas vezes, as alterações nos hábitos de sono são um sinal precoce de doença neurodegenerativa. Surpreendentemente, não existem orientações oficiais sobre o sono para pacientes com dificuldades mnemônicas e cognitivas precoces, CCL, demência ou doença de Alzheimer, mas, em nossa opinião, o sono é um aspecto essencial de qualquer plano de estilo de vida saudável para o cérebro.

Como o sono funciona

O sono é uma função biológica necessária para quase todos os organismos vivos. As jiboias e os gambás dormem 18 horas por dia; os golfinhos, cerca de dez horas de sono; e os cavalos, apenas três. Até mesmo os peixes e as moscas-das-frutas dormem. Todos nós já ouvimos a máxima de que os seres humanos passam cerca de um terço de suas vidas dormindo, mas poucos entendem o propósito do sono — o fato de que, a cada noite, o cérebro se recupera silenciosamente do dia vivido, limpando, clareando, organizando e consolidando. Embora, de fato, ele fique um pouco mais tranquilo à noite, está longe de ser inativo.

O sono humano normal é caracterizado por dois tipos diferentes de sono: NREM (movimento não-rápido dos olhos, na sigla em inglês) e REM (movimento rápido dos olhos). O sono NREM é dividido em três estágios distintos:

Estágio 1 (N1): sono leve, com duração entre um a sete minutos. É um estágio de transição, em que a pessoa pode ser facilmente despertada por um ruído suave.

Estágio 2 (N2): com duração entre dez a 25 minutos, é mais difícil despertar; a frequência cardíaca e a temperatura corporal caem; e a memória de curto prazo começa a ser consolidada em memória de longo prazo.

Estágio 3 (N3): o estágio mais profundo, durante o qual experimentamos o sono de ondas lentas (SWS, na sigla em inglês) e ficamos ainda menos sensíveis ao ambiente externo. A norepinefrina, a serotonina, a acetilcolina e a histamina diminuem, enquanto o hormônio do crescimento chega ao seu auge. As memórias do dia anterior são processadas, transmitidas de célula para célula e, finalmente, convertidas em memórias de longo prazo. A amiloide acumulada durante o dia também é depurada durante esse estágio. Estudos de tomografia por emissão de prótons mostraram que, quando os indivíduos aprendiam o trajeto até um determinado destino em uma cidade de realidade virtual, as mesmas áreas do hipocampo ativadas durante essa tarefa de memória também demonstravam ativação aumentada durante o SWS. A quantidade de atividade no hipocampo também se correlacionava com o desempenho no dia seguinte (mais atividade cerebral durante o sono significava maiores chances de sucesso com o trajeto virtual). Essas descobertas levaram os cientistas a concluir que o cérebro "reproduz" informações codificadas durante o SWS.

O sono REM, o segundo tipo de sono, dura entre vinte a quarenta minutos por ciclo. Nossos músculos ficam paralisados e o sistema de ativação reticular do cérebro, responsável pelo controle de nosso nível de consciência, é inibido. Os pesquisadores acreditam que o sono REM permite ao cérebro organizar informações e se reestruturar, integrando memórias em uma rede neural maior, um pouco semelhante à desfragmentação de um disco rígido. O aumento da acetilcolina e do cortisol durante essa fase também já foi correlacionado ao processamento da memória declarativa.

O ciclo do sono evolui na seguinte ordem, durante cerca de noventa minutos:

Estágio N1 → Estágio N2 → Estágio N3 → REM → Volta ao Estágio N1

Todas as noites, cumprimos uma média de quatro a seis ciclos. A maior parte do sono, cerca de 75% a 80%, ocorre durante os estágios NREM. De forma geral, o sono REM compreende de 20% a 25% do sono total. O sono de ondas lentas, no estágio 3 do NREM, domina a primeira metade da noite, enquanto a quantidade de REM é praticamente duplicada na segunda metade da noite.

O ciclo do sono é um processo sofisticado e eficiente de restauração do corpo e da mente — desde que não o modifiquemos. Nosso ciclo sono-vigília é fortemente influenciado pelos ritmos circadianos, isto é, os processos biológicos inatos do corpo, com duração de 24 horas. Embora o relógio circadiano seja um sistema autossustentável, ele é afetado e ajustado por fatores externos, como a luminosidade e a temperatura. Quando estamos expostos à luz do dia, a glândula pineal, uma estrutura do tamanho de uma ervilha localizada logo acima do mesencéfalo, trabalha para produzir melatonina, um hormônio que nos deixa sonolentos. Quando o sol se põe, essa glândula secreta ativamente a melatonina e a libera na corrente sanguínea, por volta das 21h. Os níveis permanecem altos ao longo da noite, facilitando o sono profundo. Aproximadamente 12 horas depois, em torno das 9h, os níveis de melatonina caem rapidamente e despertamos para as atividades do dia.

Qualquer alteração na exposição à luminosidade afeta negativamente esse ritmo natural. Estudos demonstraram que indivíduos que trabalham no turno da noite durante muito tempo sofrem uma diminuição da produção de melatonina, por não estarem expostos à luz o dia de forma contínua, e encontram-se em maior risco de comprometimento cognitivo. Um estudo de 2001, publicado na *Nature Neuroscience*, examinou o desempenho cognitivo de comissários de bordo que faziam voos transmeridionais (leste-oeste). Os pesquisadores descobriram que esses indivíduos tinham volumes menores do lobo temporal direito, além de um comprometimento no desempenho cognitivo. A alteração crônica dos ritmos circadianos — no caso desse estudo, ao longo de um período de quatro anos — parece ter um efeito cumulativo negativo na função cognitiva e na estrutura cerebral. Outros estudos descobriram que a TNF (uma proteína cuja concentração aumenta no início do sono habitual) se eleva em resposta à alteração e à privação do sono. Esses níveis elevados anormais de TNF contribuem para o esgotamento e a confusão que caracterizam o *jet lag*.

Os ritmos circadianos também são afetados por processos bioquímicos internos. Hoje em dia, temos evidências de que a ansiedade e a depressão prejudicam esses ritmos, e também de que pessoas com ritmos circadianos alterados tendem a desenvolver depressão e ansiedade com mais frequência. Essa forte correlação revela o poder dos neurotransmissores e dos hormônios — como a serotonina e o cortisol — e seus efeitos no sistema límbico do cérebro, que controla a ansiedade e o medo. Muitas pessoas que sofrem de distúrbios do humor podem não perceber a existência dessa ligação direta e bioquímica com os problemas do sono.

Alterar o ciclo do sono traz consequências significativas, mas regularizar seus horários pode lhe trazer enormes benefícios. Se você estiver vivenciando a perda de memória de curto prazo ou outros sintomas de declínio da capacidade cognitiva, recomendamos que avalie se sua agenda de trabalho ou um transtorno de humor não diagnosticado podem estar agindo como fatores coadjuvantes. O natural para o corpo é o melhor para o cérebro — e quando vamos contra os ritmos inatos do corpo, o cérebro sofre mais.

Quanto é o suficiente?

Quantas horas precisamos dormir todas as noites? Isso depende de como você dorme. A maioria das pessoas precisa de, pelo menos, sete horas por noite, porém dormir mais não significa, necessariamente, dormir melhor. De forma geral, pessoas que dormem nove horas por noite apresentam pior desempenho em testes cognitivos (entre idosos, dormir nove horas por noite também está associado a doenças cardiovasculares). Pessoas que dormem seis horas por noite ou menos também apresentam mau desempenho. No entanto, existem algumas pessoas que dormem seis horas e não experimentam efeitos negativos em seu desempenho cognitivo. Os pesquisadores descobriram que esses indivíduos atravessam todos os ciclos e estágios do sono em menos tempo e, mesmo assim, continuam acordando descansados. É o caso de muitos cientistas que conhecemos — dormem menos horas por noite, mas são pessoas com energia e bem-sucedidas. Os líderes mundiais também têm reputação de dormir menos do que a população em geral. Margaret Thatcher afirmou que dormia apenas quatro horas por noite, mas, em sua sétima década de vida, ela desenvolveu demência. Essa é apenas uma evidência empírica — não sabemos se seu sono era restaurador ou não —, mas a falta crônica de sono, independentemente de como a pessoa se sinta todos os dias, ainda é capaz de causar danos cognitivos consideráveis com o passar do tempo.

Estudos demonstraram que, embora muitas pessoas afirmem dormir pouquíssimas horas por noite (três horas ou menos), elas na verdade estão dormindo perto de seis. O fato é que pessoas que dormem três horas ou menos por noite são extremamente raras e temos poucos dados sobre os efeitos a longo prazo. O que temos são dados irrefutáveis de que um mínimo de seis horas por noite, e uma média de sete horas, é extremamente benéfico. Por isso, recomendamos que você não durma menos de seis horas. Em última análise, a qualidade do sono é o que mais importa. Ele deve ser restaurador, e você deve se sentir renovado. Se dorme menos de sete horas por noite, mas leva uma vida ativa e com energia, é provável que consiga o sono restaurador do qual precisa. Se estiver restringindo seu sono e usando cafeína para disfarçar seu esgotamento, o sono será crítico para você, pois o cansaço crônico de longa duração está associado ao declínio da capacidade cognitiva.

Nossas necessidades de sono são individuais. Ayesha ama — e precisa — dormir. Ela precisa desfrutar de sete a oito horas de sono todas as noites e, se for menos do que isso, o dia seguinte será extremamente difícil. A média atual de Dean é de seis horas e meia de sono por noite. Se ele dormir apenas cinco horas e meia algumas noites por semana, não experimentará nenhum efeito colateral negativo. Ele aprendeu, a partir de um estudo do sono (falaremos sobre este assunto mais tarde), que na verdade são necessárias de cinco a seis horas para que ele consiga dormir muito profundamente. Por outro lado, se seu sono durar de oito a nove horas, acordará com dor de cabeça. É fundamental que você conheça e respeite suas necessidades. Esteja disposto a avaliar como se sente quando acorda pela manhã: revigorado ou sai correndo até a cafeteira? Você mantém a energia ao longo do dia, ou se sente exausto durante a tarde ou à noite?

Os muitos benefícios do sono restaurador

Temos uma grande quantidade de pesquisas esclarecendo as conexões entre o sono e a saúde cerebral. Estudos têm demonstrado que o BDNF (fator neurotrófico derivado do cérebro) repara o cérebro à noite, e tanto os neurônios quanto suas células glias de suporte parecem se regenerar durante o sono. Em 2009, pesquisadores da Universidade de Washington, em St. Louis, descobriram que quando as pessoas não dormem regularmente, elas possuem mais placas amiloides em seus cérebros, o que as coloca sob um risco maior de desenvolver Alzheimer. Apenas quatro anos depois, pesquisadores da Universidade da Saúde e da Ciência de Oregon descobriram que o cérebro parece depurar toxinas durante o sono profundo, incluindo as toxinas que levam ao acúmulo de amiloides. Outros estudos amplos mostraram que pessoas que não conseguem dormir o suficiente sofrem atrofias em importantes centros de memória, como o hipocampo, e, de modo geral, também têm cérebros com volumes menores, sugerindo que a falta de sono pode afetar negativamente a estrutura e a função cerebrais.

Há muitas outras maneiras cientificamente comprovadas pelas quais o sono restaurador (ou a falta dele) influencia nossa cognição e nossa saúde:

Saúde geral: pessoas que dormem melhor gastam menos tempo no consultório de um médico. Um estudo descobriu que indivíduos que dormem bem gastam 11% menos em assistência médica. Pessoas com distúrbios do sono (como a apneia do sono, que abordaremos em detalhes mais adiante neste capítulo) geralmente têm muitos outros problemas médicos — incluindo doenças cardíacas, acidentes vasculares cerebrais e diabetes —, devido à falta crônica de sono. Ter um sono de qualidade reduz o risco de desenvolver todas essas doenças.

Imunidade: dormir melhor nos faz ter menos resfriados e menos distúrbios imunológicos, e, até mesmo, um menor risco de câncer. O sono restaurador parece ter um efeito profundo na resposta do corpo às inflamações. As proteínas C-reativas e outros marcadores de inflamações, como a homocisteína, aparecem em níveis mais baixos em pessoas que dormem melhor. Inflamações em menor número diminuem o acúmulo de amiloide no cérebro, reduzindo, assim, o risco de desenvolver Alzheimer.

Humor: pessoas que dormem adequadamente são mais felizes. Existe uma correlação direta entre o sono restaurador e as medidas qualitativas e quantitativas da felicidade. Muitos estudos indicaram que um sono de qualidade resulta em melhores níveis de humor, percepção, engajamento social e qualidade de vida geral. Um estudo descobriu que estudantes universitários com padrões de sono saudáveis experimentavam melhor saúde psicológica e física, além de um desempenho acadêmico aprimorado. Uma boa noite de sono também pode nos ajudar a processar as emoções e, portanto, propiciar uma proteção contra os sentimentos negativos. Outro estudo realizado por cientistas da Universidade da Califórnia em Berkeley e da Universidade Brown demonstrou que um sono de qualidade inferior pode prejudicar nossa capacidade de processar e regular emoções negativas no dia a dia.

Foco e atenção: foco e atenção são os fundamentos da cognição — não apenas no que se refere ao processamento da memória, mas a todos os tipos de funções complexas, como habilidades visuoespaciais e motoras. Ambos são desproporcionalmente prejudicados por distúrbios do sono e melhoram sensivelmente com o sono adequado. Um estudo de 2005, publicado em *Seminars in Neurology*, descobriu que a atenção executiva é afetada pela perda de sono. Neuroimagens dos participantes revelaram lapsos cognitivos frequentes nos lobos frontal e parietal, mostrando como o sono insuficiente interfere no modo como percebemos e processamos as informações.

Aprendizagem: pessoas que dormem bem têm melhores memórias de curto e de longo prazo, velocidade de processamento, capacidade de recordação, habilidades visuoespaciais, habilidades de condução e, inclusive, habilidades atléticas.

Coordenação: a falta de sono pode prejudicar nossas respostas ao meio, aumentando a probabilidade de deixarmos cair objetos e a dificuldade para executarmos ações intrincadas ou, até mesmo, simples. Em pacientes idosos, parece afetar negativamente a coordenação óculo-manual, o que aumenta o risco de acidentes de carro e quedas.

Tomada de decisão: pessoas que dormem regularmente têm menor probabilidade de tomar decisões financeiras ruins. Indivíduos com o sono irregular têm mais chances de serem atraídos por riscos inadequados. Parece que a falta de sono inibe o lobo frontal, fazendo com que o sujeito favoreça a tomada de escolhas viscerais imediatas, em detrimento de escolhas mais complexas.

Abuso de álcool e drogas: quem dorme melhor tem menor probabilidade de abusar de álcool e outras drogas (o que, novamente, revela a capacidade do lobo frontal de interferir nas escolhas inapropriadas). Isso é verdade na adolescência, na meia-idade e, até mesmo, em idade mais avançada. Independentemente de sua idade, o sono restaurador o deixa muito menos suscetível ao abuso de substâncias que afetarão negativamente sua cognição.

Diabetes: pessoas que não dormem o suficiente estão mais propensas a desenvolver diabetes tipo 2. Estudos têm evidenciado uma ligação direta entre o sono e a capacidade do corpo de processar a insulina. Adultos que dormiam de sete a oito horas por noite (em comparação com aqueles que dormiam apenas seis horas) apresentaram 1,7 vezes menos chances de desenvolver diabetes; aqueles que dormiam apenas cinco horas tinham 2,5 vezes mais probabilidades de desenvolver a doença. A pré-diabetes e a diabetes têm sido constantemente associadas à demência e ao declínio da capacidade cognitiva.

Acidente vascular cerebral: a falta de um sono de qualidade aumenta o risco de acidente vascular cerebral. Essa é uma correlação importante, que tem sido apontada em inúmeros estudos, mostrando que o sono é fundamental para uma função vascular saudável.

Dores de cabeça: pessoas que dormem melhor têm menos enxaquecas e dores de cabeça tensionais. Esse benefício foi ilustrado em um estudo no qual 43 mulheres foram treinadas a melhorar seu sono com técnicas de higiene do sono. Todas, com exceção de uma, tiveram menos dores de cabeça, e a maioria não as teve por períodos prolongados de tempo. Sabemos, também, que a falta, ou o excesso, de sono, pode desencadear enxaquecas.

Regulação do peso: em um estudo de 13 anos realizado com quinhentos indivíduos, os pesquisadores descobriram que pessoas que dormiam regularmente menos de sete horas por noite tinham 7,5 vezes mais probabilidades de apresentar sobrepeso, mesmo depois de controlados os níveis de atividade e o histórico familiar. O sono parece ter um efeito significativo no ganho de peso. Há muitas razões para isso: pessoas privadas de sono experimentam inibição do lobo frontal, o que as torna mais vulneráveis aos desejos por alimentos específicos. Os ritmos circadianos anormais também desempenham um papel no ganho de peso, assim como o hipotálamo, que abriga os centros de saciedade e de fome no cérebro. A privação do sono provoca desejos por alimentos com alto teor de gordura e doces, além de liberar leptina e grelina, dois hormônios que aumentam o apetite. A restrição do sono também parece aumentar a ingestão de petiscos.

Libido: pessoas que dormem melhor têm mais libido e níveis mais altos de testosterona. O contrário também é verdadeiro — menos sono resulta em testosterona mais baixa. A baixa libido pode causar depressão e diminuição da qualidade de vida, afetando a cognição e a memória. Estudos também associaram pessoas com transtornos endócrinos ou usuárias de medicamentos cujo efeito é a redução da testosterona ao risco de desenvolver Alzheimer.

Atrofia do cérebro: um estudo realizado em 2017 revelou que a privação do sono pode fazer com que as microglias (células especiais que limpam os resíduos do cérebro) destruam neurônios saudáveis e suas conexões. Esse sistema de desintoxicação inato é essencial para depurar subprodutos prejudiciais, mas é acionado quando estamos cronicamente privados de sono, podando as células que, em outras situações, seriam preservadas. O dano sofrido por esse processo anômalo parece ser cumulativo a longo prazo, e pode explicar a atrofia cerebral encontrada em indivíduos que não conseguem dormir o suficiente.

Cronicamente privado de sono, cronicamente doente

Embora o sono seja fundamental para vários aspectos da nossa saúde e do nosso bem-estar, estudos mostram que muitos de nós não conseguimos descansar o suficiente. Os Centros de Controle e Prevenção de Doenças (CDC, na sigla em inglês) consideram o sono insuficiente um importante problema de saúde pública e estimam que 30% dos adultos norte-americanos sofram cronicamente de privação do sono. Isso representa 40,6 milhões de pessoas. Indivíduos que trabalham em turnos noturnos, geralmente em transportes e cuidados de saúde, correm maior risco de não dormir adequadamente. O excesso de sono também é um problema, em parte porque pessoas que dormem demais têm menos tempo para ativar seus cérebros, o que as deixa mais vulneráveis ao declínio, mas também porque o sono excessivo muitas vezes é uma decorrência de problemas médicos subjacentes, como anemia, distúrbios do sono, doenças cardiovasculares e muitos tipos de doença cognitiva.

Os idosos são os mais afetados quando se trata de distúrbios do sono. O estágio 1 do sono NREM — o início do ciclo do sono — é o que mais se altera conforme envelhecemos. Pessoas mais velhas tendem a permanecer nesse estágio inicial por um tempo maior, o que significa que passam menos tempo no sono mais profundo e restaurador dos estágios 3 e 4. É provável que isso aconteça porque nossa capacidade de absorver a luz do dia decresce à medida que envelhecemos. Depois dos 60 anos, cerca de 40% da luz do dia deixa de ser absorvida pela retina e conduzida aos centros ópticos do cérebro. Um desses centros é o núcleo pré-óptico lateral ventral, que, essencialmente, funciona como um interruptor do sono, responsável pela regulação do relógio circadiano do cérebro. Muitas células dessa região parecem morrer na meia-idade.

Estima-se que entre 50% e 70% dos idosos tenham, pelo menos, algum grau de distúrbio do sono. De modo geral, noites consecutivas de sono perdido ou de baixa qualidade levam à sonolência diurna permanente. As pesquisas mostram que a sonolência diurna por um período superior a três anos está associada a um risco maior de declínio da capacidade cognitiva e de demência na terceira idade. Um estudo recente reforçou essa conclusão ao descobrir que uma redução na duração do sono estava associada a aumentos de 75% no risco de demência e de 50% no risco de doença de Alzheimer. Outro estudo analisou a depressão, a idade, o gênero e a saúde vascular, e descobriu a mesma associação entre a falta de sono e o declínio da capacidade cognitiva. Idosos com CCL, demência ou Alzheimer são ainda mais significativamente afetados pelo sono deficitário. Em geral, esses pacientes experimentam maior confusão no fim do dia, em parte devido à fadiga crônica, um fenômeno conhecido como "síndrome do pôr do sol".

Mitos da restauração

Pular uma ou duas horas de sono não vai me fazer mal: estudos mostram que fazer isso afeta sua memória, sua velocidade de processamento e seu humor. A perda de sono — mesmo que seja apenas de uma ou duas horas — é especialmente prejudicial a longo prazo.

Seu cérebro descansa quando você dorme: o cérebro fica incrivelmente ativo durante o sono, pois consolida memórias e elimina resíduos (incluindo a amiloide) acumulados durante o dia.

Roncar é comum e não é preciso se preocupar: o ronco pode ser um sinal de apneia do sono. É melhor se submeter a um exame do sono se suspeitar ser portador desse frequente distúrbio do sono.

Pessoas mais velhas não precisam dormir tanto: os idosos precisam dormir tanto quanto os outros adultos (uma média de sete a oito horas por noite), mas têm dificuldades para dormir adequadamente em função de mudanças biológicas no cérebro, que aparecem à medida que envelhecemos.

Posso dormir menos durante a semana e compensar durante os fins de semana: isso não equivale a manter um sono regular e de qualidade durante toda a semana, que é a melhor opção para a saúde cognitiva e geral.

O perigo dos medicamentos para dormir

Os medicamentos para dormir obtidos sem receita médica são uma solução muito comum para os distúrbios do sono da população em geral e, especialmente, dos idosos. Muitas pessoas que os tomam acreditam que seu sono é restaurador. Mas as pesquisas mostram que, apesar de tal medicação ajudá-lo a adormecer após um dia estressante e repleto de cafeína, ela também afeta negativamente seus ciclos de sono. Hoje, sabemos que muitos desses medicamentos impedem que você entre nos estágios 3 e 4, nos quais acontece um sono mais profundo e restaurador. Esse pode ser o motivo pelo qual muitas pessoas que os consomem despertem depois de sete ou oito horas e ainda se sintam zonzas. Seus sintomas cognitivos permanecem e, quanto mais tomam esses medicamentos, mais as pessoas perdem contato com o que realmente está causando seus problemas de sono, com o que precisa ser mudado em sua rotina e em seu estilo de vida para dormirem bem por conta própria.

Sistematicamente, observamos pacientes idosos tomando altas doses de medicamentos, em uma tentativa desesperada de obter um descanso de qualidade. Ao longo do tempo, eles desenvolvem uma tolerância aos medicamentos, exigindo mais e mais e mais. Uma dessas pacientes, Catharina, de quase 70 anos, veio nos procurar após uma de nossas palestras sobre o Alzheimer. Ela havia assistido à palestra por conta de seu marido, que era portador da doença e morrera de ataque cardíaco. Catharina contou a Dean que seus problemas de sono haviam piorado muito desde a morte do marido. Ela chegara ao ponto de precisar de dois medicamentos diferentes — ambos com uma dosagem três vezes superior à normal. Embora Catharina estivesse dormindo com mais regularidade, sua sensação era a de estar envolta por uma neblina. Ela tinha dificuldades para participar de conversas, muitas vezes perdendo o fio de seu pensamento ou esquecendo os nomes de quem acabara de conhecer. Ela se orgulhava de seus relacionamentos, e não ser capaz de transitar em contextos sociais lhe causava grande ansiedade, especialmente depois da morte do marido. Catharina sentia que os medicamentos não estavam ajudando, mas, sem eles, ela não conseguiria dormir. Ela não sabia o que fazer.

Todos os exames de laboratório de Catharina estavam normais. Sua ressonância magnética também. Era óbvio que os medicamentos para dormir eram seu principal problema, e sabíamos que, antes de diminuir lenta e metodicamente suas dosagens, teríamos de reabilitar seu sono. Conversando, percebemos que seus problemas de sono estavam profundamente ligados à angústia de ter perdido o marido. Além disso, ela estava lutando para dormir há tanto tempo que até mesmo uma conversa sobre o que ela fazia antes de se deitar já lhe causava um estresse considerável. Levando em conta seu relacionamento problemático com o sono, decidimos encaminhá-la para um especialista, para que participasse de um curso de terapia cognitivo-comportamental (TCC) com duração de oito semanas, a fim de diminuir sua ansiedade. Esse foi o melhor primeiro passo que poderíamos tomar para reformular seus hábitos de sono. Apresentamos muitas das técnicas utilizadas na TCC no programa personalizado de restauração, ao final deste capítulo.

Como parte do tratamento, Catharina foi aconselhada a manter um diário do sono detalhado, igual ao que você encontrará na página 239. Ela deixava registrado o horário em que ia dormir e o horário em que acordava todos os dias, e como estava se sentindo em termos de energia e clareza mental. Seus cochilos vespertinos pareciam estar interferindo em sua capacidade de dormir à noite. Por isso, ela parou de cochilar e começou a ficar acordada até mais tarde. No início, esse processo a deixava cansada, mas, depois de algumas semanas ela já estava dormindo a noite toda, algo que não fazia há quase uma década.

Assim que Catharina se sentiu mais descansada, introduzimos técnicas de higiene do sono para otimizar sua rotina antes de dormir e, até mesmo, suas atividades diárias — tudo com o objetivo de facilitar o sono regular e restaurador. As técnicas de higiene do sono são práticas simples que você pode usar para transformar seu sono, como absorver a luz do sol no início da manhã e decorar seu quarto com cores relaxantes. Não comer antes de deitar proporciona ao seu cérebro mais energia para se autorreparar durante a noite. Cortar a cafeína ao fim do dia pode resultar em profundos efeitos na qualidade de seu sono. O mesmo acontece com os exercícios, a meditação, a temperatura e a roupa de cama adequados. Você encontrará uma lista completa de técnicas de higiene do sono no programa personalizado de restauração.

A maioria das pessoas se beneficia muito usando apenas duas ou três dessas técnicas. Para Catharina, isso significou caminhar todas as manhãs (tanto para a atividade física quanto para a exposição à luz do dia), tomar café apenas até as 14h e desligar todos os aparelhos eletrônicos trinta minutos antes de ir para a cama. Seu sono continuou a melhorar e, assim, começamos a reduzir gradativamente seus medicamentos. Cortamos a dose em 25% durante o primeiro mês. Depois de examiná-la para nos certificar de que não estava sofrendo de abstinência, reduzimos mais 25% no segundo mês. Catharina teve alguma dificuldade para se ajustar a essa dosagem e nos ligou algumas vezes para discutir os problemas que estava enfrentando para conseguir dormir. Juntos, concordamos em deixá-la se acostumar por mais um mês. No fim do terceiro mês, reduzimos sua medicação em mais 25%. Ela permaneceu com essa dosagem por vários meses, o que deu tempo para que seu corpo recriasse um padrão de sono saudável. Um erro comum é diminuir os medicamentos indutores do sono com muita rapidez, o que pode causar dores de cabeça, ansiedade, depressão e vários outros efeitos colaterais. Quando estamos elaborando um cronograma adequado, em vez de aderir a algum tratamento predeterminado, preferimos considerar sempre a resolução do paciente, seu histórico médico e sua conformidade a novas práticas de estilo de vida. Geralmente, o processo todo leva vários meses, podendo durar até mais de um ano.

Nossa intervenção alterou com sucesso o curso da saúde cognitiva de Catharina. Embora ainda precise de níveis reduzidos de medicação, ela percebeu melhorias claras em sua memória e velocidade de processamento. E, como acontece com muitos de nossos pacientes, quanto mais melhorias ela experimenta, mais se sente motivada a mudar. Se estivesse presa ao seu regime de medicamentos para dormir (sono de má qualidade, cochilos e cafeína), ela teria, sem dúvida, vivenciado um declínio futuro. Mas, ao reformular metodicamente seu sono, Catharina constatou uma reversão total de seus sintomas e está desfrutando de uma vida mais saudável e feliz.

APNEIA DO SONO: UMA EMERGÊNCIA MÉDICA

Jim, engenheiro de meia-idade, veio nos procurar porque estava tendo problemas de memória e dificuldades para se concentrar. Ele disse que esquecia regularmente onde estacionara o carro — certa vez, ele teve de procurá-lo por quase uma hora. Ele nos contou que tinha uma memória excelente quando era mais jovem, mas sentia que ela piorava dia após dia. Estava preocupado, pois sua avó desenvolvera demência na faixa dos 60 anos. Ele achava que estava indo pelo mesmo caminho.

Durante o levantamento de seu histórico médico, Jim informou que, apesar de dormir a noite toda, sempre acordava cansado e ficava exausto ao longo do dia. Disse que adorava dirigir até os cânions e as montanhas de Los Angeles, mas, nos últimos anos, se a viagem durasse mais de meia hora, começava a sentir sono. Em algumas ocasiões, ele quase se envolvera em acidentes. Ele não conseguia nem se sentir descansado nos fins de semana, quando dormia até tarde. Perguntamos se ele roncava. Jim disse que se divorciara havia seis anos e que, desde então, se sentia muito cansado para ter um relacionamento sério. Ele não tinha certeza se roncava todas as noites, embora já tivesse sido acordado pelo próprio ronco algumas vezes.

Fizemos um check-up completo e não encontramos nenhuma anormalidade metabólica nem padrões anômalos de imagem na ressonância magnética, mas os testes neuropsicológicos de Jim revelaram que ele estava enfrentando dificuldades com a atenção e a capacidade de recordação. Ele não conseguia contar uma sequência de números em ordem crescente e decrescente nem acompanhar um comando com duas ou três instruções. Esse padrão poderia sugerir muitos problemas diferentes, alguns deles psicológicos, como a depressão, mas não havia sinais disso.

Um exame do sono (ou polissonografia) realizado durante a noite nos revelou tudo o que precisávamos saber. Durante esse teste, os estágios do sono de Jim foram registrados com eletrodos colocados em seu couro cabeludo, pálpebras e testa, enquanto eletrodos adicionais em seu queixo e em suas pernas detectavam os movimentos. Seu ritmo cardíaco foi monitorado com uma máquina de eletrocardiograma, e também testamos o fluxo de ar em seu nariz e boca, o esforço que ele empregava para respirar e os níveis de oxigênio em seu sangue. Assim, descobrimos que, durante a noite, Jim deixava de respirar 43 vezes.

A apneia do sono é um dos distúrbios do sono mais comuns. Os especialistas acreditam que uma em cada 15 pessoas (ou 18 milhões de norte-americanos) possuam o distúrbio. Os homens correm mais riscos do que as mulheres — 20% deles experimentam alguma forma de apneia do sono em suas vidas, em comparação com 9% delas. Ela é tragicamente subdiagnosticada e, por conta de seus efeitos prejudiciais ao cérebro e do número reduzido de pessoas que estão cientes disso, acreditamos que ela seja uma verdadeira emergência médica.

Muitas pessoas a associam à obesidade. Embora seja verdade que essa condição prevaleça em indivíduos com excesso de peso, ela também está presente na população em geral. A apneia obstrutiva do sono é, de longe, a forma mais usual. A obstrução ocorre quando a faringe e o tecido mole na parte de trás da boca bloqueiam o fluxo de ar. Isso é comum quando as pessoas se deitam. Indivíduos que possuem línguas, amígdalas ou adenoides grandes, pescoços curtos e grossos ou uma cavidade estreita na parte de trás da boca correm um risco muito maior, independentemente do peso corporal.

Muitas vezes, a via aérea fica obstruída por mais de dez segundos e isso pode acontecer até vinte a trinta vezes por hora. Todos os ciclos de sono são interrompidos e o cérebro fica, literalmente, privado de oxigênio, prejudicando os neurônios e contribuindo para o cansaço crônico, dores de cabeça e dificuldade para se concentrar. Pesquisas sugerem que a falta de oxigênio e de fluxo de sangue no cérebro contribuem diretamente para o declínio da capacidade cognitiva. O lobo temporal medial, uma região cerebral fortemente envolvida na memória, parece ser muito sensível a níveis reduzidos de oxigênio. Em nossa própria pesquisa, publicada em *Circulation*, em 2015, descobrimos uma forte relação entre a DPOC — uma doença pulmonar que priva o cérebro de oxigênio, de forma semelhante à apneia do sono — e o diagnóstico subsequente da doença de Alzheimer. Ao analisarmos a prevalência de demência nos pacientes diagnosticados com apneia do sono em nosso estudo nacional, conseguimos detectar um aumento significativo nas taxas de demência naqueles que sofriam desse problema. Também descobrimos que, quando o distúrbio era diagnosticado e tratado, os sujeitos ficavam menos propensos a desenvolver demência, embora sejam necessárias mais pesquisas para delimitar essa importante descoberta. Em uma revisão e uma meta-análise de sete estudos publicados em 2015, que abrangiam mais de 13 mil participantes, cientistas da Universidade do Sul da Flórida relataram que a apneia do sono aumentava o risco de Alzheimer em 70%. Isso deveria ser um motivo para uma campanha nacional dedicada a identificar e a tratar a apneia do sono.

Compartilhamos essa pesquisa com Jim depois de lhe dar o diagnóstico, e insistimos que ele usasse um dispositivo de apneia do sono chamado CPAP (pressão positiva contínua nas vias aéreas, na sigla em inglês). O CPAP é uma máscara usada sobre o rosto e o nariz, que garante um fornecimento constante de oxigênio durante toda a noite. Fomos honestos com ele: a máscara poderia ser desconfortável. Sempre alertamos aos nossos pacientes que não há nada que se possa fazer em termos de estilo de vida para vencer essa séria falta de oxigênio no cérebro. O dispositivo CPAP é necessário e, embora demore algum tempo até nos habituarmos, é possível aprender a dormir com ele e experimentar uma drástica melhora cognitiva.

Jim retornou após três meses. Ele admitiu que tivera muitas dificuldades para se acostumar ao dispositivo, mas perseverou e, enfim, conseguira dormir durante a noite. Os testes cognitivos de acompanhamento mostraram melhoras na memória e na atenção. Mais importante ainda: Jim sentia um ímpeto em seu humor e sua energia, e estava muito mais confiante no trabalho. Desde então, já o vimos diversas vezes, e seus resultados nos testes cognitivos continuam a melhorar.

Conclusão

A falta crônica de sono é um dos principais coadjuvantes no declínio da capacidade cognitiva. Os medicamentos para dormir, os distúrbios do sono e nossas rotinas antes de deitar afetam a qualidade de nosso descanso. Se estiver tendo problemas de memória ou de atenção, ou uma exaustão persistente e inexplicável, recomendamos que se submeta ao teste de apneia do sono. E se estiver dependendo de medicamentos pesados para dormir, saiba que está desperdiçando os estágios mais profundos do sono, nos quais o cérebro realiza suas mais importantes tarefas de organização e de limpeza. Utilizando técnicas de higiene do sono, você pode reabilitar seus padrões de sono e diminuir sua dependência de medicamentos. Alterações comportamentais simples podem ter um impacto gigantesco na qualidade do sono e na saúde cognitiva. Conforme comprovam as mais recentes pesquisas, sempre que pensamos em otimizar o cérebro, deveríamos considerar com muita atenção a qualidade de nosso sono.

Seu programa personalizado de **RESTAURAÇÃO**

O sono restaurador emergiu como um aspecto fundamental da saúde cognitiva e da resiliência. Qualquer intervenção no estilo de vida saudável para o cérebro deve abordar a qualidade de seu sono e, como você já deve saber, o sono restaurador abrange mais do que apenas dormir de seis a oito horas por noite. Ele também envolve a otimização de sua rotina antes de dormir, utilizando técnicas de higiene do sono e compreendendo as várias maneiras pelas quais a qualidade do sono protege e fortalece o cérebro. O programa abaixo inclui uma autoavaliação, um diário e técnicas para ajudá-lo a otimizar seu sono.

AUTOAVALIAÇÃO

Metas, pontos fortes e pontos fracos: avalie suas metas para um plano de sono restaurador e identifique fatores que possam favorecer ou atrapalhar seus esforços.

> **Metas:** Qual é o plano de sono restaurador ideal para você? Quantas horas de sono gostaria de ter todas as noites? Como se sente pela manhã? Como se sente ao longo do dia? Que sintomas cognitivos — como confusão ou ansiedade noturna — deseja eliminar?
>
> **Pontos fortes:** Quais pontos fortes e recursos o ajudarão a alcançar suas metas?
>
> **Pontos fracos:** Quais os obstáculos para suas metas?

1. Como você se beneficiará de hábitos de sono mais saudáveis?

Exemplos: Terei mais energia. Trabalharei de forma mais eficiente. Meu humor melhorará. Meu foco será muito melhor. Poderei administrar meu peso. Minha memória melhorará. Terei um risco reduzido de doença cardíaca e de demência.

2. Quais são as áreas mais importantes para aperfeiçoar?

Exemplos: Não tomarei café após as 14h. Manterei um horário de sono normal. Pararei de comer algumas horas antes de ir para a cama. Vou me certificar de praticar exercícios de manhã. Vou desligar a TV e todos os meus dispositivos eletrônicos trinta minutos antes de me deitar. Vou me certificar de me expor suficientemente à luz natural durante o dia. Deixarei as luzes do meu quarto reduzidas durante a noite. Praticarei a meditação como forma de relaxamento antes de dormir.

3. Quais obstáculos podem impedi-lo de ter um sono restaurador?

Exemplos: Acho difícil relaxar. Sou viciado em cafeína. Meu marido ronca. Trabalho em turnos noturnos e preciso dormir durante o dia. Há muita luminosidade no meu quarto. Minha mente fica acelerada antes de dormir. Muitas vezes, acordo no meio da noite.

4. O que pode ajudá-lo a dormir tranquilamente? Quais são seus recursos?

Exemplos: Posso remover a TV de meu quarto. Posso jantar mais cedo. Posso usar luz incandescente durante o dia para ajudar a estabelecer meu ritmo circadiano (mais sobre isso na página 236). Posso me comprometer a praticar exercícios todas as manhãs. Posso aprender diferentes técnicas de meditação para relaxar. Posso aplicar técnicas da terapia cognitivo--comportamental (TCC) para ter um sono melhor.

5. Quem pode ajudá-lo e como?

Exemplos: Consultarei meu médico para uma avaliação do sono. Meu cônjuge me ajudará a manter um horário de sono normal. Se eu ainda tiver problemas para dormir depois de tentar várias técnicas de higiene do sono, consultarei um especialista. Minha família pode me ajudar a gerenciar minhas responsabilidades em casa, para que eu possa reduzir meus níveis de estresse.

6. Quando você vai começar?

Nossa recomendação: Comece com duas técnicas de higiene do sono, como se deitar e acordar nos mesmos horários, e ajustar a luminosidade, a temperatura ou o som em seu quarto para promover um sono melhor. Use um diário para identificar as áreas mais importantes a serem trabalhadas primeiro.

TÉCNICAS PARA DORMIR MELHOR

1. **Regularize seu horário de sono:** Vá para a cama no mesmo horário todas as noites e se levante no mesmo horário todas as manhãs. Manter horários regulares ajuda seu cérebro a saber quando descansar e quando ficar alerta. Evoluímos para dormir com o pôr do sol e acordar com o nascer do sol. Um horário de sono errático interfere nos processos hormonais diários que ajudam a promover o sono restaurador.

2. **Evite comer à noite:** Quando seu sistema gastrointestinal está trabalhando para digerir alimentos, você não dorme tão profundamente e tem mais probabilidades de acordar. Dean tinha o hábito de comer cereais matinais açucarados com leite de amêndoas algumas horas antes de ir para a cama. Era sua recompensa ao fim de um longo dia. Mas passou a ter dificuldades para dormir depois dos 40 anos. No início, não conseguia identificar qual era o problema, mas certa noite, depois de comer seu cereal, ele ouviu um pequeno ronco em seu estômago. Seu sistema digestivo parecia estar trabalhando arduamente, e ele começou a se perguntar se ingerir o cereal mais cedo teria algum efeito em seu sono.

O açúcar também podia estar fazendo com que ele ficasse acordado. Na noite seguinte, ele ingeriu o cereal três horas e meia antes e não teve problemas para dormir. Finalmente, ele trocou os cereais açucarados com leite de amêndoas por aveia com frutas vermelhas, o que aliviou seu mal-estar digestivo. Realizar as próprias experiências pessoais, como Dean fez, pode ajudá-lo a descobrir o que está atrapalhando seu sono.

Estes alimentos podem ser prejudiciais ao sono:

- Alimentos açucarados proporcionam rápida energia ao corpo, mas interferem no relaxamento e no sono.
- Alimentos com alto teor de gorduras podem causar indigestão e refluxo gastroesofágico.
- Alimentos picantes podem irritar o estômago e também causar refluxo gastroesofágico.
- O chocolate contém açúcar e cafeína, e ambos afetam negativamente o sono.

3. **Evite certas bebidas muito perto da hora de dormir:** A cafeína pode permanecer em nosso corpo por mais de oito horas. Recomendamos beber café e outras bebidas com cafeína até as 14h, no máximo. Ayesha adora café e bebia sua última xícara às 17h. Quando cortou o café da tarde, seu sono melhorou significativamente. Pequenas ações como essa podem ter consequências importantes para a saúde.

Outras bebidas que devem ser evitadas:

- Uma ou duas taças de vinho podem ser relaxantes, mas quantidades maiores perturbarão os ciclos de sono e, muitas vezes, você despertará no meio da noite para usar o banheiro.
- Os sucos cítricos podem causar refluxo gastroesofágico e irritar a bexiga.

4. **Evite praticar exercícios antes de dormir:** Uma caminhada rápida pela manhã tem efeitos maravilhosos em seu sono. Caminhar à luz do dia ajuda a estabelecer seus ciclos circadianos, o desperta para o dia — e, como ficou comprovado em diversos estudos, os exercícios aumentam a profundidade do sono. Caminhar após o jantar (idealmente, ao entardecer) também é uma ótima opção. Seu cérebro reage às alterações da

luminosidade e, naturalmente, se prepara para o sono. Certifique-se de concluir os exercícios — especialmente os exercícios aeróbicos intensivos — pelo menos três horas antes de dormir.

5. **Luz intensa durante o dia, luz baixa à noite:** Seu cérebro precisa de luz natural e intensa durante o dia, e luz mais suave à noite. Se achar difícil conseguir luz natural adequada, caixas de luz são uma ótima solução. Elas fornecem uma luz de vinte a quarenta vezes mais forte do que as lâmpadas normais e mimetizam a luz natural. Muitos estudos propuseram a terapia da luz como um tratamento para a desordem afetiva sazonal e a depressão, mas ela também pode auxiliar no ciclo sono-vigília. As caixas de luz devem ser usadas sempre na parte da manhã — caso contrário, podem interferir em seu sono. À noite, use apenas luzes suaves em seu quarto e desligue os dispositivos eletrônicos que emitem luz intensa.

6. **Evite jogos, assistir a filmes estimulantes e trabalhar em seu tablet na cama:** A ideia é acalmar o cérebro, e não acelerá-lo. Em vez disso, tente ler — algo agradável, mas não muito envolvente. Isso permite que a mente relaxe, ajudando-o a evitar a luz azul dos dispositivos eletrônicos que, conforme já foi demonstrado, interferem no sono. É melhor deixar o quarto reservado apenas para o sono e para o sexo.

7. **Evite cochilar:** Para a maioria de nós, cochilar durante o dia interferirá em nossa capacidade de adormecer à noite. Não recomendamos cochilos diários, a menos que você tenha esse hábito. Mesmo assim, você deve programar um despertador, para dormir apenas entre dez e trinta minutos. Qualquer coisa além disso pode resultar em inércia do sono, uma sensação de atordoamento após o despertar capaz de prejudicar seu desempenho. Se estiver tentando estabelecer um padrão de sono normal, recomendamos que permaneça acordado durante o dia (a menos que a sonolência possa colocar você ou outras pessoas em perigo). Você ficará suficientemente cansado à noite e isso fará com que adormeça mais cedo e mais rápido, ajudando-o a regularizar seus horários.

8. **Use a meditação:** A meditação é uma excelente contribuição à sua rotina antes de dormir. Essa poderosa prática relaxa fisiologicamente o corpo, diminuindo a respiração e a frequência cardíaca, e, como já ficou comprovado, também reduz o estresse.

PLANO DE RESTAURAÇÃO SEMANAL

SEGUNDA-FEIRA
Esforce-se para reduzir a quantidade de luz e de som em seu quarto. Experimente usar cortinas grossas para bloquear a luz e tampões auriculares, ou um simples ventilador, para ajudá-lo a dormir.

TERÇA-FEIRA
Estabeleça um horário regular de sono. Você deve se deitar no mesmo horário todas as noites e acordar no mesmo horário todos os dias. Lembre-se de que quase todos nós precisamos de sete a oito horas de sono. Se estiver cansado durante o dia, evite cochilar, pois isso pode interferir em seu ciclo de sono.

QUARTA-FEIRA
Pare de comer pelo menos três horas antes de ir dormir. Pare de beber líquidos pelo menos duas horas antes de ir dormir. Evite cafeína, chocolate e açúcar a partir da tarde.

QUINTA-FEIRA
Tente obter, pelo menos, de uma a duas horas de luz natural durante o dia, fazendo uma caminhada no início da manhã ou no horário de almoço. Se você não tiver tempo para caminhar ao ar livre, considere usar uma caixa de luz pela manhã.

SEXTA-FEIRA
Certifique-se de praticar exercícios, idealmente pela manhã.

SÁBADO
Pare de usar dispositivos eletrônicos pelo menos meia hora antes de se deitar (uma hora inteira é ainda melhor). Reduza as luzes em seu quarto e evite filmes e músicas estimulantes antes de dormir.

DOMINGO
Se a ansiedade estiver te impedindo de ter um sono restaurador, visualize uma localização física tranquila, como uma praia ou uma floresta exuberante, para ajudá-lo a relaxar. Caso sua ansiedade persista, considere visitar nosso site (TeamSherzai.com) para obter mais informações sobre a terapia cognitivo-comportamental (TCC), ou agende uma consulta com um terapeuta qualificado.

DIÁRIO DO SONO

Use a seguinte tabela para manter um registro de seu sono, de sua rotina diária e de seus níveis de energia, durante uma ou duas semanas. Esse processo é útil para identificar o que pode ser mudado em seu estilo de vida e em seus horários para conseguir um sono mais restaurador.

	EXEMPLO	SEGUNDA-FEIRA	TERÇA-FEIRA
Horário em que fui dormir na noite passada	Meia-noite		
Horário em que acordei essa manhã	8h		
Número de horas que dormi na noite passada	8 horas		
Número de vezes que despertei e tempo total acordado na noite passada	3 vezes; 3 horas		
Quanto tempo demorei para adormecer na noite passada	45 minutos		
Intensidade de pensamentos errantes. Os pensamentos me impediram de dormir por: 1 = 15 minutos; 2 = 30 minutos; 3 = 1 hora; 4 = 2 horas ou mais	3		
Quão desperto eu me senti quando me levantei esta manhã? 1 = Totalmente desperto; 2 = Acordado, mas um pouco cansado; 3 = Sonolento	2		
Número de bebidas com cafeína (café, chá, chocolate quente) e o horário em que as consumi	2 bebidas; 18h e 18h30		
Número de bebidas alcoólicas (cerveja, vinho, licor) e o horário em que as consumi	3 bebidas; 22h		
Horários dos cochilos e suas respectivas durações	14h30 / 20 minutos; 17h30 / 30 minutos		
Horários dos exercícios e suas respectivas durações	21h; 20 minutos		
Quantidade de luz solar que obtive	45 minutos		
Quão sonolento eu me senti durante o dia? 1 = Tão sonolento que tive dificuldades para me manter; acordado durante a maior parte do dia; 2 = Um pouco cansado; 3 = Bastante alerta; 4 = Totalmente desperto	2		

QUARTA-FEIRA	QUINTA-FEIRA	SEXTA-FEIRA	SÁBADO	DOMINGO

9. **Um quarto à prova de som e luz:** O som e a luz podem acordá-lo e interromper seus ciclos de sono, privando-o do sono profundo do qual seu cérebro necessita. Tente usar ruídos brancos ou sons suaves e naturais. Se estiver cercado de ruídos altos permanentes, considere forrar o quarto com embalagens de ovos e isolar as janelas e as portas. As cortinas corta-luz são excelentes para manter seu quarto na escuridão.

10. **Sinta-se confortável:** Prefere um cobertor quente ou lençóis mais frescos? Parece haver diferenças quanto à preferência de temperatura entre homens e mulheres. As mulheres preferem uma temperatura ligeiramente mais elevada; os homens, ligeiramente mais baixa. No nosso caso, é a mais pura verdade. Cada um usa seu cobertor (um mais quente e outro mais fresco) para que possamos dormir juntos e também desfrutar de nossas temperaturas preferidas. Existem, ainda, camas com configurações de dupla temperatura e até travesseiros concebidos para manter certas temperaturas durante a noite. Devido às flutuações hormonais ao longo do ciclo do sono, o padrão de temperatura para um sono mais repousante parece ser: 1) adormecer a uma temperatura ligeiramente acima da temperatura corporal; 2) a temperatura vai caindo lentamente no decorrer da noite; e 3) um pequeno aumento de temperatura antes de acordar.

11. **Enfrente sua dependência dos medicamentos:** Use essas técnicas sob a supervisão de um médico para reduzir gradualmente sua necessidade de medicamentos.

12. **Use a terapia cognitivo-comportamental (TCC) caso seja necessário:** Procure ajuda de um terapeuta qualificado se estiver sofrendo de ansiedade excessiva ou de padrões de sono distorcidos. A TCC é mais eficaz para pessoas que continuam sentindo ansiedade mesmo depois de tentar as técnicas de relaxamento do capítulo "Descontração" e as técnicas de higiene do sono apresentadas neste capítulo. A ansiedade que não reage a nenhuma dessas técnicas pode exigir sessões iniciais de terapia.

13 **Procure sinais de apneia do sono:** Se suspeitar ser portador desse frequente distúrbio do sono, peça ao seu médico para solicitar um exame do sono (essa é a única maneira de ter certeza). Analise os resultados e depois discuta a melhor solução para aperfeiçoar seu sono.

RELAXAMENTO MUSCULAR PROGRESSIVO: UM EXERCÍCIO QUE PODE SER FEITO NA CAMA

Tente este exercício quando tiver dificuldades para adormecer.

- Inspire fundo. Prenda a respiração por cinco segundos e depois expire.
- Faça outra inspiração profunda. Dessa vez, contraia todos os músculos de seus pés e prenda a respiração por cinco segundos. Então, expire e relaxe seu corpo completamente. Sinta o contraste entre a tensão e o relaxamento, a forma como seu corpo se solta profundamente depois de se manter tensionado.
- Vá subindo lentamente, contraindo e soltando tornozelos, panturrilhas, coxas, quadris, abdômen, lombar, dorsal, dedos, antebraços, braços, ombros, pescoço, mandíbula, boca, bochechas, narinas, pálpebras, têmporas e testa. Certifique-se de inalar profundamente e exalar completamente todas as vezes.

Esforce-se para:

- Aumentar o relaxamento antes de deitar.
- Diminuir o tempo gasto com o uso de dispositivos eletrônicos.
- Desfrutar de um horário regular.
- Meditar.
- Aumentar a quantidade de luz durante o dia.
- Exercitar-se no começo do dia.

Esforce-se para eliminar:

- Luz intensa tarde da noite.
- Comer antes de deitar.
- Beber café à noite.
- Ruídos que o acordem à noite.
- Atividades físicas e exercícios à noite.

OBSTÁCULOS COMUNS

Distúrbios do sono não diagnosticados: Peça ao seu médico para fazer um exame do sono se você estiver sofrendo de exaustão crônica inexplicada.

Um cônjuge que ronca: Peça que ele avalie se é portador de distúrbios do sono, como a apneia do sono. Fazer isso ajudará os dois a obter um descanso de melhor qualidade.

Horários de sono erráticos: Estabeleça uma rotina noturna, e use um despertador para ajudá-lo a manter horários regulares. É importante respeitar esses horários nos fins de semana, quando tendemos a ficar acordados até tarde e a dormir demais pela manhã, alterando, assim, os padrões de sono do corpo.

Despertar no meio da noite e não conseguir voltar a dormir: Experimente o exercício de relaxamento muscular progressivo descrito anteriormente. Se ainda assim não conseguir dormir, saia do quarto, leia algo relaxante por trinta minutos e tente dormir mais uma vez.

Luminosidade demais/ruídos demais: Certifique-se de que seu quarto esteja livre de luminosidade e de ruídos indesejados. Compre cortinas corta-luz. Invista em uma máquina de ruídos brancos ou use um dos muitos aplicativos de ruídos brancos.

NOSSA ABORDAGEM PESSOAL AO SONO RESTAURADOR

- Dean dormia nos mais diferentes horários da noite. Hoje em dia, ele mantém um horário regular de sono, inclusive nos fins de semana.
- Nos afastamos de nossos computadores pelo menos trinta minutos antes de dormir.
- Ainda apreciamos café e chá, mas somente até as 14h. Ayesha passou a ter um sono muito mais profundo depois de cortar a cafeína do fim da tarde.
- Paramos de comer três horas antes de nos deitar. Isso foi útil para Dean, cujos problemas digestivos estavam fazendo com que ele acordasse e lhe causavam um esgotamento crônico.

- Praticamos exercícios de manhã e ao longo do dia, mas reservamos nossas noites para o relaxamento.
- Certifique-se de obter luz suficiente durante o dia, a fim de manter um ritmo circadiano saudável (caminhar durante o horário de almoço é uma ótima maneira de conseguir isso).
- Em nossa casa, criamos uma sala especial de terapia do sono, à prova de luz e de som. Tivemos essa ideia depois de nos hospedarmos no porão da casa de um amigo, onde tivemos o melhor sono de nossas vidas. Da mesma forma que podemos criar espaço em nossa sala para os exercícios, também podemos projetar nossa casa para que ela propicie um sono restaurador.

7.

Otimização

Dean e um grupo de 12 residentes entraram no quarto da Sra. Collins e a encontraram ereta na cama, olhando fixamente para a televisão. Era a quarta paciente que visitavam naquela manhã, em sua ronda pela enfermaria de neurologia do Centro Médico da Universidade de Loma Linda. O neurologista residente designado para a Sra. Collins deu um passo à frente e apresentou seu caso.

"Mulher destra, de 84 anos, com histórico médico anterior de hipertensão, hipercolesterolemia e quarenta anos de tabagismo", começou ele. "Ela foi diagnosticada com doença de Alzheimer há oito anos. A paciente residiu em uma casa de repouso local nos últimos seis anos e tem permanecido estável, alerta e orientada." Depois de apresentar o histórico médico completo, ele explicou que ela fora internada no hospital por causa de um súbito declínio cognitivo durante um ataque de pneumonia. A Sra. Collins respondia a estímulos nocivos — como um beliscão nas mãos —, mas estava afásica, o que significa que não se comunicava nem respondia a nenhum comando. De acordo com a equipe do hospital, ela não fazia contato visual com ninguém há mais de um mês. A família disse que antes de sua internação, ela conseguia falar e estabelecer, ao menos, algumas conexões. Eles ficaram perplexos com seu declínio abrupto.

O residente afirmou que seu plano era tratar mais adequadamente a pneumonia, enviar a Sra. Collins para a reabilitação e transferi-la de volta para a casa de repouso.

"Conte-me um pouco mais sobre ela", pediu Dean.

"Seus eletrólitos estavam normais, e sua punção lombar apresentou resultado negativo. Sua ressonância magnética não revelou nenhum AVC novo, nem outras lesões."

"Já compreendi os exames de laboratório, mas me fale sobre *ela*", insistiu Dean.

O residente se atrapalhou, em busca de mais informações. "Ela mora na vizinhança", disse ele. "Sua filha a trouxe para cá no mês passado."

"Conte-me sobre a vida dela", explicou Dean. Este era um pedido incomum para o jovem médico, que pegou o prontuário e o analisou ao lado dos outros residentes. Dean sinalizou para um resumo do histórico pessoal da Sra. Collins: ela fora professora de piano por mais de sessenta anos.

"A música é uma parte muito importante de sua personalidade", disse Dean ao grupo. "É sua identidade, seu senso de si mesma." Ele lembrou aos residentes que, mesmo quando os pacientes se mostram indiferentes, suas identidades ainda permanecem intactas. Seus cérebros ainda possuem uma vida inteira de ricas experiências, armazenadas não como pontos ou fragmentos de informações, mas como redes complexas, com muitas portas de entrada diferentes. A mente possui centros de especialização — as áreas de Broca e de Wernicke para o entendimento e a produção de linguagem; o lobo occipital para o processamento visual; o lobo frontal para a função executiva; e o lobo temporal para memória de curto prazo e reconhecimento de fala. Essas áreas especializadas processam diferentes tipos de estímulos sensoriais (som, visão, toque etc.) e dão origem a pensamentos, memórias e emoções de caráter fluido em nossos cérebros. Quando esses pensamentos, memórias e emoções se conectam a um conjunto importante de experiências de vida (ou a um aspecto integral de nossa personalidade, como uma aspiração artística permanente), eles formam ilhas de consciência, nossas âncoras de personalidade, identidade e significado. Quanto mais complexa e significativa for a experiência, mais ampla e mais resiliente será a ilha. Para a Sra. Collins, a música era uma maneira de entender o mundo e a si mesma.

Dean ficou na frente dela, olhou-a nos olhos e chamou seu nome algumas vezes. A Sra. Collins não respondeu. Os residentes assistiram à cena desconfiados. Alguns pareciam ansiosos, sabendo que ainda havia muitos outros pacientes a serem visitados naquela manhã.

"Sra. Collins!", exclamou Dean, seus olhos tentando se conectar com os dela. Novamente, nada. Então, ele perguntou: "Quem era melhor compositor: Mozart ou Beethoven?" Ao dizer isso, os olhos da Sra. Collins não se mexeram exatamente, mas Dean sentiu que, de alguma forma, conseguira falar com ela. Ele se inclinou para a frente e perguntou novamente.

Depois de uma longa pausa, ela disse, com uma voz suave: "Que pergunta estúpida." Os residentes se espantaram.

"Aí está", disse Dean. "Agora nos conectamos."

Imagine o quanto custou, do ponto de vista cognitivo, para que ela respondesse a pergunta de Dean. Ela teve de assimilar o som de sua voz, compreendê-la, filtrá-la através da vasta biblioteca musical em sua mente, conectar a música com compositores específicos, formar uma opinião e depois verbalizar sua resposta. Era um processo cognitivo incrivelmente complexo, e ela o fizera sem nenhum esforço. A música era a principal ilha de consciência para ela, tão central em sua cognição que servia de âncora para a consciência e a atenção. A música a ajudava a se reconectar com o mundo, apesar dos danos causados pelo Alzheimer.

Dean e o médico residente pediram que a filha da Sra. Collins levasse músicas para o hospital, tocasse as canções prediletas de sua mãe, conversasse sobre seus compositores e alunos favoritos, e qualquer outra coisa que pudessem pensar para acionar esse importante aspecto de sua consciência. Ela sempre adorara o "Für Elise", de Beethoven. Quando sua filha tocou a canção alguns dias depois, ela a identificou imediatamente. "Ah, Für Elise", disse ela, fechando os olhos e repousando a cabeça enquanto escutava o som. Depois de algumas semanas, tais associações com a música se tornaram ainda mais fortes, e a Sra. Collins conseguiu retornar à vida que levava antes de ser acometida pela pneumonia. Ela ainda era portadora da doença de Alzheimer em estágio moderado, mas conseguia se expressar de forma coerente e voltara a reconhecer seus familiares.

As ilhas de consciência surgem da interação entre os domínios da cognição (regiões especializadas do cérebro) e as inúmeras redes complexas do cérebro. Cada domínio rege um tipo específico de raciocínio; cada rede processa informações, atribui-lhes um nome e um significado e, em seguida, integra-as às memórias existentes. Eis aqui alguns dos domínios e redes mais importantes do cérebro:

- **Atenção e concentração:** filtragem de estímulos sensoriais e foco quando apropriado.
- **Emoções e processamento emocional:** motivação, humor, interesse contínuo.
- **Função executiva:** resolução de problemas, raciocínio crítico, planejamento.
- **Processamento de linguagem:** comunicação, compreensão de linguagem e elaboração de respostas.
- **Velocidade e coordenação motoras:** movimento complexo, consciência de como o corpo se move no espaço.
- **Velocidade de processamento:** com que rapidez as informações são recebidas e interpretadas.
- **Aprendizagem verbal e memória:** compreensão de palavras escritas e faladas.
- **Aprendizagem visual e memória:** reconhecimento visual, nomeação e memorização.
- **Processamento visuoespacial:** definição de informações visuais e sua incorporação a histórias e ilhas de consciência existentes.

As ilhas de consciência usam diferentes aspectos de cada uma dessas funções cognitivas para gerar conscientização sobre uma ideia, uma história ou uma imagem de si mesmo. No contexto da música, por exemplo, a função executiva permite compreender a complexidade de um concerto de Mozart. Seu lobo temporal armazena memórias das lições de violino que você teve quando era criança. O lobo occipital lhe oferece a imagem da plateia aplaudindo após sua primeira apresentação. Todas essas funções se conjugam perfeitamente para criar uma história musical tridimensional e altamente personalizada em sua vida.

É preciso um tipo especial — e em alto grau — de conectividade para coordenar a comunicação entre essas funções e criar uma experiência consciente tão rica de nuances. Podemos pensar essas conexões como as pontes e rodovias que ligam diferentes ilhas, fortalecendo-as e reforçando-as. A construção dessa infraestrutura começa quando temos apenas 42 dias de idade, assim que os neurônios recém-formados passam a transitar por todo o cérebro para estabelecer as redes primordiais. Essas redes se proliferam tão rapidamente que o volume do cérebro quadruplica quando entramos na pré-escola. Várias alterações estruturais também estão ocorrendo, incluindo o crescimento dos compartimentos de substância cinzenta e branca, e a mielinização de milhões de neurônios para facilitar a comunicação elétrica. À medida que as redes vão se formando, elas também são moldadas, ou refinadas, por meio do processo de apoptose (morte celular programada), deixando-nos com a estrutura cerebral que teremos para o resto de nossas vidas. A medida da conectividade de rede gerada durante a primeira infância é conhecida como reserva cerebral. É possível pensar a reserva cerebral como um tipo de andaime — a estrutura que permanece depois de o desenvolvimento do cérebro ter sido concluído.

A reserva cognitiva, por outro lado, é uma medida da conectividade que desenvolvemos ao longo da vida, determinada pelos desafios que impomos aos nossos cérebros; pela quantidade de informações que absorvemos; por todos os traumas, riscos, aventuras, alegrias e conhecimentos que acumulamos ao longo da vida. É fruto da qualidade e da quantidade de conexões existentes entre as células, as regiões cerebrais e as ilhas de consciência. A reserva cognitiva é, essencialmente, a integridade do cérebro, e é o resultado de como vivemos nossas vidas. A reserva cerebral é determinada precocemente, mas a reserva cognitiva está sob nosso controle e pode ser expandida até mais tarde na vida.

O que isso tem a ver com a doença de Alzheimer? Considere este fato impressionante: quase todas as pessoas que estão na meia-idade e nos últimos anos de vida possuem, pelo menos, algumas das patologias do cérebro associadas à doença de Alzheimer — atrofia cerebral ou placas amiloides —, mas apenas algumas sofrem de declínio da capacidade cognitiva. Por que isso acontece? Porque os dois tipos de reserva propiciam uma enorme proteção ao cérebro, na forma de redundância e de interconectividade. As redes multidomínios — que resultam da reserva cerebral e, especialmente, da reserva cognitiva — estão conectadas de dezenas de milhares de maneiras, o que nos permite acessar a mesma memória, fato ou ideia por meio de muitas pontes e rodovias diferentes. Precisamos dessas estruturas redundantes para que possamos lidar com a patologia do envelhecimento normal: digamos que uma ponte até uma memória de infância seja destruída por um trauma vascular em decorrência de uma dieta rica em gorduras saturadas; outra por uma placa amiloide; e uma rodovia importante seja bloqueada por um emaranhado tau. Se seu cérebro tiver uma reserva suficiente, você poderá suportar todas essas patologias e continuar acessando a memória, já que ela está conectada de milhares de formas diferentes. Esse tipo de redundância torna quase impossível que uma conexão seja removida; que as ondas do envelhecimento causem danos severos; que uma ilha de consciência desapareça.

Feito para a complexidade, sustentado pela complexidade

Ora, e como desenvolvemos a reserva cognitiva? Como promovemos a interconectividade e a redundância que permitem que nossos cérebros resistam ao envelhecimento normal e às doenças neurodegenerativas? Essencialmente, como otimizamos nossos cérebros? A resposta convencional para essa questão tem sido jogos de memória e de palavras cruzadas, como sudoku e tangram. Parece plausível que envolver a mente nessas atividades seja benéfico para a cognição e a saúde do cérebro. E há certas evidências de que os jogos de treinamento cerebral efetivamente contribuam. Em um estudo longitudinal randomizado, realizado na Universidade da Flórida, idosos com idade igual ou superior a 74 anos participaram do treinamento cognitivo da velocidade de processamento (um jogo de computador simples, que consiste na identificação rápida de objetos que aparecem repentinamente na tela). Havia dois grupos de controle: um que recebera lições de memória e raciocínio, e outro que não participara de nenhum treinamento cognitivo. Descobriu-se que o primeiro grupo, formado por aqueles que haviam treinado com o jogo de computador simples, apresentou uma chance 48% menor de desenvolver Alzheimer nos dez anos seguintes. Essa foi a primeira vez que se comprovou, em uma vasta população, que o treinamento cognitivo oferecia proteção contra a doença de Alzheimer. O mais intrigante é que, ao longo de dez anos, foram necessárias apenas de dez a 14 horas de treinamento cognitivo para que tais resultados se manifestassem. Esse estudo mostra que até mesmo os jogos mais rudimentares podem estimular nossa atenção, nossa função executiva e nossas habilidades de memória de curto prazo.

Contudo, o problema é que os jogos de memória e os livros de enigmas são, fundamentalmente, atividades lineares — mas não há nada de linear no cérebro. Grande parte da indústria de aprimoramento da memória parece ter ignorado esse fato, o que levou muitos pacientes a investir tempo e esforço em atividades que proporcionam apenas benefícios pontuais. O sudoku, por exemplo, desafia um centro matemático na área parietal posterior do cérebro. Contudo, ainda que seja necessário ler e processar informações visuais para jogar, diversas outras áreas do cérebro não são ativamente desafiadas, as conexões entre elas também não aumentam e nenhuma ilha de consciência pessoal ou histórica é acionada. Pode-se afirmar o mesmo no caso das palavras cruzadas (que desafiam, principalmente, os centros de linguagem do cérebro) e do tangram (que desafia nossa capacidade visuoespacial). Todos esses jogos envolvem o cérebro em apenas um único nível de processamento do raciocínio. Memórias simples e raciocínios desse tipo são codificados por pequenas conexões locais, resultando em pequenas redes que se restringem a uma única região do cérebro. Elas fornecem infraestrutura e suporte para as ilhas maiores do cérebro, mas em um grau limitado. Nossa meta-análise abrangente de todos os estudos realizados até o momento sobre os exercícios cognitivos para o CCL sustenta essa teoria: alguns desses exercícios ajudam, efetivamente, no processamento da memória, embora o efeito seja mínimo.

Mas digamos que você use jogos de treinamento cerebral e exercícios de memorização mais difíceis. Atividades moderadamente desafiadoras — que envolvem múltiplos domínios cognitivos ao mesmo tempo — usam o poder associativo do cérebro para criar conexões mais complexas. Essas redes, em sua maioria, continuam locais e impermanentes, mas são mais fortes do que as redes simples e também podem resultar em crescimento neuronal. Associação e encadeamento são dois tipos de processos mentais moderadamente complexos.

A associação significa conectar uma nova informação a algo que já existe no cérebro, uma memória, imagem ou ideia mais próxima em alguma medida, seja por estrutura, caráter, história ou significado. Por exemplo: quando Dean visitou Singapura pela primeira vez, descobriu dezenas de novas frutas tropicais, incluindo o durião, uma fruta amarela e doce, com uma casca espinhosa. A fruta era onipresente em Singapura. Havia, até mesmo, um teatro no formato de um durião. A memória dessa fruta está categorizada em seu cérebro obedecendo a várias associações diferentes. Ela está associada a objetos de forma semelhante, como uma bola de beisebol, e seus estranhos espinhos estão associados a uma imagem de um ouriço. O durião também está conectado à memória do maracujá e da lichia, duas outras frutas tropicais que Dean também encontrou naquela viagem, bem como a lembranças gerais de Singapura. Embora tais associações não estejam conectadas a nenhuma história pessoal importante e essencial para a consciência de Dean, elas são mais substanciais do que aquelas decorrentes de um mero exercício de memorização.

O encadeamento envolve a compactação de grandes cadeias ou segmentos de informações em pedaços mais curtos e mais gerenciáveis. A maioria de nós não consegue memorizar uma série longa. Pelo contrário, quando nos deparamos com um grande conjunto de dados, usamos um método intrínseco de organização dos fatos em partes menores, e cada uma das partes é integrada a uma história que se conecta a uma ilha. Esse processo gera uma incrível ferramenta de memorização.

Tanto a associação quanto o encadeamento podem ser muito úteis para exercitar o cérebro, fortalecendo suas conexões e, portanto, contribuindo para sua resiliência. Vários estudos comprovaram que essas técnicas poderosas aperfeiçoam a memória. Um desses estudos, publicado em 2017 na revista acadêmica *Neuron*, avaliou as habilidades de memorização dos especialistas do Campeonato Mundial de Memória e de pessoas com memórias comuns. Inicialmente, os especialistas apresentavam habilidades superiores, mas quando os participantes normais aprenderam uma técnica de memória chamada "método de loci", que usa uma cena familiar — um ambiente favorito, por exemplo — para ajudar a memorizar listas longas, eles se tornaram quase tão hábeis quanto os especialistas. E alcançaram esses resultados em apenas seis semanas. Após quatro meses, suas recém-adquiridas habilidades de memória perduravam. Você encontrará uma vasta seleção desses tipos de exercícios no programa personalizado de otimização, assim como outras sugestões para exercitar suas habilidades associativas e de encadeamento.

Exercícios simples e moderadamente difíceis contribuem para a reserva cognitiva, conforme demonstrado em nossa meta-análise, mas esse estudo também revelou que atividades complexas e personalizadas nos proporcionam uma proteção ainda maior. Tais descobertas evidenciam o imenso poder da complexidade quando o assunto é a saúde cerebral a longo prazo. Atividades complexas fortalecem diretamente as pontes e rodovias que levam às mais importantes ilhas de consciência. Os processos de pensamento nesse nível de cognição são permanentes, resilientes e altamente pessoais. Este tipo de conexão intencional às principais ilhas identitárias é extremamente difícil de romper: os principais caminhos neurais são constantemente repavimentados e reforçados, resultando em comunicação complexa e superposta entre todos os domínios do cérebro.

A música é um exemplo perfeito de uma atividade multifuncional e de multidomínio. Tocar piano, como no caso da Sra. Collins, exige que o cérebro coordene seus esforços em diversas modalidades: habilidades motoras (pressionar as teclas certas), habilidades visuoespaciais (mover o corpo no espaço e ler as notas), atenção (o andamento particular da música), estado de espírito (a maneira como você toca ou reage à música), função executiva (seguir várias etapas em uma sequência complexa) e linguagem (como transformar notas impressas em sons). Construir uma maquete de um navio é outra tarefa desafiadora e multimodal. Você é obrigado a seguir instruções escritas, manter-se focado e atento, entender as propriedades espaciais do navio e prever como uma peça vai se encaixar na outra. Para os indivíduos que correm o risco de desenvolver Alzheimer, tais atividades complexas e de multidomínio são a melhor forma de criar uma reserva significativa e se proteger contra o declínio.

Como você já deve saber, nossos cérebros são concebidos para a complexidade na mais tenra idade e sustentados pela complexidade em idade mais avançada. Eis aqui alguns dos notáveis estudos que ilustram maravilhosamente esse princípio da cognição humana:

Deslocamento: Um estudo de 2006, realizado na University College London, identificou diferenças de volume na substância cinzenta do hipocampo de motoristas de táxi e de motoristas de ônibus de Londres. Os pesquisadores descobriram que os taxistas tinham, sistematicamente, um hipocampo maior. Eles controlaram outras variáveis, como o estresse e os anos de experiência de condução, e concluíram que as diferenças no volume do cérebro se deviam à complexidade das atividades diárias: os motoristas de ônibus seguiam sempre os mesmos trajetos predeterminados, enquanto os motoristas de táxi se deslocavam constantemente para novos locais. Um deslocamento mais complexo levava a um conhecimento espacial mais complexo, o que, por sua vez, levava a um cérebro maior e mais resiliente.

Segundas línguas: Há evidências de que segundas línguas (ou o bilinguismo precoce) parecem conferir benefícios similares, amparados na complexidade. Em 2014, pesquisadores da Universidade de Ghent descobriram que o bilinguismo ao longo da vida poderia retardar o surgimento da demência em cerca de 4,5 anos. Em média, os monolíngues foram diagnosticados com demência aos 72,5 anos, enquanto os bilíngues foram diagnosticados aos 77,3 anos. Um estudo de 2016, realizado pelo NIH, descobriu que idosos bilíngues diagnosticados com Alzheimer em estágio leve tinham redes cerebrais mais sólidas e mantinham uma melhor reserva cognitiva do que os monolíngues, sugerindo que o bilinguismo poderia atrasar o surgimento da doença. Outro estudo de 2016, realizado na Espanha, descobriu que bilíngues apresentavam níveis mais baixos de marcadores do Alzheimer no líquido cefalorraquidiano (proteína tau) e obtinham melhores resultados nos testes de função executiva, em comparação com monolíngues.

Música: Os pesquisadores encontraram um fenômeno semelhante nos músicos. Ficou comprovado que o volume da substância cinzenta era maior em músicos profissionais, e significativamente menor em não músicos, em diversas regiões do cérebro que dão sustentação ao complexo ato de tocar uma música.

Dança: Um estudo publicado em 2003 no *New England Journal of Medicine* analisou a associação entre risco de demência e uma série de atividades físicas, incluindo a dança. A dança é uma atividade complexa que envolve coordenação, controle motor, memorização, estado de espírito e uma compreensão sofisticada de música, e, nesse estudo, ela foi associada a um risco menor de demência.

Educação formal: Hoje, temos um volume considerável de dados mostrando que a educação formal está correlacionada à reserva cognitiva e à prevenção da demência na terceira idade. Um estudo publicado em 2007 analisou um grupo de indivíduos britânicos e descobriu que a educação formal no início da idade adulta estava associada a uma maior capacidade cognitiva em idade mais avançada, especificamente nas áreas de habilidade e fluência verbais. Muitos estudos recentes confirmaram tais descobertas. E a educação não precisa ocorrer no início da vida para ser protetora: em um estudo realizado em 2011 no Brasil, os pesquisadores descobriram que a educação formal realizada após os 60 anos de idade também melhorava o desempenho cognitivo.

A falta de acesso à educação formal pode ser um fator coadjuvante para o número desproporcional de mulheres que desenvolvem Alzheimer (dois terços dos pacientes são mulheres). A maioria das pessoas na faixa dos 60 a 80 anos acometida pela doença foi criada em uma época em que as mulheres não eram encorajadas a buscar uma educação formal. Ao longo da vida, elas tiveram menos reserva cognitiva e, portanto, menos proteção contra a doença de Alzheimer.

Profissões complexas: Pesquisas sobre diferentes tipos de profissões também mostraram que a complexidade durante a vida leva à resiliência cognitiva. Novas pesquisas, conduzidas a partir de 2016 por cientistas do Centro de Pesquisa da Doença de Alzheimer e do Instituto de Alzheimer, ambos em Wisconsin, demonstraram que ocupações complexas oferecem proteção contra a demência. Os 284 participantes desse estudo tinham idade média de 60 anos e corriam maior risco de desenvolver Alzheimer, com base em seus históricos familiares. Os pesquisadores avaliaram a complexidade das ocupações dos participantes e determinaram se eles trabalhavam com pessoas, informações ou objetos. As ocupações que envolviam a orientação de outras pessoas (assistente social, clínico geral, conselheiro pedagógico, psicólogo e pastor) eram protetoras, do mesmo modo que as ocupações mais exigentes do ponto de vista intelectual, como médico e engenheiro. Os profissionais dessas áreas desenvolviam mais reserva cognitiva do que aqueles que trabalhavam como caixas, estoquistas de armazéns e operadores de máquinas.

Imagens cerebrais mostraram que os participantes que realizavam trabalhos complexos tinham melhor desempenho cognitivo, apesar da presença de lesões na substância branca em seus cérebros, que poderia indicar doença vascular e maior risco de demência. Esse estudo é uma prova adicional do poder protetor da reserva cognitiva: um estilo de vida complexo e mentalmente estimulante pode atenuar os efeitos das alterações estruturais prejudiciais associadas ao Alzheimer.

Estudos complementares realizados em 2016 descobriram que estilos de vida que envolvem trabalhos complexos executados em companhia de outras pessoas podem, inclusive, desfazer o dano neurológico causado por uma dieta deficitária.

Desafios desconfortáveis: Outro estudo recente, realizado no Hospital Geral de Massachusetts, analisou 17 "superidosos" na faixa dos 60 e 70 anos que não apenas evitavam o declínio da capacidade cognitiva, como também exibiam uma memória e uma atenção típicas de jovens saudáveis de 25 anos. Os pesquisadores identificaram um conjunto de regiões do cérebro mais espessas nos superidosos e mais finas nos idosos comuns. Nos superidosos, tais regiões cerebrais eram, praticamente, indistinguíveis daquelas de pessoas na faixa dos 20 anos. A maioria dessas regiões estava associada à função emocional e também à linguagem, ao estresse, à interpretação de informações provenientes dos cinco sentidos e à comunicação geral. Que tipo de comportamento teria levado àqueles cérebros superidosos multifuncionais e interconectados? Qualquer coisa que representasse um desafio. Os pesquisadores concluíram que as atividades que estimulam o cérebro devem ser suficientemente desafiadoras para causar algum grau de desconforto (sem constituir, porém, um estresse considerável). É enfrentando essas áreas de desconforto diante dos desafios e exercendo um esforço maior do que o pretendido que se pode chegar ao envelhecimento cognitivo bem-sucedido.

Realidade virtual: Em uma revisão sistemática do treinamento cognitivo de realidade virtual para pessoas com CCL e demência, observou-se uma melhoria considerável na atenção, na função executiva e na memória (visual e verbal). Houve também reduções significativas na depressão e na ansiedade, ambos potencializadores do risco de declínio da capacidade cognitiva. Vários estudos dessa revisão sugeriram que tais benefícios cognitivos poderiam ser preservados mesmo após o término do treinamento.

O futuro da indústria de aprimoramento da memória parece estar nos jogos de realidade virtual, que engajam o cérebro em várias modalidades e desafiam os indivíduos de acordo com seus déficits e suas dificuldades específicas. Em breve, você poderá exercitar seu cérebro discutindo teoria quântica com Einstein, ou conversando sobre política com Lincoln. Todos teremos acesso a jogos desafiadores, adaptáveis e altamente personalizados.

A música como medicamento

O apelido de John era "Trompa". Era um homem baixo, de voz grave, que veio nos procurar acompanhado de seu companheiro, com quem vivia havia quatro décadas. Na época, John estava com 68 anos. Dez anos antes, ele se aposentara de seu árduo trabalho como editor e, desde então, se tornara muito menos ativo, especialmente nos últimos anos. John e seu companheiro

ATIVIDADES QUE DESENVOLVEM A RESERVA COGNITIVA

Todas as atividades envolvem todos os aspectos do cérebro. Na verdade, usamos 100% de nossos cérebros 100% do tempo — inclusive quando dormimos. Algumas atividades, porém, apresentam desafios específicos para diferentes funções cerebrais. As atividades mais complexas, como as listadas a seguir, desafiam múltiplas funções e fazem isso em maior proporção, resultando em maior reserva cognitiva. Foram listadas, também, as principais funções envolvidas em cada atividade.

1. **Aprender uma língua nova:** Processamento de linguagem (palavras e expressões novas), centros de memória (memorizar, acessar memórias antigas para compreender conteúdos novos), lobo frontal (entender a língua no contexto), resolução de problemas (elaborar uma resposta escrita ou verbal).

2. **Aprender a tocar um instrumento musical:** Habilidades motoras (a fisicalidade da execução), gânglios basais e cerebelo (movimentos de coordenação motora fina), centros de memória (memorizar notas, tons, escalas), processamento (aprender uma sequência de etapas), estado de espírito (entender as sutilezas emocionais da música).

3. **Programação de computador:** Centros de memória (memorizar códigos novos), processamento (saber como os códigos funcionam juntos), atenção (selecionar os códigos a serem utilizados), habilidades motoras (digitar).

4. **Escrever um livro:** Atenção e foco (digitar trechos), centros de memória (rememorar pesquisas, histórias e ideias), processamento (organizar e estruturar o material), estado de espírito (recriar emoções por escrito), habilidades motoras (digitar).

5. **Karaokê/Cantar:** Centros de linguagem (ler e apresentar as letras), estado de espírito (interpretar a canção), cerebelo (modular a voz), centros de memória (lembrar uma canção específica).

6. **Atuar em uma comédia stand-up:** Memória, estado de espírito, função executiva e linguagem.

7. **Aprender a dançar:** Habilidades motoras (coordenação física), gânglios basais e cerebelo (movimentos de coordenação motora fina), estado de espírito (reagir à música), centros de memória (memorizar a coreografia), processamento (compreender diferentes técnicas de dança).

8. **Clube de xadrez ou jogos de cartas em grupo (buraco, tranca, pôquer etc.):** Centros de memória (lembrar as cartas e as regras de cada jogo), processamento (estratégia progressiva), atenção e foco (concentrar-se no jogo), resolução de problemas (planejar como você vai ganhar).

9. **Orientar outras pessoas em sua área:** Centros de memória (lembrar e recorrer aos seus conhecimentos), atenção (focar na atividade de orientação), estado de espírito (compreender as emoções e as motivações da outra pessoa), resolução de problemas (apresentar opções e soluções).

10. **Voluntariar-se para ensinar matemática, inglês ou qualquer disciplina da qual você goste:** Centros de memória (lembrar-se da matéria), atenção (focar no ensino), estado de espírito (responder as necessidades dos alunos), processamento (avaliar e explicar as soluções de múltiplas etapas).

11. **Joias, artesanato, maquetes ou ofícios artísticos:** Habilidades visuo-espaciais (compreender projetos complexos), centros de memória (memorizar técnicas e padrões), atenção e foco (concentrar-se na atividade), habilidades motoras (o ato físico da montagem).

12. **Inscrever-se em cursos livres:** Centros de memória (memorizar palavras e conceitos novos), processamento (compreender o raciocínio de múltiplas etapas), resolução de problemas (aplicar teorias novas para encontrar soluções).

falaram sobre o declínio de sua memória e o quanto isso vinha afetando sua capacidade de executar tarefas cotidianas mais complexas. John precisava ser lembrado de tomar seus medicamentos. Nos últimos meses, ele se esquecera rotineiramente de realizar tarefas como lavar a louça e passear com o cachorro. Certa vez, ele chegou a deixar a torneira da cozinha aberta. Uma parte da casa ficou inundada.

Fizemos os exames de laboratório e as imagens cerebrais habituais, que não revelaram anomalias metabólicas nem estruturais. O histórico pessoal de John nos informava que ele havia sido bastante ativo, tanto em sua carreira quanto em sua atividade de lazer como trompista em uma banda local. Embora sempre tivesse gostado de música, ele a abandonara depois da aposentadoria.

Sabíamos que a experiência prévia de John com a música representava um meio ideal para desafiar seu cérebro e, por isso, perguntamos se ele voltaria a tocar. Ele não parecia tão interessado. Quando o pressionávamos um pouco mais, dizia: "Não tenho vontade" ou "Não toco mais". Esse tipo de resistência psicológica é algo que observamos com frequência em nossos pacientes, especialmente naqueles que perderam a confiança devido a problemas de memória. No caso de John, ele havia desenvolvido uma relação conflitante com a música. Ela era, ao mesmo tempo, a fonte de algumas de suas memórias mais felizes e uma atividade que naquele momento lhe parecia desconfortável. Nosso trabalho como médicos é apurar as emoções e o desconforto, e descobrir por que um paciente vem evitando fazer algo que adora.

Uma das limitações mais comuns que fazem com que idosos se ausentem da vida é a perda auditiva. A perda de audição cria dissonância nas conversas. A pessoa fica sempre para trás e, como resultado, se desliga, consciente ou inconscientemente. Um estudo de 2013, publicado no *Journal of the American Medical Association Internal Medicine*, descobriu que a perda auditiva estava associada ao declínio da capacidade cognitiva, especialmente nas áreas de memória e função executiva. Outros estudos descobriram que a deficiência visual tem um efeito negativo semelhante na cognição. Examinamos John e descobrimos que, de fato, ele apresentava uma discreta perda auditiva. Um aparelho auditivo era uma solução simples, que lhe permitiria ouvir música com mais clareza e que também aumentaria sua confiança em situações sociais.

Dores menos severas são outra razão pela qual pessoas mais velhas deixam de praticar as atividades que amam. Quando os pacientes afirmam ter pequenas dores nas articulações, prestamos atenção especial. John havia perdido certa destreza em seus dedos devido à artrite e, embora a maioria dos médicos lhe dissesse que isso fazia parte do processo de envelhecimento, estávamos ávidos para tratar esse problema. Sempre colocamos o paciente no centro de nossa abordagem, e não as expectativas genéricas do sistema de saúde. As atividades cognitivas de John dependiam da destreza de seus dedos — para nós, corrigir esse problema era a chave para seu engajamento mental. Embora os produtos farmacêuticos não sejam, de forma geral, nossa primeira tendência como médicos, nesse caso decidimos tratar a artrite de John com medicamentos. Também lhe prescrevemos sessões de fisioterapia, e ele experimentou uma melhora significativa como resultado de ambos os tratamentos.

Pelo fato de John possuir limitações físicas, ele precisava ajustar suas expectativas. Ele perdera a proficiência e a velocidade como instrumentista desde que decidira se afastar da música e, além disso, sofria de alguns déficits cognitivos. Tudo isso significava que ele estava tocando em um nível inferior ao que estava acostumado. Nós nos certificamos de que John estaria ciente do que esperar quando retornasse à música. Se ele esperasse tocar como tocava há vinte anos, ficaria desapontado. Ao contrário, recomendamos que ele iniciasse com uma canção simples, que admirava quando começou a tocar trompa. John poderia começar com aquela canção, ensaiá-la e tocá-la bem. Então, quando estivesse se sentindo à vontade com ela, poderia acrescentar outra. Ressaltamos que esse processo envolveria algum esforço físico e emocional, mas que ele perceberia o próprio progresso com o passar do tempo. Sempre dizemos aos nossos pacientes que o segredo da vida é gerenciar as expectativas, especialmente as próprias, ainda mais se você estiver aprendendo uma habilidade nova na meia-idade.

John concordou em começar aos poucos e, depois de apenas alguns meses, ele havia recuperado suas habilidades musicais e sua autoconfiança. Ele passou a se dedicar à sua música, assim como havia se dedicado, anteriormente, à sua carreira. Conseguia tocar músicas cada vez mais complexas, que se tornaram uma grande motivação para praticar todos os dias. Depois de mais alguns meses, ele convidou alguns amigos com quem costumava tocar e, juntos, decidiram formar uma banda. Alguns de seus amigos tinham filhos instrumentistas, que se juntaram ao grupo. Até mesmo um neto se integrou. No início, ensaiavam apenas por diversão, mas começaram a perceber que eram muito bons. Finalmente, foram contratados para tocar em um restaurante local. Foi um acontecimento maravilhoso para todos, e eles se sentiam bem doando o dinheiro que ganhavam para instituições beneficentes.

John havia se dado conta de suas limitações, se empenhado ao se desafiar física e mentalmente, e aprendido a usar o poder da motivação. Sua vida voltou a estar repleta de complexidade cognitiva, emoções positivas e engajamento social. Ele encontrara o caminho de volta a si mesmo, de volta a uma de suas maiores paixões e a uma de suas ilhas de consciência mais significativas. De todas as coisas incríveis que já aprendemos como neurologistas, esta, talvez, seja a mais bela: sua salvação está em suas histórias, no que fez você ser quem você é. Nenhum livro de enigmas jamais poderá competir com uma atividade que o conecta a ilhas profundamente pessoais e emocionais. Talvez seja necessário um pouco de investigação para desvendar ou recuperar suas paixões, mas todos nós as temos, e todos podemos nos beneficiar disso.

Após seis meses, descobrimos que a pressão sanguínea e os níveis de colesterol de John haviam caído. Ele estava muito mais desperto, alerta e concentrado, e não tinha nenhuma queixa sobre sua memória. Seu companheiro ficou espantado com o que viu, mas nós não ficamos. Um estudo realizado na Holanda, em 2013, revelou que o envolvimento com a música tinha efeitos fisiológicos semelhantes aos de exercícios. Outro estudo, feito na Índia e publicado em 2015, descobriu que os indivíduos que ouviam música apresentavam pressão arterial mais baixa e sofriam menos estresse do que os participantes que se engajavam em dietas, exercícios e outras medidas habituais de estilo de vida.

Otimizar a cognição de John era o único aspecto de nosso plano de tratamento inicial, mas, como costumamos ver com muita frequência, alterações positivas na memória e na interação social o tornaram mais consciente sobre o seu regime alimentar e suas atividades físicas. Durante a consulta de acompanhamento, ele pediu orientação a respeito de outros fatores de estilo de vida, e elaboramos um plano personalizado com os mesmos tipos de metas mensuráveis e atingíveis. John continuou a melhorar, chegando, até mesmo, a relatar mais felicidade e satisfação. Após um ano, uma ressonância magnética mostrou que seu lóbulo temporal medial estava ligeiramente maior em tamanho. A música e todos os benefícios a ela associados aumentaram o volume de seu cérebro, lhe proporcionado uma aposentadoria da qual ele poderia, verdadeiramente, desfrutar.

Mitos da otimização

Os livros de enigmas são a melhor maneira de exercitar a mente: Esses livros são benéficos até certo ponto, mas as atividades complexas são muito mais benéficas, pois fortalecem vários domínios do cérebro, assim como as conexões entre eles. Atividades complexas com um componente social são ainda mais vantajosas.

É quase impossível que pessoas com problemas de memória aprendam coisas novas: Aprender coisas novas é perfeitamente possível se você trabalhar aos poucos, gerenciar suas expectativas e buscar o apoio de familiares e de amigos. A tecnologia oferece uma fonte adicional de suporte e de senso de comunidade.

Perdemos sagacidade mental durante a velhice: Muitas pessoas jamais experimentam declínio da capacidade cognitiva. Isso resulta de seu risco genético e, ainda mais, de seu estilo de vida e do grau em que você produz reserva cognitiva.

Tenho 40 anos — sou muito jovem para me preocupar com a função cognitiva: Na verdade, é em torno dessa idade que acontece uma mudança radical na população. Um grupo mantém a saúde, e algumas pessoas desse grupo acabam, inclusive, melhorando sua saúde. O outro grupo inicia uma espiral descendente. Seu objetivo deveria ser viver uma vida saudável desde o nascimento até a morte, e se torna crítico fazer escolhas saudáveis quando se está na faixa dos 45 anos.

Interação social: outro tipo de cognição complexa

Joanne quase não fazia contato visual. Toda vez que Ayesha lhe dirigia uma pergunta, ela olhava para a filha. Como muitos de nossos pacientes, ela se acostumara ao fato de que outras pessoas falassem por ela. Joanne sempre fora ativa em sua igreja e trabalhara como coordenadora em um centro de atendimento a idosos. Essas responsabilidades haviam lhe trazido grandes alegrias e senso de significado pós-aposentadoria, mas quando ficou sabendo que os primeiros estágios do Alzheimer haviam se manifestado, ela desistiu de ambas as ocupações.

Sua filha relatou que Joanne se queixava, muitas vezes, de ligeiras dores, embora não fosse capaz de identificar onde a dor estava localizada. Ela também se distraía, especialmente quando estava comendo. Mesmo passando muito tempo sentada diante do prato, ela nunca completava uma refeição. Sua família demorou um pouco para perceber isso e, quando se deram conta, Joanne já tinha perdido quase 14 kg. Essa perda de apetite é comum em pacientes com demência, geralmente em estágios pré-clínicos, anteriores ao aparecimento dos sintomas de memória.

Para Ayesha, Joanne parecia resignada com o fato de ser portadora de Alzheimer. Ela se mostrava frágil, não respondia muito e renunciava à interação social para viver sua experiência pessoal, que era, em grande parte, a percepção da dor física e do desconforto. Isso é triste, mas muito comum entre os pacientes com a doença: eles não conseguem acompanhar o que os outros dizem. Ficam envergonhados pelo fato de se repetirem. Sentem como se estivessem desaparecendo. No caso de Joanne, ela sabia que sua doença não tinha cura, e ela perdera as esperanças de qualquer melhora ou desaceleração de seus sintomas.

Os seres humanos são concebidos para a interação social. Todas as evidências sugerem que o isolamento é ruim para a saúde humana. A própria solidão pode ser letal: a taxa de mortalidade entre pessoas recém-enlutadas é muito mais alta, presumivelmente devido a uma mistura de pesar, solidão e baixa interação social. Um estudo descobriu que pessoas que não se envolvem em atividades sociais têm um risco 50% maior de morrer, sugerindo que o comportamento social é tão importante quanto a dieta, os exercícios e outros importantes fatores de risco do estilo de vida.

Diversos e fascinantes projetos de pesquisa mostraram as diferentes maneiras pelas quais o comportamento social saudável nos torna, por sua vez, mais saudáveis:

- Todas as zonas azuis têm uma sólida dimensão social, que contribui para a saúde e a longevidade. As comunidades religiosas são comuns nas zonas azuis, conforme pudemos observar na comunidade de Loma Linda, fortemente amparada na fé e nos rituais. Cultivar relacionamentos familiares também é comum entre esses grupos: ter relações duradouras, morar perto de pais e avós e permanecer ao lado dos

filhos, como ficou comprovado, aumenta a expectativa de vida e reduz o risco de doença. Os habitantes de Okinawa formam, até mesmo, um "moai", um grupo de cinco amigos que permanecem próximos e se apoiam mutuamente em todos os estágios da vida.
- O famoso Grant Study, de Harvard, acompanhou 286 homens ao longo de suas vidas, buscando as características e as decisões que levavam à felicidade e à realização. Os dados resultantes mostraram, consistentemente, que a qualidade de nossos relacionamentos afeta nossa felicidade e nossa saúde à medida que envelhecemos. Descobriu-se que os homens que tinham um relacionamento ruim com suas mães apresentavam maior risco de desenvolver demência em seus últimos anos de vida, enquanto os mais próximos ganhavam, em média, 87 mil dólares por ano. A "aptidão social", a capacidade de cultivar e manter relacionamentos com as pessoas ao seu redor — pais, irmãos, demais familiares, mentores — conduzia, sistematicamente, a uma melhor saúde física e mental durante a velhice.
- A imunologista Esther Sternberg escreveu sobre a conexão entre a interação social e o sistema imunológico. Relacionamentos de qualidade nos ajudam a lidar com o estresse e, portanto, têm um efeito direto na saúde de nossos hormônios, nervos e função imunológica.

As pesquisas também mostram que o engajamento social está associado a um risco reduzido de demência. Um estudo publicado na *JAMA Psychiatry* descobriu que pessoas definidas como "solitárias" tinham duas vezes mais risco de desenvolver Alzheimer. Um estudo de 2013, realizado na Universidade de Nova Gales do Sul, na Austrália, descobriu que ser casado estava associado a um menor risco de declínio da capacidade cognitiva na velhice. Pessoas com redes sociais mais extensas também têm um risco reduzido de declínio da capacidade cognitiva. Constatou-se que nosso grau de sociabilidade é um dos fatores determinantes mais confiáveis de nossa saúde cognitiva.

As atividades sociais, assim como as atividades cognitivas, variam entre simples, moderadas e complexas. Atividades cognitivas simples envolvem se apresentar em público e estar inserido em um contexto social: interagir com um funcionário do mercado, ir ao cinema ou sair para jantar. Atividades sociais moderadas envolvem redes de pessoas. Talvez você possa se reunir com um grupo de velhos amigos, por exemplo, e compartilhar histórias e experiências. Esse tipo de atividade social criará mais reserva cognitiva do que as atividades básicas, mas é possível que você ainda não fique completamente envolvido — talvez você ouça as conversas, mas permaneça calado a maior parte do tempo. As atividades sociais complexas, as que exigem envolvimento e participação, são as que oferecem maior proteção ao cérebro. Essas atividades são orientadas por propósitos e abrangem conversas ativas, atenção integral e, muitas vezes, comportamentos cognitivos igualmente complexos. Elas definem quem somos. Elas criam e conectam ilhas de consciência. Elas podem consumir tempo e esforço por parte do paciente, mas as recompensas são exponencialmente maiores.

O comportamento social, especialmente o comportamento social complexo, contribui em vários níveis para o aumento da reserva cognitiva. A interação social:

- Requer habilidades de comunicação complexas, que envolvem diferentes funções cerebrais: reconhecimento facial, memória, foco, atenção, habilidades auditivas e habilidades linguísticas.
- Gera emoções que são importantes para a motivação e para encontrar um sentido na vida.
- Diminui a depressão e estados de tristeza, que, conforme sabemos, aumentam o risco de declínio da capacidade cognitiva.
- Possibilita a ação. Por exemplo, um amigo pode encorajá-lo a praticar exercícios, decisão que você não tomaria por conta própria.
- Pode viabilizar a expressão das emoções, o que, como ficou comprovado, é importante para a saúde geral, bem como para a saúde cognitiva.

A interação social também agrega uma dimensão concreta a qualquer atividade cognitiva. Combinar uma atividade cognitiva desafiadora e multidomínio com a interação social produz o comportamento mais complexo possível. Comer em companhia de outras pessoas, por exemplo, é cognitivamente mais complexo do que comer sozinho. O mesmo é válido para os exercícios e, praticamente, qualquer atividade. Pense em uma mulher com

CCL fazendo sudoku sozinha em sua casa, enquanto outra mulher com CCL joga buraco com um grupo de amigos. A mulher que está jogando buraco se beneficia de uma atividade que usa muitos domínios cognitivos — não apenas o foco, a atenção, a memória e a resolução de problemas envolvidos no buraco, mas também os processamentos sensorial e emocional envolvidos no ambiente social. De acordo com todas as evidências das quais dispomos até agora, a mulher que joga buraco está engajada em uma atividade muito mais desafiadora e benéfica. Ela construirá conexões mais fortes e, portanto, sofrerá um declínio mais lento.

Levando-se em conta essas convincentes pesquisas sobre interação social, o primeiro passo de Ayesha foi cuidar da reclusão de Joanne e ajudá-la a se reconectar com o mundo exterior. Ela prescreveu medicamentos para tratar a ansiedade e a depressão de Joanne. Também encorajou a família da paciente a fazê-la se concentrar em algo diferente de seu estado atual. Eles poderiam redirecionar gentilmente sua atenção para suas histórias e experiências favoritas, e se certificar de que as memórias que lhe traziam alegria fizessem parte de sua vida cotidiana. Ao conversar mais um pouco com ela, Ayesha também percebeu que Joanne estava sofrendo de perda auditiva. Descobriu-se que ela tentara alguns aparelhos auditivos mal regulados alguns anos antes e, por não terem funcionado, ela achava que nada mais poderia ser feito. Ayesha lhe explicou que aparelhos auditivos bem projetados podem funcionar muito melhor e que, hoje em dia, existem procedimentos sofisticados, como implantes cocleares, capazes de praticamente reverter a perda auditiva. Quando recebeu aparelhos auditivos adequados, Joanne pareceu muito mais alerta e disposta a participar das conversas.

Depois de algumas semanas, Joanne começou a se sentir menos focada em si mesma e mais atraída pelo que estava acontecendo ao seu redor. Era o momento de reintroduzir atividades sociais. Juntas, ela e Ayesha exploraram as oportunidades disponíveis: a igreja, o centro de atendimento a idosos (onde ela já havia trabalhado como coordenadora) e o hospital local. Joanne estava hesitante e, por isso, elas decidiram começar aos poucos. Joanne frequentaria a igreja com sua filha e começaria a dedicar algumas horas da semana ao trabalho voluntário no ministério de saúde. Ayesha também lhe pediu para manter um pequeno diário semanal de suas atividades, no qual ela refletiria sobre seus sucessos, fracassos, obstáculos e novos interesses. Isso chamaria a responsabilidade para si mesma e também permitiria que Joanne visualizasse seu progresso.

Um mês depois, Ayesha fez uma consulta de acompanhamento com Joanne. Ela ganhara muita confiança conversando com membros de sua igreja e, embora ainda tivesse certas dificuldades com tarefas complexas, compensava fazendo anotações em seu diário, a fim de manter a organização. Para surpresa de Ayesha, ela também havia se oferecido para trabalhar como voluntária em um hospital local. Depois de alguns meses, Joanne estava trabalhando na recepção do hospital e ajudando os pacientes e suas famílias a se orientar espacialmente. A ironia não passou despercebida: aqui estava ela, tendo dificuldades em se lembrar das coisas, mas circulando durante horas, diariamente, por dentro de um prédio que, para muitas pessoas, era bastante intimidador. Assim que o trabalho teve início, Joanne prometeu a si mesma que conheceria o hospital de uma ponta à outra. Ela começou com um andar, um consultório e um departamento de cada vez. Sempre que estava na recepção, ela estudava a planta do prédio e, algumas vezes, caminhava pelos andares apenas para fortalecer sua memória (ela também usava as escadas sempre que possível, o que aumentava seu condicionamento físico). Dentro de cinco meses, ela sabia como se locomover por todo o hospital. Esse único ato de voluntariado havia lhe proporcionado um engajamento social, desafios mentais, uma oportunidade de praticar exercícios e um propósito.

Um ano depois, Joanne foi submetida a novos exames. A maioria dos pacientes diagnosticados com Alzheimer precoce passa por uma deterioração significativa no primeiro ano. Ayesha não estava esperando encontrar melhoras, mas tinha a expectativa de que o envolvimento social pudesse ter retardado o progresso da doença de Joanne. Tanto as imagens cerebrais quanto os testes neuropsicológicos não apresentaram nenhuma deterioração significativa. Joanne continuou prestando serviços como voluntária e, quando Ayesha a examinou novamente, após dois anos e meio, os resultados ainda eram os mesmos.

COMO SE TORNAR SOCIALMENTE MAIS ATIVO QUANDO VOCÊ É PORTADOR DE CCL OU DE DOENÇA DE ALZHEIMER PRECOCE

As situações sociais podem ser desafiadoras para indivíduos com problemas de memória. Não conseguir acompanhar uma conversa pode gerar uma ansiedade considerável. As pessoas ficam intimidadas e, muitas vezes, optam pela reclusão para não se sentirem constrangidas em público. Muitas vezes, exige-se dos pacientes que eles sejam mais sociáveis, sem que recebam quaisquer orientações sobre como transitar em ambientes sociais quando estão experimentando comprometimentos de memória. Essa abordagem tradicional equivale a uma imensa oportunidade perdida e, de forma geral, resulta em pacientes que desistem de tudo ou que sofrem mais ansiedade ainda.

Após trabalhar com milhares de pacientes, chegamos à conclusão de que as pessoas que se ausentam do convívio social geralmente se dividem em três nichos, cada um dos quais exigindo uma abordagem diferente para estimular o comportamento social:

Naturalmente tímidos: Esse tipo de pessoa desenvolveu o hábito do isolamento ao longo da vida. Gosta de se preservar. É introvertida. É um desafio se tornar mais sociável na meia-idade, mas é absolutamente possível. As pessoas que se enquadram nessa categoria precisam começar aos poucos. Inicialmente, devem ter contato com indivíduos que as façam se sentir mais à vontade — como familiares e amigos íntimos —, e que estejam conscientes de que elas estão enfrentando alguns déficits cognitivos. Familiares e amigos devem fazer um esforço para apoiá-las nos círculos sociais. Ambientes familiares também as deixarão mais relaxadas. Assim que elas estiverem se sentindo mais confortáveis em situações sociais, podem querer se aventurar em ambientes mais amplos e menos familiares.

Desacostumados: Esses pacientes perderam o hábito da socialização. Costumavam ser sociáveis, mas, à medida que foram envelhecendo, não tiveram tempo suficiente para isso, ou alguns de seus amigos mais íntimos morreram. Se essas pessoas não estiverem se sentindo desconfortáveis em situações sociais, elas deveriam fazer força para se envolver o máximo possível. Familiares e amigos são fontes maravilhosas de companheirismo, assim como igrejas e outros centros comunitários. Associar-se a um clube de leitura também pode ser uma ótima maneira de conhecer novas pessoas e exercitar seu cérebro.

Reclusos: São aqueles cujos problemas cognitivos os forçaram a se desconectar. Eles têm dificuldades para acompanhar as conversas em decorrência de seus déficits psicológicos e neurológicos. Também podem ter optado pela reclusão devido a limitações físicas, como perda auditiva. Sentem-se mais confortáveis em ambientes familiares. Ficam mais à vontade quando as discussões abrangem temas familiares. Ganham confiança quando acompanhados de um cônjuge, de um filho ou de outro amigo ou familiar próximo que possa lhes dar atenção em ambientes sociais.

Conclusão

Otimizar o cérebro requer atividades complexas que desenvolvam conexões e criem uma reserva cognitiva considerável. As atividades mais desafiadoras envolvem vários domínios e funções do cérebro. Essas atividades serão ainda mais desafiadoras — e protegerão ainda mais contra doenças — se também envolverem a interação social. Embora livros de enigmas e jogos de memória estejam prontamente disponíveis, as paixões são mais importantes. As atividades que você ama são a maneira mais eficaz e gratificante de otimizar seu cérebro e encontrar um propósito na vida, especialmente durante a velhice.

Seu programa personalizado de OTIMIZAÇÃO

O desenvolvimento de um cérebro resiliente e conectado exige mais do que meros enigmas e exercícios de memorização. O cérebro prospera ao superar desafios, especialmente os que são pessoalmente relevantes e envolvem múltiplos domínios cognitivos. Embora, por vezes, nossos pacientes fiquem amedrontados diante de atividades cognitivas e sociais, existem opções para todos. Da mesma forma que nos programas anteriores, comece realizando a autoavaliação abaixo. Depois de identificar o que significa otimizar a função cerebral em sua vida, você aprenderá técnicas de aprimoramento da memória e várias atividades que aumentarão sua função cognitiva e o protegerão contra o declínio.

AUTOAVALIAÇÃO

Metas, pontos fortes e pontos fracos: avalie suas metas para um plano de otimização de seu cérebro e identifique fatores que possam favorecer ou atrapalhar seus esforços.

Metas: O que seria, para você, um estilo de vida capaz de otimizar o cérebro? Quais atividades você faz para estimular seu cérebro? Existem oportunidades para expandir essas atividades ou substituí-las por atividades cognitivamente mais desafiantes? Qual é sua grande paixão, e como você pode conectar essa paixão a amigos, familiares e comunidades?

Pontos fortes: Quais pontos fortes e recursos o ajudarão a alcançar suas metas?

Pontos fracos: Quais os obstáculos para suas metas?

1. Como você se beneficiará da otimização do cérebro?

Exemplos: Terei mais clareza mental. Minha memória será aprimorada. Será mais fácil me concentrar e trabalhar de forma eficiente. Melhorarei na organização de minha agenda diária. Passarei mais tempo com familiares e amigos. Terei um sentido de propósito em minha vida.

2. Quais são as áreas mais importantes a serem aperfeiçoadas?

Exemplos: Preciso me dedicar a uma nova atividade de lazer. Preciso, finalmente, aprender a tocar bateria. Preciso aprender a ser menos tímido. Preciso parar de assistir à televisão sozinho. Eu poderia me sentir mais confortável me desafiando mental e socialmente. Preciso encontrar um novo grupo de amigos com quem eu consiga me reunir regularmente.

3. Quais obstáculos podem impedi-lo de otimizar seu cérebro?

Exemplos: Eu me sinto intimidado em situações sociais. Nunca toquei nenhum instrumento musical nem aprendi uma segunda língua. Não sou uma pessoa aventureira, que gosta de experimentar coisas novas. Não tenho um círculo social. Estou velho demais para mudar minha rotina. Já tenho problemas de memória e considero a aprendizagem difícil, ou quase impossível. Meu trabalho é estressante e não sobra muito tempo para atividades cognitivas desafiadoras.

4. O que pode ajudá-lo a otimizar seu cérebro? Quais são seus recursos?

Exemplos: Posso me inscrever em cursos livres, projetados para pessoas da terceira idade. Posso me associar a um clube de leitura. Posso aprender uma segunda língua, ter aulas de dança ou tocar um instrumento musical. Sempre me interessei em escrever um livro. Posso me integrar ao grupo de alguns amigos que se reúnem uma vez por semana para jogar cartas.

5. Quem pode ajudá-lo e como?

Exemplos: Meu cônjuge pode me apoiar em ambientes sociais. Meus amigos e eu gostamos de ler e de conversar sobre livros. Tenho alguns colegas de trabalho com os quais eu poderia confraternizar depois do trabalho. Posso me integrar a algum grupo do centro de atendimento a idosos. Posso conversar com meu pastor e verificar se há alguém na igreja que possa me ajudar. Minha filha e eu podemos estudar espanhol juntos.

6. Quando você vai começar?

Nossa recomendação: Reserve alguns dias para pensar nos tipos de atividades que você gostaria de experimentar. Seja criativo. Faça uma lista de todas as atividades possíveis, que vão desde palavras cruzadas e xadrez até jogo de cartas com amigos; associar-se a um clube de leitura; prestar serviços voluntários; abrir uma loja de antiguidades ou escrever o livro com o qual você sonha há anos. Faça uma lista de, pelo menos, 15 a vinte itens. Em seguida, descubra a quais atividades você tem acesso, de quais recursos dispõe e quais são suas limitações. Talvez você queira começar com atividades mais fáceis e, gradualmente, passar para atividades mais desafiadoras em ambientes sociais. Atividades complexas com um componente social deveriam ser seu objetivo final.

EXERCÍCIOS COGNITIVOS

Prepare-se para o sucesso começando com os exercícios que lhe pareçam mais fáceis. Tente praticar de uma a duas horas, pelo menos cinco dias por semana. Com o tempo, você pode passar para exercícios mais difíceis. Lembre-se de que fazer esforço significa desafiar seu cérebro. Isso é bom, desde que você se mantenha calmo e focado.

Use esses exercícios para dar início ao processo de otimização, mas lembre-se, também, de economizar algum tempo para atividades complexas que proporcionem maior proteção ao seu cérebro (detalhes na próxima seção).

Os exercícios que recomendamos concentram-se em quatro habilidades cognitivas principais:

1. Memória.
2. Resolução de problemas.
3. Habilidades visuoespaciais.
4. Atenção e foco.

1. Memória

Memória de longo prazo: Você pode desafiar sua memória de longo prazo ao se recordar de histórias de seu passado e as aperfeiçoar com imagens e outros detalhes sensoriais. A ideia é tornar suas memórias tão vívidas quanto possível. Essas memórias são ilhas a partir das quais você poderá construir conexões com outras memórias importantes.

Álbuns de fotografias: Folheie álbuns de fotografias antigas, tente se lembrar do contexto de cada imagem e escreva algumas palavras sobre o evento ou sobre a lembrança que você guarda. Essa atividade pode resultar em um divertido documento familiar, ou, até mesmo, em um livro.

Evento pessoal: Sente-se com outro membro da família ou com um grupo de amigos e discuta detalhadamente um evento específico de seu histórico pessoal. Aniversários, férias e casamentos funcionam muito bem nesse exercício. Identifique quem é capaz de contribuir com mais detalhes.

Memória de curto prazo: Exercitar a memória de curto prazo envolve o uso de vínculos emocionais, associação, encadeamento e repetição. Quanto mais sentidos forem envolvidos, melhor. A visão é especialmente potente para suscitar lembranças. Por exemplo, se você estivesse tentando recordar os detalhes das férias que passou no Havaí, é quase certo que olhar uma fotografia despertaria suas recordações. As histórias também são parte integrante da memória — elas são a moeda da mente —, e estabelecer um vínculo entre elas pode ser uma ferramenta poderosa na elaboração da memória.

Para desenvolver a memória de curto prazo, vamos começar com uma lista. A seguir, explicamos duas estratégias que você pode usar para memorizar alguns itens.

Frutas

Maçãs
Bananas
Melões

Uvas
Mangas
Laranjas

Materiais de escritório

Fita adesiva
Lápis

Bloco de notas
Grampeador

Produtos de limpeza

Purificador de ar
Vassoura
Detergente
Tira-manchas

Toalha de papel
Desinfetante
Limpa-vidro

Utensílios de cozinha

Tábua de corte
Azeite de oliva

Sal

Visualize um ambiente

Esta estratégia usa um ambiente familiar e suas características para ajudá-lo a memorizar uma lista de itens. Você pode escolher seu quarto, a sala — o que quiser. Digamos que você escolha seu quarto: ao entrar, você vê uma cama com quatro travesseiros, uma mesa de madeira, um abajur e uma janela grande. Ao tentar memorizar uma lista, associe cada item da lista a um elemento ou local específicos de seu quarto. Por exemplo: Você entra no quarto e sente um forte cheiro de DESINFETANTE. Sua cama está à sua frente, e, de repente, você percebe que a roupa de cama está branquíssima, porque você usou TIRA-MANCHAS para lavá-la. Você olha para o lado esquerdo da cama e avista o abajur, mas, na verdade, trata-se de uma VASSOURA. O abajur é feito de uma gigantesca CASCA DE BANANA! Em seguida, você olha para a janela e vê um BLOCO DE NOTAS preso com FITA ADESIVA.

Encadeamento

Temos uma capacidade limitada de memorizar certo número de itens. Encadeá-los juntos, por categoria ou por associação, pode incrementar essa capacidade.

Encadeamento por categoria: Você pode encadear a lista de vinte itens em quatro categorias: seis frutas, quatro materiais de escritório, sete produtos de limpeza e três utensílios de cozinha. Isso lhe oferece uma estratégia para organizar itens de uma lista extensa. Você também pode rotular estes blocos como 6F, 4M, 7P e 3U.

Encadeamento por associação: Você pode associar cada item da lista a uma história que envolva pessoas e ambientes familiares. Por exemplo, podemos contar a história da lista de materiais de escritório por intermédio de uma personagem chamada Mary:

Materiais de escritório

- **Fita adesiva:** Mary é conhecida por ser muito organizada. Imagine que, ao adentrar o ambiente, ela está fixando uma enorme lista de tarefas na parede.
- **Lápis:** Mary pega um lápis e acrescenta outra tarefa à sua já extensa lista.
- **Bloco de notas colantes:** Mary escreve notinhas e as acrescenta à sua lista — quase não sobra mais espaço.
- **Grampeador:** Mary grampeia mais uma página na lista original e continua planejando seu dia.

Estratégias de memorização adicionais

Mnemônica: Estes dispositivos ajudam na formação da memória.

Digamos que você queira memorizar o seguinte número: 425-655-4255. Como um exercício de desenvolvimento do cérebro, e também como uma ferramenta lúdica, vamos atribuir a cada número uma palavra que tenha um número equivalente de letras:

O primeiro número, 4, pode ser "John".

O segundo número, 2, pode ser "tá".

O terceiro número, 5, pode ser "feliz".

O quarto número, 6, pode ser "porque".

Continuaremos da seguinte forma:

5 = "Jacky"

5 = "pulou"

4 = "fora"

2 = "do"

5 = "avião"

5 = "ontem"

Então, o número original, 425-655-4255, torna-se "John tá feliz porque Jacky pulou fora do avião ontem".

Muitas vezes, histórias absurdas são mais fáceis de memorizar. À primeira vista, essa mnemônica parece mais difícil do que memorizar o número, mas a técnica se torna bastante útil com a prática, além de ser divertida.

Associação: O cérebro funciona desenvolvendo padrões cada vez mais amplos de associações. Jogos que associam dois ou mais conceitos, ideias ou imagens podem, de fato, expandir seus mecanismos de desenvolvimento da memória. Você pode fazer a associação por categoria (maçãs e laranjas são frutas), por formato (redondas) ou por gosto (doces).

Um exemplo: Na faculdade, Dean precisava memorizar a palavra *gastrectomia*, que significa remoção do estômago. Eis aqui a tola associação que Dean fez em torno dessa palavra: ele imaginou um caminhão de gás, com um estômago gigantesco no lugar de um cilindro de gás. Era uma imagem tão impressionante que ele nunca mais esqueceu o significado da palavra!

Abaixo, segue uma lista de termos igualmente desafiadores. Tente encontrar associações tolas para cada um deles.

Artroplastia: substituição de uma articulação.

Costocondrite: dores e inflamações das cartilagens que conectam as costelas ao osso esterno, no meio do tórax.

Diglossia: fenômeno em que diferentes dialetos de uma língua ou línguas diferentes são falados por uma pessoa em diversas situações sociais.

Indolente: preguiçoso.

Proxêmica: estudo da distância interpessoal e outros usos culturalmente definidos do espaço que afetam a comunicação.

ACES: estes exercícios combinam quatro processos de pensamento diferentes para aprimorar a memorização:

A = Atenção. Preste atenção na informação que você está tentando recordar.

C = Conexão. Associe essa informação a outras informações correlatas, usando um dispositivo mnemônico — algo que tornará a informação diferenciada.

E = Emoção. Crie um vínculo emocional com a informação, a fim de consolidá-la ainda mais.

S = Sentidos. Tente associar outros sentidos à informação (imagens, cheiros, gostos etc.).

Digamos que você esteja tentando memorizar uma lista extensa de palavras. As duas primeiras palavras são:

Maçã

Pavão

Eis aqui um exemplo de como usar o ACES para memorizar essas palavras:

Maçã

Atenção: visualize a maçã.

Conexão: pense na Branca de Neve mordendo a maçã.

Emoção: sinta medo quando ela der uma mordida na maçã.

Sentidos: observe a cor da maçã (vermelho escuro), ouça o ruído da mastigação, experimente a doçura e diga "maçã".

Pavão

Atenção: visualize o pavão.

Conexão: pense na Branca de Neve cercada de pavões.

Emoção: de repente, os pavões começam a voar em torno dela.

Sentidos: observe as vibrantes penas verdes dos pavões, toque suas sofisticadas caudas, ouça-os gorjear e diga "pavão".

O ACES ajuda a criar cenas inesquecíveis para cada um dos itens. Quanto mais tolas e mais emotivas, melhor.

2. Resolução de problemas

A resolução de problemas envolve muitas partes do cérebro e é desafiadora para o lobo frontal. Quase todas as tarefas exigem algum grau de resolução de problemas, desde as palavras cruzadas até a montagem de maquetes, a resolução de equações matemáticas, o sudoku e a interpretação de passagens escritas. Um de nossos pacientes gostava de construir intrincados jogos de madeira, cujas peças exigiam, individualmente, horas de planejamento. Outra paciente gostava de resumir livros e artigos, e acabou ganhando dinheiro com alguns sites que publicavam seu trabalho. Ambas as atividades eram excelentes.

Um dos erros que as pessoas cometem é não perceber que uma atividade que, inicialmente, requer habilidades de resolução de problemas pode se tornar repetitiva ao longo do tempo. Considere o tricô, uma atividade de lazer sobre a qual muitas de nossas pacientes nos perguntam. Na maioria dos casos, o tricô não desafia as habilidades de resolução de problemas durante o processo. Depois de decidir qual será o padrão, a resolução do problema acaba. O tricô continuaria a desafiar essa sua habilidade se você continuasse mudando o padrão — mas isso não resultaria em um suéter muito útil...

3. Habilidades visuoespaciais

Muitos dos exemplos de resolução de problemas acima contêm um aspecto visuoespacial, mas aqui vão mais alguns: aprender a tocar piano em um teclado pequeno e luminoso (o que também desenvolveria as habilidades motoras e a função executiva), preencher livros para colorir, projetar joias e jogos de quebra-cabeça. Existem, ainda, muitos jogos divertidos, como Lego e tangram, que aprimoram as habilidades visuoespaciais.

4. Atenção e foco

A atenção e o foco são fundamentais para a excelência da memória e da função executiva, servindo de base para todas as outras capacidades cognitivas. À medida que envelhecemos, nossa atenção começa a se deteriorar e temos mais dificuldades para manter o foco. Tenha paciência ao praticar estes exercícios. No início, eles podem ser desanimadores. Recomendamos que você comece aos poucos e desenvolva suas habilidades com o passar do tempo.

- Uma maneira simples de trabalhar o foco e a atenção é retornar à lista da página 274 e contar quantos itens você consegue visualizar e recordar depois de ler a lista uma única vez. Não tenha a ilusão de que conseguirá se lembrar de muitos itens no início. Observe se, com o passar do tempo, você é capaz de aumentar a lista de três para cinco itens; de cinco para dez; e, finalmente, vinte.
- Outra técnica válida é entrar em um ambiente silencioso (de preferência, um ambiente no qual você nunca esteve, ou que não conheça muito bem), sentar-se, fechar seus olhos e tentar se lembrar do maior número de características possíveis daquele ambiente. Você pode usar um gravador de áudio para registrar seus pensamentos. Observe se, com a prática, você consegue se lembrar de cada vez mais aspectos visuais.
- Você também pode desenvolver o foco fazendo cálculos matemáticos mentalmente. Nesse caso, não se trata da complexidade da matemática, mas de sua capacidade de manter o foco durante o processo. Tente subtrair 3 de 1 mil até chegar a um único dígito. Em seguida, tente subtrair 7. Se você tiver dificuldades, experimente começar, então, com 100.
- A leitura também fortalece a atenção e o foco. Leia um longo trecho e tente se lembrar da quantidade de "es" na passagem. Esse exercício desafia a concentração, pois você é obrigado a prestar atenção no que está lendo, ao mesmo tempo em que mantém um outro elemento sob controle. E, além disso, você deve ser capaz de compreender o conteúdo do que foi lido.

ATIVIDADES COMPLEXAS

Conforme explicamos no capítulo "Otimização", as atividades complexas aumentam drasticamente a reserva cognitiva. Elas desenvolvem conexões em seu cérebro, fortalecendo-o contra a doença de Alzheimer e o envelhecimento normal. Se tivéssemos de escolher apenas um exercício para otimizar sua cognição, aconselharíamos que o escolhesse dentre a lista abaixo, ou encontrasse outra atividade com força suficiente para desafiar várias funções do cérebro:

- Aprender uma língua nova.
- Aprender a tocar um instrumento musical.
- Aprender programação de computador.

- Escrever um artigo ou, até mesmo, um livro.
- Karaokê.
- Atuar em uma comédia *stand-up*.
- Aprender a dançar.
- Ingressar em um clube de jogo de cartas, gamão ou xadrez (ou outros jogos desafiadores, em um ambiente social).
- Orientar outras pessoas em sua área.
- Voluntariar-se para prestar serviços em sua comunidade (realizando uma atividade que envolva sua mente).
- Fazer joias, artesanato e maquetes.
- Desenhar, pintar e esculpir.
- Inscrever-se em cursos livres.

Todas essas atividades serão ainda mais benéficas se envolverem interação social. Você pode decidir escrever um livro com seus filhos, por exemplo, ou fazer aulas de violão em companhia de um amigo próximo.

É muito importante encontrar algo que você realmente adore fazer, uma atividade que possa ser uma fonte de alegria e significado para a sua vida. Se não sabe o que gosta de fazer, reserve algum tempo para refletir sobre o passado. Em algum momento, todos nós tivemos algum interesse específico.

1. Converse com amigos e familiares. Eles podem ajudá-lo a identificar as atividades que você adora fazer, ou sobre as quais costumava demonstrar curiosidade.
2. Elabore uma lista das atividades que costumava fazer na adolescência e no início da idade adulta.
3. Elabore uma lista das atividades que nunca conseguiu fazer, mas com as quais sempre sonhou.
4. Se ainda não tiver certeza do que você gosta, escolha algo e experimente. Se não for a combinação perfeita, tente outra coisa. Se acabar não gostando da segunda ou da terceira atividade que experimentar, não será motivo para desistir. Talvez demore algum tempo até você desenvolver paixão e afinidade por uma atividade nova. Convide um amigo para lhe fornecer motivação extra.

Gerenciar suas expectativas também é fundamental. Atividades complexas são desafiadoras e exigem um processo de aprendizagem. Comece com um nível fácil, seja paciente e não desista.

Esforce-se para:

- Aumentar o tempo passado com amigos e familiares.
- Praticar as atividades que você adora.
- Aprender atividades novas e cognitivamente desafiadoras.
- Participar de diferentes círculos sociais.

Esforce-se para eliminar:

- Tempo passado na frente de uma televisão.
- Longos períodos de isolamento.
- Ausentar-se de atividades sociais em função da ansiedade.
- Forçar-se a completar livros de enigmas quando existem atividades mais complexas das quais você realmente gosta.

OBSTÁCULOS COMUNS

Comprometimento da memória: Comece uma nova atividade aos poucos e vá progredindo gradualmente. Talvez você tenha de empregar mais esforço mental do que antes, mas perceberá melhorias com o passar do tempo.

Ser tímido: Faça com que seu cônjuge, companheiro, irmão ou filho o acompanhe em suas saídas sociais. Aventure-se com seus amigos mais íntimos. Encontre situações em que se sinta confortável e experimente vivê-las em companhia de amigos e familiares.

Não possuir um círculo social: Clubes do livro, centros comunitários e comunidades religiosas são excelentes lugares para encontrar pessoas que podem compartilhar os mesmos interesses e valores que os seus.

Falta de interesse: Todos nós, em algum momento da vida, tivemos interesse em algo. Retorne às suas paixões da infância. Observe fotografias antigas. Pergunte aos seus familiares. Use sua intuição para retomar os interesses que você pode ter sido desestimulado a seguir há muitos anos.

Limitações físicas: Não seja tímido se tiver de usar uma bengala ou um andador em público. Os ganhos cognitivos superarão em muito qualquer desconforto social. Se a dor prolongada for uma limitação, procure ativamente uma solução com o auxílio de seu clínico geral. Certifique-se de que a dor não se transforme em um problema persistente e segregador. Problemas de visão e audição também deveriam ser tratados de forma intensa.

NOSSA ABORDAGEM PESSOAL À OTIMIZAÇÃO

- Usamos técnicas de encadeamento e associação para memorizar números de telefone, endereços, aniversários e senhas.
- Quando fazemos compras, agrupamos nossos itens por categorias (frutas, vegetais, condimentos, cereais etc.) e, depois, memorizamos o número de itens em cada categoria. Essa é uma maneira eficaz de desafiar diariamente nossa memória.
- As técnicas de memorização também fazem parte de nossa maneira de abordar as responsabilidades profissionais. Dean, por exemplo, consegue categorizar seus pacientes atuais. Ele sabe que, dentre seus 1.536 pacientes com doença de Alzheimer, 836 estão no estágio inicial, 318 em estágio moderado e 432 em estágio avançado. Ele também usa o encadeamento dentro de cada categoria (por exemplo, 28 dos pacientes que se encontram em estágio inicial tiveram AVC). Pelo fato de virmos trabalhando com essas técnicas ao longo dos anos, elas se tornaram automáticas e nos ajudaram a organizar nossos pensamentos de forma mais eficaz.
- A música é fundamental em nossas vidas. Dean toca violão (mal), e Ayesha toca teclado e canta (lindamente). Nós nos certificamos de que nossos filhos também crescessem cercados de música. Sempre que possível, tentamos desfrutar juntos, seja cantando no carro ou frequentando shows ao ar livre.
- Temos o hábito de convidar amigos para jantar e conversar sobre acontecimentos, documentários e livros do momento. Nossa filha, Sophie, chama esses eventos de "mestres das refeições", e já passamos muitas noites maravilhosas socializando com pessoas que amamos e debatendo temas que nos interessam. Muitas vezes, cozinhamos, jogamos e desfrutamos de músicas. É divertido ver pessoas que são tímidas se deixarem levar pela música, pois o ambiente é muito descontraído e solidário. Nosso objetivo é desenvolver os vínculos e os cérebros. Essa também é uma ótima oportunidade de testar novas receitas!

PLANO SEMANAL DE OTIMIZAÇÃO

Sua primeira tarefa é elaborar uma lista de 20 a 30 atividades cognitivas e sociais. Oferecer ao seu cérebro diferentes atividades ao longo da semana o ajudará a permanecer motivado e comprometido.

SEGUNDA-FEIRA

Leia um capítulo de um livro ou um artigo de revista. Quando terminar, anote o maior número de detalhes de que se lembra. Em poucas frases, resuma a intenção do autor e a sua análise do capítulo ou do artigo.

TERÇA-FEIRA

Acesse a internet e encontre uma comunidade local para praticar uma atividade da qual você gosta. Talvez possa participar de um evento e conhecer novas pessoas. Também pode se corresponder com membros de um grupo on-line que compartilham os mesmos interesses.

QUARTA-FEIRA

Compre um pequeno teclado e comece a aprender a tocar músicas fáceis, que você conheça bem. A maioria dos dispositivos mais recentes vem com uma seleção de melodias pré-programadas, que podem ser aprendidas com o auxílio de teclas luminosas.

QUINTA-FEIRA

Reúna alguns amigos e forme um clube do livro ou um grupo de atividades de lazer. Ou apenas se reúnam e desfrutem de uma boa conversa. Os jogos de cartas também são uma ótima ocasião para se aproximar de amigos.

SEXTA-FEIRA

Baixe um jogo de memória em seu telefone, tablet ou laptop. Existem muitos jogos projetados para aprimorar a memória, a resolução de problemas e a velocidade de processamento. O tangram é ótimo para desenvolver as habilidades visuoespaciais. Versões eletrônicas de jogos de cartas e de palavras também desafiarão seu cérebro.

SÁBADO

Preste um serviço voluntário em um abrigo local, casa de repouso, centro de atendimento a idosos ou hospital. Durante as semanas seguintes, talvez você queira se voluntariar em vários lugares diferentes, a fim de variar suas atividades e os ambientes sociais.

DOMINGO

Experimente duas atividades cognitivamente desafiadoras hoje — sendo que, em pelo menos uma delas, haja um componente social. Talvez você possa tocar seu teclado pela manhã e tomar um café com um amigo à tarde. Se não estiver acostumado à interação social, certifique-se de começar aos poucos e de dar a si mesmo tempo para desenvolver confiança em contextos sociais.

Conclusão

A medicina avança. Aprendemos mais sobre doenças como o Alzheimer todos os dias e podemos até vislumbrar um tratamento farmacológico em algum momento do futuro. Mas por que esperar por esse momento, e por que continuar levando uma vida que o forçará, algum dia, a depender de medicamentos? A mudança no estilo de vida está disponível agora e, como se pôde constatar ao longo deste livro, nossos pacientes transformaram suas vidas usando técnicas simples, eficientes e personalizadas. Está ao seu alcance fazer o mesmo.

A medicina personalizada, um modelo de atendimento médico que personaliza o tratamento com base nas diferenças individuais de genes, proteínas e meio ambiente, emergiu como o novo paradigma médico para doenças crônicas. Existem recursos significativos para financiamento de estudos que utilizam essa abordagem — especialistas em medicina e cientistas de todas as áreas estão tentando formatar suas pesquisas de modo que elas se encaixem em alguma versão da medicina personalizada. A ideia por trás dessa medicina é que, embora os seres humanos sejam genericamente muito semelhantes, somos muito diferentes em nível molecular. Cada um possui diferentes combinações de genes, que são ativados e desativados em momentos diferentes. Cada um de nós possui diferentes enzimas e níveis de atividade enzimática; respondemos de forma diferente aos estímulos ambientais; processamos nutrientes, produtos químicos e medicamentos de forma diferente. A abordagem da medicina convencional tem sido nos tratar como se fôssemos todos iguais, assumindo, de alguma forma, que um nutriente, um medicamento ou um comportamento podem ser uniformizados. Um estudo afirma que uma vitamina é boa para alguém, e todos nós decidimos adotá-la. Descobre-se que um medicamento reduz a pressão arterial, e todos recebemos prescrições médicas. Hoje em dia, porém, sabemos que nossas infinitas diferenças impactam profundamente não apenas o modo como os tratamentos médicos nos afetam, mas também seu grau de eficácia. Até o momento, a medicina personalizada tem sido usada com maior sucesso no tratamento de diabetes, obesidade e doenças cardíacas — nesses casos, os médicos se concentram nos componentes genéticos e químicos exclusivos da doença de cada indivíduo e, mais importante ainda, implementam mudanças no estilo de vida que levam em consideração o histórico, os recursos, as limitações e as inclinações do indivíduo. Essa abordagem abrangente está trazendo à luz o que descobrimos anos atrás: as doenças crônicas, especialmente as neurodegenerativas, são muito complexas e pessoais, e, se as ferramentas adequadas forem fornecidas, as pessoas podem mudar suas vidas.

O que compartilhamos com você em *A solução para o Alzheimer* é a medicina personalizada para o cérebro. Sabemos que essa doença é mais do que somente as placas amiloides e os emaranhados tau, e, certamente, não se trata de uma patologia uniforme. É uma doença multidimensional que, em sua essência, envolve desregulação da glicose e dos lipídios, inflamações, oxidação e componentes degenerativos que, por sua vez, são afetados por deficiências nutricionais, toxicidades e outros fatores imunológicos, endócrinos e metabólicos individuais. Sabemos, também, que é profundamente afetada pelos riscos acumulados ao longo da vida, e que qualquer protocolo de estilo de vida projetado para minimizar tais riscos deve levar em conta sua situação única. Cada um desses fatores precisa ser abordado em nível individual: uma doença complexa como o Alzheimer exige personalização em todas as etapas.

Promover mudanças duradouras na vida das pessoas também requer esse nível de personalização. O rigor da medicação varia, do mesmo modo que o rigor das mudanças no estilo de vida, tomando por base nossos pontos fortes e fracos, e os hábitos que desenvolvemos no decorrer de nossas vidas. Responsabilizar-nos por todos esses elementos é a única maneira de lutar contra uma doença crônica complexa como o Alzheimer e, ao fazermos isso, podemos transformar não apenas nossa saúde, como também a saúde de comunidades inteiras.

Este livro lhe apresentou o futuro da neurologia. Nestas páginas, descrevemos um modelo revolucionário sobre como compreender, prevenir e tratar o Alzheimer em um nível personalizado. O próximo passo é fazer com que nossa poderosa abordagem atinja famílias, escolas, igrejas e cidades. Estamos fazendo tudo o que podemos para divulgar esta mensagem, para desafiar os pressupostos sobre a doença de Alzheimer e abrir caminho para uma cura total.

Uma observação sobre nossas pesquisas

As pesquisas que constituem a base deste livro, de nosso abrangente programa clínico e do trabalho de nossas vidas são o ponto culminante de três abordagens científicas variadas: 15 anos atendendo pacientes acometidos por todos os estágios de demência e por declínio da capacidade cognitiva; um dos maiores estudos observacionais já conduzidos sobre saúde cognitiva e estilo de vida; e uma análise minuciosa de pesquisas publicadas ao longo de vinte anos ao redor do mundo sobre demência, doença de Alzheimer, doença de Parkinson e AVC. Em resumo, nossas pesquisas comprovam, de forma conclusiva, que o Alzheimer, a demência e a saúde mental geral estão diretamente ligadas a fatores de estilo de vida e podem ser influenciadas — e, mais importante ainda, prevenidas — pelas escolhas que fazemos todos os dias.

Atualmente, coordenamos o Health and Alzheimer's Prevention Program da Universidade de Loma Linda, onde tivemos a experiência única de tratar duas populações de pacientes radicalmente diferentes. Os adventistas do sétimo dia de Loma Linda têm um estilo de vida extraordinariamente saudável, que os protege contra a doença de Alzheimer — de fato, durante um período de seis anos, atendendo mais de 2.500 pacientes em nossa clínica e, observando a relação entre nutrição, atividade física e escolaridade, descobrimos que menos de 1% dos que mantinham estilos de vida saudáveis (dietas à base de vegetais, exercícios regulares, gerenciamento do estresse, envolvimento comunitário e níveis mais elevados de atividade cognitiva, responsáveis por criar resiliência no cérebro) desenvolveram demência. Quanto mais fortemente os indivíduos aderiam a esses princípios de vida saudável, mais protegidos ficavam contra o declínio da capacidade cognitiva. Os moradores da vizinha San Bernardino, ao contrário, levam uma vida tipicamente moderna — dieta norte-americana padrão, falta de exercícios, estresse crônico, sono deficitário —, e sofrem desproporcionalmente com doenças do estilo de vida, incluindo hipertensão arterial, colesterol elevado, diabetes, doenças cardiovasculares e doença de Alzheimer. Depois de observar e quantificar comportamentos de estilo de vida saudáveis por mais de uma década, começamos a recomendá-los a pacientes que sofriam de declínio da capacidade cognitiva. Descobrimos que cada passo incremental — uma redução de açúcar refinado na dieta, por exemplo, ou a introdução de apenas 15 minutos de exercícios por dia — resultava em profundas alterações na saúde cognitiva. Em pacientes que manifestam os primeiros sinais de demência, temos sido consistentemente capazes de deter a progressão da doença e de reverter os sintomas cognitivos debilitantes.

Como pesquisadores da Universidade de Loma Linda (considerada a única "zona azul" dos Estados Unidos, devido à dieta à base de vegetais e ao estilo de vida ativo dos adventistas), tivemos acesso a um segmento da base de dados do Adventist Health Studies, um dos maiores e mais extensos estudos epidemiológicos do planeta, e um arquivo que produziu alguns dos resultados científicos mais incríveis no mundo da epidemiologia e das doenças crônicas até o presente momento. Usando esses dados fascinantes, examinamos as associações entre alimentação (à base de vegetais *versus* outras dietas) e os resultados em termos de saúde cognitiva. Concluímos que uma dieta à base de vegetais está fortemente correlacionada a uma função cognitiva superior.

Desde então, realizamos três revisões abrangentes, investigando as associações entre dieta e acidente vascular cerebral, dieta e doença de Parkinson, e dieta e demência. Todas demonstraram uma sólida relação com uma menor prevalência da doença neurológica em questão. Também pesquisamos uma base de dados nacional para analisar a relação entre a resistência à insulina e o declínio da capacidade cognitiva, encontrando uma forte correlação com menores pontuações no desempenho da memória; em um segundo artigo, concluímos que, dentre os indivíduos com diabetes, a incidência de demência aumentara 10%.

Usando outra base de dados nacional, também descobrimos que, de forma geral, houve uma maior prevalência de demência em pessoas que sofriam de apneia do sono. Ao analisarmos os hábitos de lazer de uma população multiétnica, percebemos que as atividades físicas regulares reduziram drasticamente a incidência de demência vascular — em 21%. Nosso projeto de pesquisa mais recente foi uma meta-análise abrangente da eficácia dos exercícios cognitivos em pessoas diagnosticadas com comprometimento cognitivo leve. Os estudos que examinamos revelaram uma relação positiva entre o treinamento cognitivo e um risco inferior de progressão para a doença de Alzheimer, e essa relação era ainda mais forte se os exercícios cognitivos fossem mais complexos e visassem os pontos fracos específicos daquela pessoa.

Nossa experiência clínica, nossas pesquisas e nossas intervenções no estilo de vida são sustentadas por uma grande variedade de pesquisas realizadas ao redor do mundo. As declarações e os programas publicados neste livro se baseiam em vários estudos inovadores sobre estilo de vida e saúde do cérebro. Abaixo, seguem alguns dos estudos fundamentais nos quais nos apoiamos:

- O Finnish Geriatric Intervention Study to Prevent Cognitive Impairment and Disability (FINGER), publicado em 2015, examinou os efeitos de uma intervenção abrangente no estilo de vida, realizada ao longo de dois anos, em 1.260 adultos com idades entre 60 e 77 anos. Os participantes foram divididos em dois grupos. O primeiro grupo recebeu as seguintes intervenções: uma dieta saudável à base de vegetais, rica em ácidos graxos ômega-3; exercícios aeróbicos regulares e um programa de treinamento de resistência; programas de computador que desafiavam a atividade cognitiva; e gerenciamento intensivo de fatores de risco metabólicos e vasculares, incluindo diabetes, hipertensão arterial e colesterol elevado. O segundo grupo recebeu recomendações de cuidados padronizados (os participantes foram aconselhados a se alimentar de forma saudável e a praticar exercícios). Ao fim do período de dois anos, o grupo que sofreu as intervenções apresentou uma pontuação significativamente maior no desempenho cognitivo geral do que o grupo de cuidados padronizados. Esse foi o primeiro grande ensaio clínico que provou ser possível prevenir o declínio da capacidade cognitiva usando uma intervenção multidomínio entre indivíduos em situação de risco, tendo sido publicado no renomado periódico *Lancet*.
- Em um novo estudo de 2017, pesquisadores da Universidade de Columbia descobriram que, após um período de seis anos, os partici-

pantes que seguiam uma dieta à base de vegetais apresentavam menor risco de declínio da capacidade cognitiva, em comparação com aqueles que seguiam uma dieta norte-americana padrão.

- Em um estudo recente, publicado em 2014, três dietas — a DASH (sigla em inglês para abordagem dietética para deter a hipertensão), a dieta mediterrânea, e um híbrido das duas, a dieta MIND — foram testadas em 923 indivíduos, com o objetivo de avaliar como tais padrões alimentares afetavam o risco de desenvolver a doença de Alzheimer. Após quatro anos e meio, um total de 144 pessoas havia desenvolvido a doença. Aquelas que aderiram à dieta MIND em nível máximo reduziram o risco em mais da metade (53%). Os pesquisadores descobriram que o risco caíra até mesmo entre aquelas pessoas que aderiram apenas moderadamente à dieta (em um terço, ou aproximadamente 35%). Esse importante estudo mostrou que cada passo incremental em direção a um padrão alimentar saudável para o cérebro resulta em um menor risco de declínio da capacidade cognitiva.
- O Framingham Longitudinal Study, um famoso estudo longitudinal dos moradores de Framingham, Massachusetts, descobriu que as caminhadas diárias rápidas resultavam em um risco 40% menor de desenvolver a doença de Alzheimer em idade mais avançada.
- Em um estudo randomizado controlado, realizado em 2011 com 120 idosos, pesquisadores da Universidade de Pittsburgh demonstraram que exercícios aeróbicos rigorosos aumentavam o tamanho do hipocampo, a região do cérebro responsável pelo armazenamento e processamento de memória, levando a um aprimoramento da memória. O treinamento com exercícios elevou os níveis de BDNF, um produto químico que favorece não apenas a aparição de novos neurônios, mas também fortalece as conexões entre eles, além de gerar um aumento de 2% no volume do hipocampo, revertendo, efetivamente, a perda de volume usual causada pelo envelhecimento.
- Em 2010, em uma meta-análise de 15 estudos que avaliavam coletivamente mais de 33 mil participantes, pesquisadores da Itália descobriram que aqueles que realizavam um alto grau de atividades físicas reduziram seu risco de declínio da capacidade cognitiva em 38%. Até mesmo os participantes que se engajavam em exercícios de intensidade baixa a moderada apresentavam um risco 35% menor.

- Em 2014, pesquisadores da Universidade de Washington, em St. Louis, descobriram que indivíduos privados de sono apresentavam maior deposição de placa amiloide em seus cérebros (as placas amiloides são consideradas uma patologia do Alzheimer), e que a melhora do sono levava a uma redução na deposição de amiloide.
- Em um estudo com idosos, realizado durante dez anos na Universidade Johns Hopkins, ficou comprovado que a atividade cognitiva ao longo da vida melhora a eficiência cerebral e previne o Alzheimer, até mesmo em indivíduos com alto risco genético de desenvolver a doença.

Atualmente, estamos conduzindo a mais abrangente e mais conclusiva pesquisa já realizada, explorando os fatores de risco do estilo de vida e o desenvolvimento de doenças neurodegenerativas. Nosso programa de estilo de vida na Universidade de Loma Linda é um dos mais sofisticados do mundo — contamos com as técnicas de imagem mais avançadas, os mais recentes testes neuropsicológicos e de biomarcadores, e um protocolo de intervenção comportamental mais completo e mais personalizado do que qualquer outra ferramenta criada antes. Os resultados são surpreendentes e sustentam as conclusões deste livro, e esperamos que revolucionem a maneira como entendemos e tratamos a doença de Alzheimer.

Receitas

Enchiladas de feijão e abóbora-menina

Adoramos os sabores ousados da culinária mexicana, e esse é um dos pratos prediletos em nossa casa. Repleta de proteínas e fibras vegetais, esta receita é uma combinação maravilhosa do dulçor da abóbora-menina com os nutrientes do feijão preto e molho adobo defumado. A sinergia das vitaminas monoinsaturadas, vitamina E e vitaminas B, juntamente com o poder antioxidante dos polifenóis, estimulará seu cérebro e todo o seu corpo.

Serve de 4 a 6 porções

Para o recheio
- 2 xícaras de abóbora-menina em cubos
- 1 colher de sopa de óleo de semente de uva ou azeite de oliva extra virgem
- Sal e pimenta
- 425 g de feijão preto, levemente escorrido
- 2 dentes de alho picados
- ½ colher de chá de cominho
- 1 pacote de tortilhas de milho

Para o molho de enchilada (rende cerca de 2¾ xícaras)
- 2 xícaras de caldo de vegetais com baixo teor de sódio
- ½ xícara de pasta de tomate com baixo teor de sódio
- 2½ colheres de sopa de pimenta em pó
- 2 colheres de chá de cominho moído
- 2 colheres de chá de orégano desidratado
- 3 dentes de alho picados

1 colher de chá de molho tamari ou molho de soja com baixo teor de sódio
1½ colher de sopa de suco de limão-galego, e um toque extra

Coberturas
Abacates fatiados
Coentro fresco picado
Suco de limão-galego
Sementes de abóbora
Cebolas roxas em cubos
Tomate em cubos

Preaqueça o forno a 200°. Em uma tigela, junte a abóbora-menina em cubos, o óleo e uma pitada de sal e de pimenta. Mexa e espalhe sobre uma assadeira. Asse por 20 minutos, ou até ficar macio e ligeiramente dourado nas bordas. Retire do forno e separe. Diminua a temperatura do forno para 180°.

Enquanto a abóbora estiver assando, faça o molho de enchilada misturando o caldo de vegetais, a pasta de tomate, os condimentos, o alho picado e o molho de tamari ou de soja em uma frigideira de tamanho médio, levando ao fogo médio em seguida. Cozinhe, mexendo com uma colher de pau ou um mixer, certificando-se de que a pasta de tomate dissolva bem. Deixe a mistura em fogo brando por 15 minutos, até o molho engrossar. Retire do fogo e adicione o suco de limão-galego. Experimente o molho e ajuste a quantidade de sal e de pimenta a seu gosto. Despeje o molho em uma tigela separada e reserve. Usando a mesma frigideira, adicione o feijão, o alho e o cominho. Mexa e aqueça até que o feijão comece a borbulhar. Em seguida, adicione a abóbora-menina assada. Retire do fogo e adicione 2 a 3 colheres de sopa de molho de enchilada. Mexa bem. Tempere com suco de limão--galego e pimenta a gosto.

Agora prepare as enchiladas. Cubra o fundo de uma assadeira de 22 cm x 33 cm com 1 xícara de molho de enchilada. Aqueça as tortilhas no micro-ondas por 30 segundos, ou coloque-as na grelha intermediária do forno por cerca de 1 minuto, para amaciá-las. Coloque uma tortilha na assadeira. Adicione algumas colheres generosas de recheio, enrole a tortilha e deixe o lado da emenda para baixo, em uma das extremidades da travessa. Continue até acabar o espaço — devem caber de 8 a 9 enchiladas. Despeje o molho restante por cima. Cubra o prato com papel-alumínio e asse por 20 minutos, a 180°. Adicione as opções de coberturas e sirva quente.

Sanduíche de grão-de-bico

Esse sanduíche é muito fácil de fazer e é uma das melhores refeições para aqueles dias em que você não quer chegar perto do fogão. É uma excelente opção saudável para o cérebro quando se está com pressa, mas também muito gostosa para ser levada a uma festa ou a um piquenique. Não subestime esse prato fácil de preparar: ele é muito saboroso e está repleto de poderosos nutrientes para seu cérebro.

Serve 2 porções

Molho de tahine de limão (incluído na receita da tigela do cérebro de Buda, página 313)
425 g de grãos-de-bico, enxaguados e escorridos
¼ de xícara de sementes de girassol tostadas sem sal
3 colheres de sopa de tahine
½ colher de chá de mostarda Dijon ou picante
¼ de xícara de cebolas roxas picadas
2 colheres de sopa de endro fresco picado
¼ de colher de chá de cúrcuma em pó
½ colher de sopa de suco de limão (ou o suco de meio limão)
1 pitada de sal e de pimenta
4 fatias de pão rústico
Abacate fatiado, cebola, pepino, tomate e alface para servir

Prepare o molho de tahine de limão e reserve.

Coloque os grãos-de-bico em uma tigela e os amasse levemente com um garfo. Em seguida, adicione as sementes de girassol, o tahine, a mostarda, a cebola, o endro, a cúrcuma, o suco de limão, o sal e a pimenta, e misture com uma colher. Experimente e ajuste os temperos conforme necessário. Asse ligeiramente o pão e prepare quaisquer outros acompanhamentos para sanduíche que deseje (tomate, cebola, alface, abacate). Coloque uma quantidade generosa de recheio em duas fatias de pão, adicione os acompanhamentos e os molhos desejados, cubra com outras duas fatias de pão e sirva.

Chili de feijão e lentilha

O chili é uma comida reconfortante, que acalma e aquece de dentro para fora. Muitas receitas de chili exigem carne, mas aqui as proteínas vegetais criam uma refeição perfeita para o cérebro e o coração.

Serve de 3 a 4 porções

- 2 colheres de sopa de azeite de oliva extra virgem
- 1 cebola grande em cubos
- 1 pimentão verde, vermelho ou amarelo em cubos
- 1 pimenta-jalapenho em cubos, com sementes
- ½ colher de chá de sal marinho e de pimenta-preta, divididas, e um pouco mais
- 4 dentes de alho picados
- 3 colheres de sopa de chili em pó
- 1 colher de sopa de orégano desidratado
- 2 colheres de chá de cominho moído
- 1 colher de chá de páprica defumada
- ⅛ de colher de chá de noz-moscada
- 3 colheres de sopa de pasta de tomate
- 790 g de tomates amassados com baixo teor de sódio
- 1¾ de xícara de água, e um pouco mais se necessário
- ¾ de xícara de lentilhas vermelhas desidratadas, enxaguadas e escorridas
- 425 g de feijão-vermelho, levemente escorrido
- 425 g de feijão preto, levemente escorrido
- 2 colheres de sopa de suco de limão-galego

Coberturas

- Cebolas roxas picadas
- Fatias de abacate e/ou guacamole
- Coentro

Leve uma panela grande ao fogo médio. Adicione o óleo, a cebola, o pimentão, a pimenta-jalapenho e uma pitada de sal e de pimenta. Refogue, mexendo por 5 minutos. Adicione o alho e mexa por 30 segundos, ou até desprender o aroma. Em seguida, adicione 2 colheres de sopa de chili em pó, orégano, 1 colher de chá de cominho, páprica, noz-moscada, pasta de tomate, tomates amassados e água, mexendo para homogeneizar. Quando a mistura começar a ferver, adicione a lentilha e tampe. Deixe ferver por 15 minutos, mexendo a cada 5 minutos. Em seguida, abaixe o fogo para médio/baixo e deixe em fogo brando. Cozinhe por mais 20 minutos, ou até que a lentilha fique bastante macia. Durante o processo, talvez seja necessário acrescentar mais água, caso a mistura pareça muito seca ou caso a lentilha não esteja totalmente submersa.

Em seguida, adicione os feijões, ¼ de colher de chá de sal e de pimenta, e junte a outra colher de sopa de chili em pó e a outra colher de chá de cominho. Cozinhe em fogo brando e, quando a mistura começar a borbulhar, tampe, diminua o fogo e cozinhe por mais 20 minutos. Mexa de vez em quando. Talvez seja necessário acrescentar mais água, caso o chili se reduza demais (cerca de ½ xícara a 1 xícara).

Retire do fogo e adicione o suco de limão. Ajuste os temperos conforme necessário.

Sirva como está, ou enfeite com coentro, cebolas roxas e fatias de abacate ou guacamole.

Mingau de aveia e amaranto

O café da manhã é a refeição mais importante do dia, pois define seu padrão metabólico, afetando o humor, a energia e a motivação. Por que não começar o dia com um mingau integral? O amaranto pode parecer uma ração para aves, mas tem mais proteína e ferro do que praticamente qualquer outro cereal. Também contém lisina, um importante aminoácido encontrado em apenas alguns cereais, assim como cálcio e manganês. Potencialize a ingestão de alimentos com propriedades anti-inflamatórias adicionando frutos secos e frutas vermelhas.

Serve de 2 a 3 porções
- ½ xícara de aveia em flocos
- ½ xícara de amaranto
- 2 colheres de sopa de sementes de chia
- 3 xícaras de água
- 1 xícara de leite de amêndoas não adoçado
- 1 pitada de sal
- 1 colher de chá de canela
- Stevia (opcional)

Acompanhamentos
- Mirtilos ou framboesas
- Bananas fatiadas
- Nozes, amêndoas ou avelãs
- 1 colher de chá de manteiga de amêndoas

Em uma panela média, adicione os cereais, a chia, a água, o leite de amêndoas e o sal. Misture e leve a fogo médio. Cozinhe a mistura, destampada, por 20 minutos, mexendo com frequência e diminuindo o fogo se necessário, até que a aveia amoleça e a mistura engrosse (se planeja fazer essa receita na noite anterior, junte os ingredientes em uma tigela e coloque na geladeira. Transfira a mistura para uma panela na manhã seguinte, aqueça e sirva). Retire do fogo e acrescente canela e stevia a gosto. Sirva com os acompanhamentos que escolheu.

Vitamina MIND

Esta vitamina é inspirada na dieta MIND, um padrão alimentar que, como vários estudos comprovaram, é o mais eficaz para prevenir a doença de Alzheimer. Todos os ingredientes superam os índices das tabelas de necessidades dietéticas no tocante à saúde cognitiva. Eis aqui uma receita baseada nas mais recentes pesquisas e especificamente concebida para o cérebro — sim, é a saúde pública na sua melhor forma.

Serve 2 porções
- 1 xícara de mirtilos congelados
- 1 xícara de manga congelada
- 1 banana congelada
- ¾ de xícara de folhas frescas de espinafre
- 1 colher de sopa de farinha de linhaça
- ¼ de xícara de nozes
- ¾ de xícara de água

Coloque todos os ingredientes em um liquidificador e bata até ficar suave e cremoso (o tempo depende da intensidade do aparelho). Acrescente mais água, se necessário.

Pimentões recheados

Este prato colorido está muito distante do bege, do marrom e do néon das comidas ocidentais processadas. Os pimentões amarelos, verdes e vermelhos, o molho de hortelã-verde com abacate, o arroz de couve-flor, o feijão-carioca de cor rosa pálida e a cebola púrpura profunda são o resultado de fitoquímicos poderosos, como antocianinas, licopeno, clorofila, luteína e carotenoides, que combatem as inflamações no cérebro e ajudam a desenvolver as conexões entre os neurônios. O arroz de couve-flor é uma alternativa ao arroz branco, apresentando baixo índice glicêmico.

Serve de 4 a 6 porções

Para os pimentões

4 pimentões vermelhos, amarelos ou verdes, ou um de cada, cortados ao meio longitudinalmente, sem as sementes

Para o arroz de couve-flor

1 cabeça de couve-flor
½ colher de sopa de óleo de semente de uva ou azeite de oliva extra virgem
1 xícara de cebola (roxa, branca, amarela ou cebolinha), cortada em cubos
3 dentes de alho picados (opcional)
¼ de colher de chá de sal marinho e de pimenta-preta, e um pouco mais a gosto
425 g de feijão-carioca, enxaguado e escorrido
⅔ de xícara de molho salsa, e um pouco mais para servir (consulte a receita na página 303, ou compre um molho salsa pronto encorpado)
2 colheres de chá de cominho em pó
2 colheres de chá de chili em pó
2 a 3 colheres de sopa de suco de limão-galego

Acompanhamentos opcionais

Molho de abacate (ver receita na página 302)
Coentro picado
Cebola roxa cortada em cubos
Suco de limão-galego fresco
Molho picante

Preaqueça o forno a 190° e prepare um tabuleiro de 22 cm x 33 cm, ou uma assadeira com borda, pincelando suavemente as metades dos pimentões com o azeite de oliva extra virgem ou o óleo de semente de uva. Reserve.

Lave a cabeça de couve-flor e remova as folhas. Em seguida, corte a couve-flor em pedaços. Se estiver usando um ralador, corte-a em quatro pedaços e use o lado maior do ralador (o lado normalmente utilizado para o queijo) para ralá-la em pedacinhos equivalentes aos do arroz. Não rale o caule. Esse procedimento também pode ser feito em um processador de alimentos, com o acessório de ralador.

Em seguida, aqueça uma grande frigideira em fogo médio e adicione o azeite de oliva extra virgem, a cebola, o alho e uma pitada de sal e de pimenta. Refogue durante 1 minuto, mexendo com frequência para evitar que escureça. Adicione a couve-flor e refogue por 2 a 3 minutos. Depois, acrescente o feijão-carioca, o molho salsa, o cominho, o chili em pó, o limão-galego, o sal e a pimenta. Equilibre os temperos conforme o desejado. Mexa bem e tampe, cozinhando o "arroz" no vapor por 1 minuto. Retire do fogo. Transfira a mistura para uma tigela e reserve.

Pegue os pimentões cortados ao meio e coloque cerca de ½ xícara da mistura em cada um, ou até que os pimentões fiquem recheados até a borda. Coloque os barcos de pimentões na assadeira e cubra-os com papel-alumínio. Asse por 30 minutos, retire o papel-alumínio, aumente o fogo para 200° e asse por mais 15 minutos, ou até os pimentões ficarem macios e as bordas, um pouco douradas. Se já estiver usando pimentões macios, asse-os por mais 5 a 10 minutos. Sirva com molho de abacate, coentro, cebolas, suco de limão-galego e molho picante.

Molho de abacate

2 abacates pequenos maduros
2 xícaras de coentro picado
1 colher de chá de vinagre de maçã
1 dente de alho pequeno
5 limões-galegos pequenos espremidos
½ colher de chá de sal marinho
½ colher de chá de cominho (opcional)
¼ de xícara de água, para diluir

Para preparar o molho, coloque todos os ingredientes, exceto a água, em um liquidificador ou processador de alimentos e misture bem. Adicione apenas a quantidade de água suficiente para auxiliar a diluição da mistura. Experimente e tempere conforme necessário, acrescentando mais limão, sal e/ou cominho.

Molho salsa

450 g de tomates picados (cerca de 2 xícaras)
½ cebola picada (cerca de ½ xícara)
2 a 3 dentes de alho picados
1 pimenta-jalapenho, cortada em cubos, com sementes
Suco de um limão-galego
½ xícara de coentro picado
½ colher de chá de sal

Misture tudo em uma tigela e deixe descansar por cerca de 20 a 30 minutos, a fim de obter o máximo de sabor. Opcional: bata todos os ingredientes de duas a três vezes em um processador de alimentos para chegar a uma consistência mais suave.

Tofu mexido com cúrcuma

O tofu pode ser um pouco intimidador, mas esta versátil proteína vegetal assume qualquer sabor que lhe atribuam. A cada mordida desse saboroso mexido, você sentirá suas artérias se abrindo e seu cérebro se desintoxicando. Esse café da manhã substancial também o ajudará a controlar os níveis de açúcar no sangue.

Serve de 2 a 3 porções

230 g de tofu firme ou extra firme
1 colher de sopa de azeite de oliva extra virgem
¼ de cebola roxa picada
1 pimentão verde ou vermelho picado
½ colher de chá de sal e de pimenta
½ xícara de champignons fatiados
1 colher de chá de alho em pó
½ colher de sopa de cúrcuma
¼ de xícara de levedura nutricional
2 xícaras de espinafre fresco, levemente picado

Escorra o tofu e aperte suavemente para remover o excesso de água. Desintegre-o, em uma tigela, com as mãos — quanto menor forem os pedaços melhor. Prepare os legumes e leve uma frigideira grande a fogo médio. Adicione o azeite de oliva extra virgem, as cebolas e os pimentões. Junte uma pitada de sal e de pimenta e cozinhe por 5 minutos, até os legumes amolecerem. Em seguida, adicione o champignon e refogue por 2 minutos. Depois, acrescente o tofu. Mexa por 3 minutos, ou um pouco mais, caso o tofu ainda esteja aguado. Em seguida, adicione o resto do sal e da pimenta, o alho, a cúrcuma e a levedura nutricional, e misture com uma espátula, certificando-se de que os condimentos se mesclem bem. Cozinhe por mais 5 a 8 minutos, até o tofu dourar levemente. Ao fim, adicione o espinafre e tampe a panela, deixando no vapor durante 2 minutos. Sirva imediatamente com acompanhamentos à sua escolha. Esse mexido de tofu, colocado sobre uma tortilha de trigo integral, serve como um delicioso burrito no café da manhã. Gostamos de comê-lo com fatias de abacate e molho picante, mas você também pode tentar com batatas, feijão e/ou coentro.

Panquecas de trigo vermelho com calda de chia e frutas vermelhas

Na mitologia grega, o trigo vermelho era um presente de Deméter (deusa da colheita e da fertilidade). Quando provar essa deliciosa panqueca, entenderá suas origens divinas. Além disso, a combinação de linhaça, óleo de semente de uva, leite de amêndoas, canela e frutos secos picados ajudará seu cérebro a atingir o desempenho máximo.

Serve de 2 a 3 porções

Para as panquecas
- 1 "ovo" de linhaça (1 colher de sopa de farinha de linhaça + 2½ colheres de sopa de água)
- 1 colher de sopa de azeite de oliva extra virgem ou de óleo de semente de uva
- 1 colher de chá de fermento em pó, isento de alumínio
- ½ colher de chá de bicarbonato de sódio
- 1 pitada de sal marinho
- ½ colher de chá de canela em pó
- 1 xícara mais 1 colher de sopa de leite de amêndoas natural e não adoçado (e um pouco a mais, se necessário)
- ¼ de xícara de farinha 100% integral
- ¾ de xícara de farinha de espelta
- 2 colheres de sopa de frutos secos picados (nozes ou amêndoas)

Para a calda de chia e frutas vermelhas
- 2 xícaras de mirtilos lavados
- 2 xícaras de framboesas lavadas
- 1 xícara de água
- 2 colheres de sopa de semente de chia
- 1 colher de chá de extrato de baunilha
- 1 colher de chá de suco de limão
- 1 pitada de sal
- 2 colheres de sopa de eritritol ou 3 sachês de Stevia

Comece com as panquecas. Em uma tigela grande, coloque a linhaça e a água, e deixe assentar por 1 minuto ou 2. Em seguida, acrescente o azeite de oliva extra virgem, o fermento em pó, o bicarbonato de sódio, o sal e a canela, misturando os ingredientes. Adicione o leite de amêndoas e bata até ficar bem homogêneo. Em seguida, adicione a farinha de trigo integral, a farinha de trigo vermelho e os frutos secos, mexendo até obter uma textura consistente. Não mexa demais. Se a massa parecer muito grossa, acrescente 2 a 3 colheres de sopa de leite de amêndoas para dilui-la. Deixe descansar por 10 minutos, enquanto você pré-aquece sua superfície de cozimento.

Preaqueça uma frigideira grande em fogo médio, ou uma grelha elétrica em fogo médio (cerca de 160°). Unte sua frigideira ou grelha com algumas gotas de óleo, ou, de preferência, uma pequena borrifada de óleo de cozinha. Com uma concha, despeje ⅓ de xícara da massa sobre a superfície e aguarde até que pequenas bolhas surjam no meio. Nesse momento, as bordas já devem estar secas. Vire a panqueca para cozinhar do outro lado.

Em seguida, em uma panela média, junte todos os ingredientes para a calda de chia e frutas vermelhas, exceto o eritritol. Deixe ferver em fogo médio, depois diminua o fogo e cozinhe por 15 minutos. Desligue o fogo e acrescente o eritritol. Transfira para um recipiente de vidro ou para uma jarra. Sirva ainda quente com as panquecas.

Essas panquecas podem ser congeladas por até duas semanas e reaquecidas em uma assadeira ou forno a 180°.

Wraps de alface com recheio de hambúrguer de feijão e molho de pimenta defumada

Um estudo recente analisou cinco populações diferentes ao redor do mundo e concluiu que as leguminosas (sendo os feijões os alimentos mais saudáveis desse grupo) podem ser o contribuinte mais importante para a longevidade. Descobriu-se uma redução de 8% no risco de mortalidade para cada aumento de 20 g no consumo de leguminosas. Talvez esta seja a primeira vez que um médico lhe recomenda comer um hambúrguer pensando em sua saúde.

Serve de 2 a 3 porções

- 1 colher de sopa de azeite de oliva extra virgem
- ½ cebola grande, cortada em cubinhos
- 2 dentes de alho, picados e amassados
- ¼ de colher de chá de sal e de pimenta
- 425 g de feijão preto, enxaguado e bem escorrido
- ¾ de xícara de arroz integral cozido (substitua por quinoa ou farro cozidos, para uma consistência mais espessa)
- 1 xícara de beterraba crua e fatiada
- 2½ colheres de chá de cominho moído
- 1 colher de chá de páprica defumada
- ½ xícara de nozes bem picadas, até a consistência de farinha
- 1 cabeça de alface-americana, alface-crespa ou alface-manteiga
- Molho de pimenta defumada (receita na página 307)

Aqueça uma frigideira grande em fogo médio/baixo e borrife alguma substância antiaderente ou um pouco de azeite de oliva extra virgem. Em seguida, acrescente a cebola e o alho e refogue por 10 minutos, até amaciar e desprender o aroma. Tempere com uma pitada de sal e de pimenta. Em seguida, adicione o feijão e o amasse ligeiramente com um garfo ou um espremedor, preservando uma parte da consistência. Retire do fogo e transfira para uma tigela. Adicione o arroz integral, a beterraba, os condimentos, as nozes e misture tudo. Ajuste o gosto adicionando mais páprica ou cominho. Deixe esfriar por 15 minutos antes de fazer os bifes de hambúrguer.

Em seguida, aqueça o forno a 190° e unte uma assadeira com um pouco de azeite de oliva extra virgem ou um spray antiaderente. Faça os hambúrgueres com a mistura recém-preparada, use 2 colheres de sopa para modelar cada hambúrguer, com as mãos, ou sirva-se de uma tampa de pote revestida com plástico para obter um formato mais homogêneo. Certifique-se de que os hambúrgueres não fiquem muito grossos, pois levarão mais tempo para cozinhar, e nem muito finos, pois ficarão muito secos. Asse entre 30 e 45 minutos, virando-os suavemente quando chegar à metade desse tempo.

Na hora de montar, corte cada folha de alface na base e remova-a cuidadosamente, para deixá-la tão intacta quanto possível. Use 2 ou 3 folhas para cada hambúrguer. Despeje o molho de pimenta defumada (a seguir) e adicione outros acompanhamentos a gosto, como abacates e cebolas. Enrole a alface em torno de cada hambúrguer o mais firmemente possível. Corte ao meio e sirva.

Molho de pimenta defumada

1 xícara de água
½ xícara de amêndoas cruas
1 pimenta defumada em molho adobo
2 colheres de sopa de suco de limão fresco
3 colheres de sopa de levedura nutricional
2 dentes de alho

Coloque todos os ingredientes em um liquidificador de alta potência. Bata lentamente por 1 minuto. Em seguida, bata na velocidade máxima por mais 1 a 2 minutos, ou até ficar suave e cremoso. Armazene na geladeira. A decantação do molho é normal — é só agitar antes de servir.

Biscoitos de chocolate saudáveis para o cérebro

Usamos amêndoas e chocolate amargo como base dessa receita para promover a saúde do cérebro. Depois de ler tudo isso, você merece um biscoito!

Serve 24 porções

1¼ de xícara de farinha de amêndoas (moída a partir de amêndoas cruas)
1 colher de sopa de sementes de linhaça moída
¼ de xícara de chocolate amargo isento de laticínios e de açúcar (em barra ou em lascas), picado
½ xícara de coco triturado (desidratado) não adoçado
½ colher de chá de fermento em pó, isento de alumínio
¼ de colher de chá de sal marinho
¾ de xícara de tâmaras em pedaços

¼ de xícara de aquafaba (líquido residual de uma lata de grão-de-bico, na versão com baixo teor de sódio ou sem sal)
2 colheres de sopa de óleo de cártamo
2 colheres de sopa de molho de maçã
½ colher de chá de extrato de baunilha

Em uma tigela grande, junte a farinha de amêndoas, as sementes de linhaça, as lascas de chocolate escuro, o coco, o fermento e o sal. Reserve. Coloque as tâmaras em água quente, o suficiente para submergi-las por completo, e aguarde 15 minutos. Em seguida, escorra e coloque em um pequeno processador de alimentos, batendo até virar um purê. Em uma tigela separada, bata a aquafaba (usando um mixer com movimentos vigorosos) em neve, até formar picos. À aquafaba, acrescente o óleo, as tâmaras em forma de purê, o molho de maçã e a baunilha, e bata com o mixer para combinar tudo. Em seguida, adicione os ingredientes secos e misture até homogeneizar. A massa deve ficar firme e semiviscosa. Tampe e deixe esfriar na geladeira por pelo menos 30 minutos, ou de um dia para o outro. Preaqueça o forno a 190°. Retire 1 ou 2 colheres de sopa da massa, ou use uma pequena concha para formar bolas. Faça pequenos discos e coloque-os sobre uma assadeira revestida com uma folha de papel-manteiga, mantendo uma distância de 2,5 cm entre cada biscoito, para permitir que cresçam. Asse por 15 minutos, ou até as bordas ficarem douradas. Tenha cuidado para não cozinhar demais nem queimar o fundo. Retire do forno e deixe esfriar de 5 a 10 minutos. Com uma espátula, transfira-os para uma bandeja e deixe esfriar à temperatura ambiente.

Filés de couve-flor com caldo de cogumelos Crimini

Vamos esclarecer uma coisa: estes bifes de couve-flor não pretendem ser bifes reais, apenas pretendem ser autênticos e saborosos. Acrescente o purê de batata-doce e o caldo de cogumelos Crimini (receitas a seguir), e essa refeição saudável — e deliciosa — irá desobstruir suas artérias e energizar suas células cerebrais.

Serve 2 porções
1 cabeça de couve-flor
2 colheres de sopa de azeite de oliva extra virgem
3 dentes de alho picados

½ colher de chá de sal e de pimenta
1 raminho de tomilho fresco picado
3 folhas de sálvia picadas
1 colher de chá de alecrim fresco picado
Pimenta-preta moída na hora

Preaqueça o forno a 200°. Remova as folhas do caule da couve-flor, deixando a cabeça intacta. Coloque a couve-flor sobre uma tábua de corte, com a cabeça voltada para baixo. Usando uma faca grande, fatie a couve-flor em quatro bifes. Cada bife deve ter quase 2 cm de espessura. Coloque papel-manteiga em uma assadeira e unte a superfície com uma colher de chá de azeite de oliva. Disponha os pedaços de couve-flor na assadeira, juntamente com quaisquer ramos que tenham se desprendido.

Em uma tigela separada, junte o resto do azeite de oliva extra virgem, o alho, o sal, a pimenta e todas as ervas. Envolva generosamente ambos os lados das fatias de couve-flor com essa mistura, certificando-se de que o óleo e as ervas preencham todas as fissuras. Depois, asse no forno por 20 minutos. Vire a couve-flor e asse por mais 10 minutos, até ficar dourada e cozida. Quando estiverem prontas, retire-as do forno e transfira-as para pratos individuais. Tempere novamente com uma quantidade generosa de pimenta-preta moída na hora. Sirva com purê de batata-doce e caldo de cogumelos Crimini.

Purê de batata-doce

O nome pode até ser batata-doce, mas este tubérculo tem um índice glicêmico muito baixo, o que significa que ele não provocará picos nos níveis de açúcar no sangue. As batatas-doces são a principal fonte de carboidratos saudáveis, e, quando combinadas com a gordura monoinsaturada presente no azeite de oliva extra virgem, formam a refeição perfeita para o cérebro.

Serve de 2 a 3 porções
2 batatas-doces grandes, descascadas e em cubos
⅓ de xícara de leite de amêndoas não adoçado
¼ de colher de chá de sal marinho
1 colher de chá de azeite de oliva extra virgem
Pimenta-preta moída na hora, a gosto
Ramos de tomilho frescos

Encha uma panela de tamanho médio com 5 cm de água e posicione uma panela de pressão por cima. Coloque os pedaços de batata na panela de pressão e deixe ferver. Tampe, diminua o fogo para médio e deixe cozinhar no vapor até ficar macio ao toque do garfo, o que leva cerca de 15 minutos. Se preferir, coloque as batatas-doces diretamente na primeira panela com 2,5 cm de água, tampe e cozinhe entre 10 e 15 minutos, mexendo de vez em quando para evitar que queimem. Adicione mais água se as batatas não estiverem macias. Quando estiverem macias, desligue o fogo, remova a água e transfira-as para a primeira panela. Com um espremedor, misture as batatas-doces com o leite de amêndoas, o óleo, o tomilho, o sal e a pimenta. Depois de amassadas em forma de purê e de terem adquirido consistência suave, elas estão prontas para serem servidas.

Caldo de cogumelos Crimini

Os cogumelos fazem parte de nossa dieta há milhares de anos — e eles são uma ótima fonte de proteína, selênio, antioxidantes, cobre e potássio, além de serem ricos em vitamina B12, um dos nutrientes mais importantes para o cérebro.

Rende cerca de 2½ xícaras

- ¼ de xícara de farinha de trigo integral
- 2 xícaras de caldo de legumes
- 1 colher de sopa de azeite de oliva extra virgem
- ½ cebola média cortada em cubos
- 230 g ou 2½ xícaras de cogumelos Crimini, picados finos
- 2 dentes de alho picados
- 1 colher de chá de tomilho desidratado
- 1 colher de chá de sálvia desidratada
- ¼ de colher de chá de sal
- Algumas pitadas de pimenta-preta fresca
- ¼ de xícara de vinho branco seco (de preferência chardonnay)
- 1 colher de sopa de levedura nutricional

Em uma tigela de tamanho médio, bata a farinha com 1 xícara de caldo de legumes, até ficar bem dissolvido. Em seguida, adicione a outra xícara de caldo e misture. Reserve.

Preaqueça uma caçarola média em fogo médio. Adicione o azeite de oliva extra virgem e a cebola, e refogue por 5 minutos, até a cebola amolecer e ficar transparente. Em seguida, adicione os cogumelos, o alho, as ervas, o sal e a pimenta, e refogue por 5 minutos. Depois, acrescente o vinho e aumente o fogo para levantar fervura. Deixe o vinho reduzir por 3 minutos e, então, acrescente a mistura do caldo com a farinha e a levedura nutricional. Bata por 1 minuto para evitar que se formem caroços. Diminua o fogo para médio/baixo e deixe cozinhar entre 10 e 15 minutos, mexendo com frequência. Tempere com sal e pimenta a gosto, e adicione mais levedura nutricional para um sabor ainda mais especial.

Salada Caesar estimulante, com croutons de grão-de-bico tostados e "queijo" parmesão de frutos secos

Adoramos o sabor salgado da salada Caesar, mas, com toda aquela quantidade de frango, molhos carregados de gordura saturada, croutons de pão branco com nutrientes deficitários e queijo obstrutor de artérias, ela se tornou proibitiva para a saúde do cérebro. Não mais! Essa receita amigável aos neurônios oferece verduras, leguminosas, frutos secos, sementes e gorduras poli-insaturadas, sem sacrificar um grama de sabor.

Serve de 6 a 8 porções

Para o "queijo" parmesão de frutos secos
⅓ de xícara de castanhas-de-caju cruas
2 colheres de sopa de sementes de gergelim
1 colher de sopa de levedura nutricional
½ colher de chá de alho em pó
Sal marinho fino, a gosto

Para os croutons de grão-de-bico tostados
425 g de grãos-de-bico (ou 1½ xícara cozida), escorridos e enxaguados
1 colher de chá de azeite de oliva extra virgem
½ colher de chá de sal marinho fino
½ colher de chá de alho em pó
⅛ a ¼ de colher de chá de pimenta-caiena (opcional)

Para o molho Caesar (rende de ¾ de xícara a 1 xícara)
- ½ xícara de castanhas-de-caju cruas, deixadas de molho durante a noite
- ¼ de xícara de água
- 2 colheres de sopa de azeite de oliva extra virgem
- 1 colher de sopa de suco de limão, e um pouco mais a gosto
- ½ colher de sopa de mostarda Dijon
- ½ colher de chá de alho em pó
- 1 a 2 dentes de alho pequenos (você pode adicionar mais, se preferir um molho mais potente)
- ½ colher de sopa de molho inglês (use uma versão sem glúten)
- 2 colheres de chá de alcaparras
- ½ colher de chá de sal marinho e de pimenta, ou a gosto

Para a alface
- 2 cabeças de alface-romana, cortadas em pedaços bem pequenos (cerca de 10 xícaras)
- 1 pequeno ramo de couve-toscana

Primeiro, deixe as castanhas-de-caju de molho por, pelo menos, 4 horas, ou, melhor ainda, durante a noite. Se estiver com pressa, despeje água fervente sobre elas, cubra o recipiente com uma tampa ou prato e deixe de molho por, pelo menos, 30 minutos a 1 hora. Comece a fazer os croutons de grão-de-bico.

Preaqueça o forno a 200°. Escorra e enxágue os grãos-de-bico. Transfira-os para uma tigela e, com um papel toalha, seque-os suavemente. Adicione o óleo, o sal, o alho em pó e a pimenta-caiena, e misture tudo. Transfira esse preparado para uma assadeira forrada com papel-manteiga. Asse por 20 minutos e, em seguida, agite lentamente os grãos-de-bico na assadeira. Asse por mais 10 minutos, até eles ficarem levemente dourados. Retire do forno e separe.

Faça o molho Caesar. Coloque as castanhas-de-caju e todos os outros ingredientes do molho (exceto o sal) em um liquidificador de alta potência, e bata na velocidade máxima, até ficar bastante suave. Se o molho estiver muito grosso, adicione uma colher de sopa de água para diluí-lo. Acrescente sal e limão a gosto.

Faça o "queijo" parmesão de frutos secos. Coloque as castanhas-de-caju cruas em um miniprocessador de alimentos e processe até picá-las totalmente. Em seguida, adicione o resto dos ingredientes e bata até que a mistura fique homogênea. Salgue a gosto.

Enxágue a alface-romana e seque em uma centrífuga de salada. Transfira para uma saladeira grande. Em seguida, lave e remova o talo da couve, e corte-a em tiras finas. Este é um passo muito importante, já que a couve ficará com textura de borracha se não for cortada corretamente. Coloque na tigela, juntamente com a alface-romana.

Para montar a salada, despeje o molho sobre a alface até cobri-la completamente. Adicione o grão-de-bico e o "queijo" parmesão de frutos secos por cima, além de uma pitada de pimenta-do-reino. Sirva imediatamente.

Tigela do cérebro de Buda com molho de tahine de limão

Esta é uma refeição repleta de alimentos minimamente processados, ao mesmo tempo nutritivos e substanciais. Existem inúmeras variações, mas aqui nós criamos uma versão específica para nutrir o cérebro. Sinta-se livre para incluir outros legumes ou leguminosas.

Serve de 2 a 3 porções

    4 cenouras grandes, descascadas e cortadas em pedaços de 2,5 cm, ou longitudinalmente, em tiras de 5 cm, dependendo do tamanho
    1½ colher de sopa de óleo de cártamo
    ½ colher de chá de sal marinho e de pimenta
    1 colher de chá de folhas de tomilho, frescas ou desidratadas
    1 cabeça de brócolis grande, caule e ramos à parte
    425 g de feijão-cannellini
    ¾ de colher de chá de alho em pó
    ¼ de colher de chá de sal e de pimenta
    ¼ de colher de chá de cúrcuma
    ½ colher de chá de páprica
    1 ramo de acelga, sem os talos ásperos, e com as folhas cortadas em tiras de 2,5 cm
    2 colheres de sopa de água
    1 colher de sopa de suco de limão

Para a quinoa

    1 xícara de quinoa branca, bem enxaguada e escorrida
    1¾ de xícara de água
    Uma pitada de sal marinho

Para o molho de tahine de limão
¼ de xícara de tahine
½ limão espremido
1 colher de chá de eritritol
1 pitada de sal
2 a 4 colheres de sopa de água quente para diluir

Acompanhamentos
¼ de xícara de sementes de abóbora

Preaqueça o forno a 200°. Unte uma assadeira suficientemente grande que dê para acomodar todas as cenouras em uma única camada. Coloque-as em uma tigela grande e acrescente ½ colher de sopa de óleo de cártamo, sal, pimenta e tomilho. Espalhe-as em uma camada uniforme na assadeira já preparada. Cubra com papel-alumínio e leve ao forno por 30 minutos. Coloque o brócolis na mesma tigela que usou para as cenouras, e acrescente ½ colher de sopa de óleo, sal e pimenta a gosto. Após 30 minutos, descubra a assadeira, abaixe o fogo para 190°, afaste as cenouras para uma das metades do tabuleiro, e coloque o brócolis na outra metade. Sem cobrir, retorne ao forno por mais 10 a 15 minutos, até que os legumes fiquem assados e macios.

Enquanto as cenouras estão assando, cozinhe a quinoa. Aqueça uma caçarola em fogo médio/alto. Quando estiver quente, adicione a quinoa já enxaguada e refogue levemente durante 2 minutos antes de acrescentar a água. Em seguida, adicione a água e 1 pitada de sal. Deixe ferver levemente em fogo médio/alto. Em seguida, abaixe o fogo, deixe cozinhando em fogo brando e tampe. Cozinhe por 20 minutos, ou até que o líquido seja absorvido e a quinoa esteja macia. Em seguida, destampe e remexa a quinoa com um garfo. Retire do fogo e separe.

Aqueça uma frigideira grande em fogo médio e adicione o feijão. Junte os temperos e os condimentos. Refogue por 5 minutos e reserve. Em seguida, adicione a outra ½ colher de sopa de óleo de cártamo e a acelga. Refogue em fogo alto por 1 minuto, adicione a água e tampe a panela para deixar o preparado no vapor. Após 2 minutos, retire a tampa e tempere com uma pitada de sal e de pimenta moída na hora. Desligue o fogo e retire do fogão. Despeje o suco de limão. Reserve.

Prepare o molho de tahine de limão colocando o tahine, o suco de limão, o eritritol e o sal em uma tigela. Mexa até homogeneizar. Adicione água quente até formar um molho fluido. Reserve.

Para montar, escolha uma tigela redonda com vários compartimentos ou qualquer tigela de bordas largas. Divida a quinoa, as cenouras, o brócolis, o feijão e a acelga entre os diferentes compartimentos. Despeje uma generosa dose de molho de tahine sobre tudo. Cubra com sementes de abóbora e sirva.

Bifes de portobello com molho argentino chimichurri

O cogumelo portobello é uma ótima fonte de proteína, vitaminas B e minerais, e é famoso por sua consistência maravilhosamente macia e seu apetitoso sabor umami. O molho chimichurri que acompanha o prato é repleto de verduras e gorduras monoinsaturadas, alguns dos melhores alimentos para a preservação da saúde cognitiva.

Serve 4 porções

Para os bifes de cogumelo portobello
- 2 colheres de sopa de azeite de oliva extra virgem
- ¼ de xícara de vinagre balsâmico
- ¼ de colher de chá de páprica defumada
- ½ colher de chá de pimenta-do-reino
- 4 dentes de alho picados
- 4 cabeças grandes de cogumelo portobello, limpas e sem os talos

Para o molho chimichurri
- 1 abacate maduro
- 2 xícaras de salsa de folha lisa fresca, lavada e seca, bem picada
- 4 dentes de alho médios
- 2 colheres de folhas de orégano fresco
- 2 colheres de sopa de azeite de oliva extra virgem
- 3 colheres de sopa de suco de limão, ou o suco de um limão grande
- ½ colher de chá de sal marinho
- ½ colher de chá de pimenta-do-reino, e outras pitadas de pimenta moída na hora para servir
- ¼ de colher de chá de flocos de pimenta-vermelha (opcional)

Em uma tigela, adicione o azeite, o vinagre balsâmico, a páprica, a pimenta e os dentes de alho picados, e misture vigorosamente. Tempere a gosto conforme o desejado (não adicione sal, pois isso deixará os cogumelos ensopados).

Coloque os cogumelos em um prato fundo, com o lado do talo (parte inferior) para cima e despeje a marinada sobre eles. Use um pincel para culinária, a fim de garantir que a marinada os cubra por completo. Deixe por 10 minutos, virando os cogumelos quando chegar à metade desse tempo.

Enquanto os cogumelos estiverem marinando, prepare o molho chimichurri. Corte o abacate em cubos, transfira para uma tigela e amasse suavemente com um garfo, certificando-se de que algumas partes ainda fiquem intactas. Coloque a salsa, o alho, o orégano, o azeite de oliva extra virgem, o suco de limão, o sal marinho, a pimenta e os flocos de pimenta-vermelha em um processador de alimentos. Bata até picar totalmente. Como alternativa, você pode picar bem a salsa, o alho e o orégano e misturar com os outros ingredientes em uma tigela. Adicione a mistura ao abacate e mexa. Reserve separado, à temperatura ambiente.

Agora, prepare os "bifes". Aqueça uma frigideira grande em fogo médio/alto. Cozinhe cada lado dos cogumelos por 3 minutos, ou até desprender o aroma e adquirir uma cor de chocolate. Durante o processo, continue pincelando os cogumelos com a marinada. Quando terminar, sirva em um prato, com o lado do talo para baixo, e despeje o molho chimichurri por cima. Como opção, divida os cogumelos em quatro ou cinco fatias e arrume em um prato, com espaço para o molho chimichurri no meio. Sirva imediatamente. Tente combinar com o purê de batata-doce (página 309), ou sirva o molho chimichurri com os filés de couve-flor (página 308).

Macarrão com queijo "consciente"

Às vezes, tudo o que você quer é relaxar, comendo uma tigela de macarrão com queijo. Mas o macarrão com queijo tradicional não é muito saudável; por isso, reformulamos esse prato considerando a saúde do cérebro. É possível preparar essa deliciosa receita em 30 minutos, usando itens básicos da despensa. Usamos castanha-de-caju para o molho, que criam uma cremosidade encantadora, sem 1 grama sequer de creme de leite, manteiga ou leite. O chucrute acrescenta o sabor picante dos queijos envelhecidos, e os feijão--cannellini propicia uma proteína saudável à base de vegetais.

Esse prato tem um sabor incrível por si só, mas você pode potencializar seus benefícios acrescentando acompanhamentos como brócolis ou feijão-verde cozidos no vapor, ou couves-de-bruxelas assadas. Gostamos de acrescentar duas xícaras de espinafre fresco diretamente na tigela, quando estamos misturando o macarrão e o molho.

Serve de 3 a 4 porções

1½ xícara de castanhas-de-caju cruas, postas de molho por 4 horas ou durante a noite
450 g de massa de formato pequeno, feita de arroz integral, quinoa ou trigo vermelho (massa de cotovelo, concha ou caracol)
3½ xícaras de caldo de legumes
2 colheres de sopa de azeite de oliva extra virgem
1 cebola pequena cortada em cubos
4 dentes de alho picados
½ colher de chá de sal mais 1 pitada
½ colher de chá de cúrcuma
Uma pitada de pimenta-do-reino
1 xícara de feijão-cannellini em conserva
1 xícara de chucrute em conserva, bem escorrido
2 colheres de sopa de levedura nutricional (opcional)
1 colher de sopa de suco de limão fresco

Primeiro, deixe as castanhas-de-caju de molho por, pelo menos, 4 horas, ou, melhor ainda, durante a noite. Se estiver com pressa, coloque-as em água fervente, cubra o recipiente com uma tampa ou prato e deixe de molho por, pelo menos, 30 minutos a 1 hora. Em seguida, em uma panela grande, ferva água e adicione uma colher de chá de sal. Cozinhe a massa de acordo com as instruções da embalagem e escorra. Enquanto a massa estiver cozinhando, prepare o molho.

Coloque as castanhas-de-caju embebidas e 2 xícaras do caldo de legumes em um processador de alimentos ou em um liquidificador de alta potência, e bata por 2 a 3 minutos, até adquirir uma consistência suave, raspando as beiradas do processador de alimentos com uma espátula de vez em quando para se certificar de que tudo fique bem misturado. Reserve.

Enquanto isso, pré-aqueça uma panela grande e profunda, ou uma caçarola de 5,5 litros, em fogo médio (você vai misturar o molho e a massa nessa caçarola). Refogue a cebola, o alho e 1 pitada de sal em ½ colher de sopa de óleo, até que a cebola amoleça. Adicione a cúrcuma, o sal, a pimenta-do-reino, o feijão e o chucrute, e refogue por mais 1 minuto. Quando a mistura estiver bem aquecida, desligue o fogo e transfira tudo cuidadosamente para o liquidificador, com uma colher grande ou uma espátula. Transforme o conteúdo em um purê, até ficar suave e macio. Certifique-se de que a consistência não esteja muito espessa.

Transfira o molho novamente para a panela e leve a fogo médio/baixo para aquecer, mexendo sem parar. A mistura engrossará um pouco. Adicione o suco de limão, a pimenta e a levedura nutricional a gosto. Adicione a massa cozida ao molho e misture tudo. Sirva imediatamente.

Salada de mirtilo e trigo de Khorasan

O trigo de Khorasan é um cereal antigo, de alta energia e alto valor nutritivo, que promove a saúde vascular. É fácil de digerir, sendo um excelente ingrediente para saladas e outras refeições. O excepcional nessa salada é que tanto os mirtilos quanto o trigo de Khorasan são ricos em propriedades anti-inflamatórias.

Serve de 2 a 3 porções

Para a salada
- ½ xícara de trigo de Khorasan
- 2 xícaras de água
- 140 g de verduras mistas
- ½ xícara de mirtilos
- ½ xícara de avelãs tostadas sem sal

Para o molho
- 1 colher de sopa de azeite de oliva extra virgem
- 2 cebolinhas picadas
- ⅓ de xícara de vinagre balsâmico
- 2 colheres de chá de eritritol
- ⅓ xícara de mirtilos
- 1 pitada de sal e de pimenta

Prepare o trigo de Khorasan enxaguando-o bem com água fria em uma peneira de malha fina. Transfira-o para uma caçarola pequena com água e deixe ferver em fogo alto. Em seguida, abaixe o fogo e cozinhe por 45 minutos, ou até o trigo amolecer e ficar mastigável. Escorra o excesso de água quando estiver pronto. Enquanto isso, prepare o molho aquecendo uma frigideira pequena em fogo médio. Quando estiver quente, acrescente o azeite de oliva extra virgem e a cebolinha, e refogue até ficar macia e ligeiramente caramelizada, o que leva cerca de 5 minutos, mexendo com frequência. Retire do fogo e deixe esfriar. Coloque a cebolinha refogada em um processador de alimentos ou liquidificador, com o vinagre balsâmico, o eritritol, os mirtilos e 1 pitada de sal e de pimenta. Misture até transformar em purê, raspando as beiradas do aparelho se necessário. Ajuste os temperos a gosto.

Na hora de montar o prato, cubra as verduras mistas com o trigo de Khorasan ligeiramente resfriado, os mirtilos e as avelãs. Sirva com o molho.

Crisp de mirtilo

Esta deliciosa sobremesa é completamente livre de culpa. Todos conhecemos as incríveis propriedades antioxidantes dos mirtilos, e o crisp é feito de frutos secos, ricos em ômega-3. Esses ingredientes poderosos se combinam para lhe oferecer não apenas uma sobremesa deliciosa, mas também o melhor medicamento da natureza para um cérebro saudável.

Serve de 6 a 8 porções

- 5 xícaras de mirtilos frescos, ou frutas vermelhas mistas (framboesas, mirtilos, amoras silvestres e morangos; se optar por morangos, corte-os em pedaços)
- 1 xícara de aveia em flocos
- ½ xícara de farinha de amêndoas
- ½ xícara de nozes bem picadas, com consistência similar à farinha
- ½ xícara de tâmaras, embebidas em água quente e transformadas em purê
- ½ xícara de eritritol
- ½ xícara de nozes-pecã, levemente picadas
- ¼ de colher de chá de sal marinho
- 1 colher de chá de canela em pó
- ½ xícara de manteiga de amêndoas sem sal

Preaqueça o forno a 180°. Coloque as frutas vermelhas lavadas em um tabuleiro fundo, de 22 cm x 33 cm (ou tamanho similar). Em uma tigela, adicione todos os ingredientes da cobertura. Misture tudo, e depois use os dedos para desfazer quaisquer caroços. Despeje a cobertura sobre as frutas vermelhas, em uma camada uniforme. Asse por 45 a 50 minutos (sem cobrir), ou até que o recheio esteja borbulhando e a cobertura tenha adquirido um tom dourado escuro. Deixe descansar por, pelo menos, 30 minutos antes de servir. Essa sobremesa é melhor quando consumida fresca, mas ela pode ser congelada por até duas semanas. Reaqueça a 180° até deixá-la morna.

Muffins integrais de mirtilo

Se você comer apenas um desses por dia, cumprirá a ingestão diária recomendada de fibras, gorduras ômega e antioxidantes

Serve 12 porções (rende 12 muffins grandes)
- 1 xícara de leite de amêndoas não adoçado
- 1 colher de sopa de sementes de linhaça moída
- 1 colher de sopa de vinagre de maçã
- 2 xícaras de farinha de trigo 100% integral
- 1½ xícara de farelo de trigo
- 2 colheres de chá de fermento em pó
- ¼ de colher de chá de bicarbonato de sódio
- ¼ de colher de chá de sal
- ½ xícara de tâmaras, embebidas em água quente e transformadas em purê
- 2 colheres de sopa de eritritol ou 2 sachês de Stevia
- ¾ de xícara de molho de maçã não adoçado
- 1 colher de chá de extrato de baunilha puro
- 1 xícara de mirtilos, frescos ou congelados

Preaqueça o forno a 180°. Forre uma forma para 12 muffins com forminhas de silicone ou use um tabuleiro para muffins antiaderente ou de silicone.

Em um copo dosador grande, use um garfo para misturar bem o leite de amêndoas, as sementes de linhaça e o vinagre. Misture por cerca de 1 minuto, até formar espuma e coalhar. Reserve.

Em uma tigela média, peneire a farinha, o farelo, o fermento, o bicarbonato de sódio e o sal. Faça um furo no centro e despeje a mistura do leite de amêndoas. Coloque as tâmaras, o eritritol, o molho de maçã e a baunilha nesse mesmo furo e mexa. Incorpore os ingredientes secos aos ingredientes molhados, até a mistura ficar úmida (não mexa demais). Acrescente os mirtilos.

Preencha ¾ do limite de cada forma de muffin e asse por 25 minutos, ou até inserir uma faca no meio de um e ela sair limpa. Deixe esfriar completamente, o que leva cerca de 20 minutos, e, então, cuidadosamente, passe uma faca em torno das bordas de cada um para removê-los da forma.

Pudim de chocolate com chia

Na América do Sul, as sementes de chia eram consideradas tão valiosas por suas qualidades nutritivas e medicinais, que, em certas regiões, eram usadas como moeda. Os guerreiros maias sabiam que elas eram uma fantástica fonte de energia. De fato, na língua maia, chia significa "força". As sementes de chia oferecem um rico suprimento de ômega-3, proporcionando gordura saudável para o cérebro, bem como cobre e zinco, dois minerais necessários ao bom funcionamento das enzimas cerebrais. E o chocolate? Há tanto a dizer sobre os benefícios cognitivos do chocolate que nós o incluímos em nossos vinte principais alimentos energéticos para o cérebro.

Serve de 2 a 3 porções
- 1½ xícara de leite de amêndoas não adoçado
- ⅓ de xícara de sementes de chia
- ¼ de xícara de chocolate ou cacau em pó não adoçado
- ½ colher de chá de canela em pó ou de extrato de baunilha
- ¼ de colher de chá de sal marinho
- 4 tâmaras embebidas em água quente e transformadas em purê, ou 2 a 3 colheres de sopa de eritritol

Coloque todos os ingredientes, exceto o adoçante, em uma tigela e bata vigorosamente para misturar. Em seguida, acrescente o adoçante a gosto. Como alternativa, você pode misturar os ingredientes até obter uma consistência suave. Transfira para um recipiente de vidro e tampe. Deixe no refrigerador durante a noite ou por, pelo menos, 3 a 5 horas. O que não for consumido pode ser conservado na geladeira por dois ou três dias, embora esse pudim seja mais saboroso quando fresco. Sirva gelado e coberto com framboesas.

Bisque de tomate

Realmente, não existe nada mais reconfortante do que um prato quente de sopa cremosa de tomate. A cremosidade dessa receita fortificante provém das castanhas-de-caju repletas de gorduras não saturadas, vitamina E (um poderoso antioxidante), zinco e cobre (minerais necessários para muitas reações enzimáticas no cérebro). Os outros ingredientes potencializam ainda mais o poder da sopa: cebolas, cenouras, tomates e tomilho são excelentes fontes de ferro, cobre, magnésio e vitaminas A e C.

Serve 4 porções

½ xícara de castanhas-de-caju, deixadas de molho por, pelo menos, 4 horas ou durante a noite
1 colher de sopa de azeite de oliva extra virgem
1 cebola média picada
1 talo de aipo picado
1 cenoura média picada
4 dentes de alho picados ou triturados
⅛ de colher de chá de sal marinho
5 xícaras de caldo de legumes com baixo teor de sódio
425 g de tomates assados
425 g de tomates em cubos
2 a 3 ramos de tomilho
1 folha de louro
Suco de ½ limão (cerca de 2 colheres de chá)
Salsa bem picada para decorar

Deixe as castanhas-de-caju de molho por, pelo menos, 4 horas antes de preparar o prato, ou, se estiver com pouco tempo, despeje água fervente sobre elas e cubra o recipiente com uma tampa por 30 minutos. Quanto mais embebidas as castanhas, mais cremosas elas ficarão.

Leve uma panela ao fogo médio/baixo. Adicione o azeite e aqueça por 1 minuto. Acrescente a cebola, o aipo, a cenoura, o alho e o sal marinho, e cozinhe por 15 minutos, mexendo com frequência para não queimar. Adicione o caldo de legumes e cozinhe por 10 minutos, até a mistura começar a ferver. Junte os tomates, o tomilho e a folha de louro. Aumente o fogo e deixe até o preparado ferver e, em seguida, diminua o fogo e cozinhe em fogo brando por 40 minutos.

Remova a folha de louro e os ramos de tomilho. Aos poucos, transfira a sopa para um liquidificador, juntamente com as castanhas-de-caju embebidas (para um liquidificador comum, use porções pequenas, cobrindo a tampa com uma toalha para evitar que o líquido quente escorra), e bata em alta velocidade por 2 a 3 minutos (até ficar consistente). Retorne a sopa à panela e aqueça. Adicione o suco de limão e ajuste o sal e a pimenta a gosto. Sirva em uma tigela de sopa. Decore com salsa.

Espaguete de abóbora assada com molho para massa e "queijo" parmesão de frutos secos

Esse saudável prato de espaguete usa abóbora em vez de massa e "parmesão" de frutos secos em vez de queijo, resultando em uma refeição anti-inflamatória e anticoagulante, que toda a sua família vai adorar.

Serve de 2 a 3 porções
- 1 abóbora
- 1 colher de chá de azeite de oliva extra virgem
- Sal marinho e pimenta moída na hora
- Molho para massa de sua escolha

Coberturas
- Salsinha
- Sementes de abóbora
- "Queijo" parmesão de frutos secos (página 311)

Preaqueça o forno a 190°. Se sua abóbora for razoavelmente grande, comece cortando o caule. Isso tornará mais fácil desfiá-la e também lhe proporcionará uma base plana para trabalhar. Você pode fazer isso sobre uma tábua de corte ou sobre um pano de prato velho. Coloque a parte plana da abóbora para baixo. Com uma faca, corte-a ao meio longitudinalmente. Com uma colher comum ou uma colher para sorvete, retire as sementes e as nervuras. Pincele as duas metades com uma pequena quantidade de azeite (½ colher de chá em cada). Polvilhe com sal marinho e pimenta-do-reino moída na hora. Coloque os pedaços em uma assadeira forrada com papel-manteiga, com o lado cortado para baixo. Asse por cerca de 35 a 45 minutos. A casca amarelada externa assumirá uma cor escura. Retire do forno e vire ambas as metades. Use um garfo para testar se os fios estão se desprendendo facilmente. Quando estiver se soltando, resfrie por 5 a 10 minutos e, em seguida, use o garfo para raspar a abóbora, de modo que se formem fios semelhantes aos do espaguete. Sirva imediatamente com molho para massa de sua escolha. Decore com salsa, sementes de abóbora e "queijo" parmesão de frutos secos.

Salada de abóbora-menina e couve-de-bruxelas assadas

A abóbora-menina é um legume agradavelmente doce, rico em fibras, minerais e vitaminas A e C. Aqui, a combinamos com azeite de oliva extra virgem e abacate, duas das gorduras mais saudáveis para o cérebro.

Serve de 6 a 8 porções

Para as abóboras-meninas e as couves-de-bruxelas assadas
 1 abóbora-menina grande (de 900 g a 1,5 kg) descascada, com sementes e em cubos (cubos de 1 cm, somando cerca de 8 a 9 xícaras)
 2 colheres de sopa de azeite de oliva extra virgem
 1 colher de chá de sal marinho e de pimenta
 2 xícaras de couve-de-bruxelas, lavadas e fatiadas ao meio

Para a salada
 1 xícara de quinoa crua
 1 abacate grande, picado e cortado
 2 colheres de sopa de azeite de oliva extra virgem
 1 colher de sopa de suco de limão, e um pouco mais a gosto
 1 colher de chá de sal marinho fino e de pimenta-do-reino moída na hora
 5 xícaras de verduras mistas ou de espinafres
 ½ xícara de nozes picadas
 ¾ de xícara de sementes de romã

Preaqueça o forno a 200° e forre duas assadeiras grandes com papel-manteiga. Coloque a abóbora picada em uma tigela e adicione 1 colher de sopa de azeite e ½ colher de chá de sal e de pimenta. Recubra bem as abóboras e depois transfira-as para uma das assadeiras. Repita o processo com as couves-de--bruxelas, acrescentando azeite, sal e pimenta, e transferindo-as para a outra assadeira. Asse os legumes até que comecem a ficar dourados, o que leva cerca de 45 a 50 minutos.

Prepare a quinoa. Enxágue-a em uma peneira de malha fina e transfira-a para uma panela média. Adicione 1¾ de xícara de água e deixe ferver em fogo médio/alto. Diminua o fogo para médio, cubra com uma tampa bem ajustada e cozinhe por 15 minutos, até que a água seja absorvida e a quinoa fique macia e fofa. Quando estiver cozida, retire do fogo. Antes de servir, solte-a com um garfo e tempere a gosto, com uma quantidade generosa de sal e pimenta. Deixe esfriar por 10 minutos.

Corte o abacate e o amasse em uma tigela. Em outra tigela pequena, bata o azeite de oliva extra virgem, o suco de limão e a outra metade das colheres de chá de sal e de pimenta. Reserve.

Monte a salada colocando as verduras em uma tigela grande. Adicione o restante do azeite de oliva extra virgem e o molho de limão, despejando e cobrindo toda a salada. Em seguida, acrescente o abacate e misture. Espalhe a quinoa sobre as verduras. Cubra com as abóboras e as couves-de-bruxelas assadas. Decore com nozes e romãs. Tempere a gosto com suco de limão e algumas pitadas de pimenta-do-reino. Sirva quente.

Massa de abobrinha zucchini com bolonhesa de lentilha vermelha

Inspirado no tradicional molho à bolonhesa italiano à base de carne, essa versão à base de vegetais traz a lentilha-vermelha, rica em proteínas e excelente fonte de fibras (conhecida por reduzir o risco de doença vascular no cérebro).

Serve de 2 a 3 porções

- ½ colher de sopa de azeite de oliva extra virgem
- ½ cebola pequena bem picada
- 3 a 4 dentes de alho picados
- 2 a 3 cenouras fatiadas fino
- ⅛ de colher de chá de sal marinho, e um pouco mais a gosto
- 425 g de molho de tomate
- 1 colher de sopa de pasta de tomate
- Uma pitada de pimenta-vermelha em flocos
- 1 colher de chá de orégano desidratado
- 1 colher de chá de manjericão desidratado
- ½ xícara de água
- ¾ de xícara de lentilhas-vermelhas, enxaguadas e escorridas
- 2 abobrinhas médias, sem as extremidades, enxaguadas
- 3 a 5 folhas de manjericão grandes, cortadas em fatias finas
- "Queijo" parmesão de frutos secos (página 311)

Aqueça uma frigideira grande, funda e com bordas em fogo médio. Acrescente o azeite, a cebola e o alho e refogue por 5 minutos, até a cebola amolecer e ficar transparente. Em seguida, adicione as cenouras fatiadas e o sal.

Cozinhe por 5 minutos. Acrescente o molho de tomate, a pasta de tomate, a pimenta-vermelha em flocos, o manjericão, o orégano, a água e as lentilhas. Aumente o fogo ligeiramente até levantar fervura e, em seguida, diminua o fogo e deixe cozinhando por 20 minutos, até que as lentilhas fiquem macias. Mexa em intervalos de 3 a 5 minutos para não queimar. Adicione um pouco mais de água, caso a mistura fique muito grossa.

Quando as lentilhas estiverem cozidas, experimente e ajuste os temperos conforme necessário, adicionando sal a gosto, pimenta-vermelha em flocos para ficar mais picante, ou ervas para equilibrar o sabor.

Enquanto o molho estiver cozinhando, transforme sua abobrinha em macarrão, usando um espiralizador, um mandolin ou um descascador de legumes. O objetivo é produzir tiras finas. Com o auxílio de pegadores, acomode os fios de abobrinha em uma tigela de macarrão, e sirva generosamente com a bolonhesa de lentilha-vermelha. Decore com fatias de manjericão e "queijo" parmesão de frutos secos. Sirva imediatamente. A massa de abobrinha zucchini é muito delicada e desintegra se for armazenada.

Lasanha de legumes ao forno

Quem disse que as lasanhas são prejudiciais? Essa deliciosa lasanha sem glúten é uma obra de arte à base de vegetais. Com o molho bechamel branco, o pesto verde e o molho de tomate vermelho, ela evoca a bandeira italiana e os célebres sabores do país, sem o peso das massas e das gorduras saturadas dos queijos e dos molhos à base de creme de leite. Assamos os legumes para extrair todo o seu sabor e riqueza, reduzir seu teor de umidade natural e chegar à consistência de uma típica lasanha. Não hesite em usar legumes diferentes, como abóboras, cenouras, cebolas ou pimentões.

Serve 9 porções

Para o recheio de ricota de tofu
340 g de tofu extra firme, escorrido e pressionado até secar
Suco de um limão grande
½ colher de chá de sal
4 colheres de sopa de levedura nutricional
¾ de xícara de folhas de manjericão

Para o pesto
  2 xícaras de folhas de manjericão
  1 xícara de nozes cruas
  ¼ de xícara de levedura nutricional
  2 ou 3 dentes de alho
  ¼ de xícara de azeite de oliva extra virgem
  1 colher de chá de sal

Para o molho bechamel de castanhas-de-caju
  1½ xícara de castanhas-de-caju cruas, deixadas de molho durante a noite
  ¼ de xícara de levedura nutricional
  2 dentes de alho
  ½ colher de chá de sal

Para o parmesão de frutos secos
  ½ xícara de nozes de macadâmia ou de castanhas-de-caju
  3 colheres de sopa de levedura nutricional
  1 pitada de sal
  ¼ de colher de chá de alho em pó

Para a lasanha
  2 batatas-doces grandes (orgânicas, se possível), descascadas e fatiadas em rodelas moderadamente finas
  2 abobrinhas grandes, em rodelas finas
  2 berinjelas, em rodelas finas
  2 cogumelos portobello grandes, em rodelas finas
  Azeite de oliva extra virgem a gosto
  Sal e pimenta a gosto
  Molho de tomate básico, comprado pronto ou caseiro

No dia anterior à preparação da lasanha, cubra as castanhas-de-caju a serem usadas para o molho bechamel com água e deixe-as de molho durante a noite, em uma tigela tampada, na geladeira.

Para o recheio de ricota de tofu, coloque o tofu, o suco de limão, o sal, a levedura nutricional e o manjericão em um processador de alimentos ou liquidificador, e bata para misturar, retirando o excesso das beiradas conforme necessário. A ideia é chegar a uma textura próxima ao purê, mas com pedaços de manjericão ainda intactos. Experimente e acerte os temperos conforme necessário.

Para o pesto, coloque o manjericão, as nozes, a levedura nutricional, o alho, o azeite e o sal em um processador de alimentos, e bata até chegar a uma textura próxima ao purê, com pedaços de nozes e manjericão ainda intactos.

Experimente e acerte os temperos. Gostamos do sabor intenso do alho, mas você pode escolher os sabores que preferir. Adicione 2 a 3 colheres de sopa de água para o pesto ficar mais fino, caso necessário.

Para fazer o molho bechamel, escorra as castanhas-de-caju e reserve a água. Coloque as castanhas, a levedura nutricional, o alho e o sal em um liquidificador ou processador de alimentos, juntamente com ¼ de copo do líquido em que as castanhas estavam imersas. Transforme o preparado em purê, adicionando 1 colher de sopa do líquido da imersão de cada vez, até chegar a um molho suave, com a consistência aproximada de um creme (sem ser ralo, mas, sim, grosso e pastoso).

Para fazer o "parmesão" de frutos secos, coloque os frutos secos, a levedura nutricional, o sal e o alho em pó em um processador de alimentos e misture até chegar à consistência de uma farinha fina.

Preaqueça o forno a 200°.

Regue os legumes fatiados com o azeite, o sal e a pimenta até revesti-los uniformemente. Espalhe os legumes em assadeiras, em uma única camada (provavelmente, você precisará de quatro assadeiras). Asse-os até ficarem totalmente cozidos e começarem a dourar (entre 10 e 15 minutos). Retire as assadeiras do forno e diminua a temperatura para 180°.

Para montar a lasanha, divida os legumes, o molho de tomate e o pesto em quatro partes cada, e divida a ricota de tofu em três partes.

Cubra o fundo de uma travessa de 25 cm com uma camada de molho de tomate e, em seguida, coloque um quarto dos legumes sobre o molho, em uma única camada, sobrepondo-os. Cubra com ⅓ da ricota de tofu, espalhando-a com uma espátula e, depois, despeje ¼ do pesto sobre tudo isso. Repita essa lógica com as camadas de molho de tomate, os legumes, a ricota de tofu e o pesto até completar um total de quatro camadas. Deixe ¼ do pesto para decorar no fim. A camada superior deve ser de legumes. Espalhe o molho bechamel sobre a camada superior, cubra com papel-alumínio e asse por 30 minutos. Após esse tempo, retire o papel-alumínio e asse sem cobrir por mais 5 minutos, para dourar um pouco.

Deixe a lasanha esfriar um pouco antes de servir. Cubra toda a lasanha com o que restou do pesto.

Você pode acertar os temperos conforme necessário, adicionando a levedura nutricional para reforçar as semelhanças com o queijo e o suco de limão para dar mais brilho.

Essa lasanha pode ser congelada por até três semanas.

Tigela mediterrânea com batatas-doces e grãos-de-bico assados, quinoa com infusão de cúrcuma, e molho verde de tahine de limão

Essa receita parece extravagante, mas é muito simples. É o prato ao qual recorremos após um longo dia, em que toda a família anseia por uma refeição saudável para o cérebro e fácil de preparar.

Serve de 2 a 3 porções

- 1 batata-doce grande ou duas pequenas, descascadas e picadas em cubos de 2,5 cm
- 1 colher de sopa de azeite de oliva extra virgem
- 1 lata de grãos-de-bico, escorridos e enxaguados
- 1 colher de chá de açafrão
- 1 colher de chá de coentro
- 1 colher de chá de cominho
- ½ colher de chá de páprica defumada
- ½ colher de chá de alho em pó
- ½ colher de chá de pimenta-caiena (opcional)
- 1 xícara de quinoa crua, bem enxaguada e escorrida
- 1¾ de xícara de água
- ¼ de colher de chá de cúrcuma em pó
- ⅛ de colher de chá de sal
- 3 xícaras de couve fatiada fino, temperadas com 1 colher de chá de suco de limão e uma pitada de sal
- 4 a 6 colheres de sopa de molho verde de tahine de limão (receita a seguir)
- 2 colheres de sopa de sementes de girassol
- Folhas de endro sem caule, para decorar

Preaqueça o forno a 190°. Forre uma assadeira grande com papel-manteiga.

Espalhe os cubos de batata-doce em uma das metades da assadeira. Regue com ½ colher de sopa de azeite de oliva.

Coloque os grãos-de-bico escorridos e enxaguados em uma tigela, despeje ½ colher de sopa de azeite de oliva e polvilhe com páprica defumada, açafrão, coentro, cominho, alho em pó e pimenta-caiena. Mexa suavemente para misturar. Transfira para a outra metade da assadeira, espalhando os grãos-de-bico em uma única camada.

Leve à assadeira ao forno preaquecido. Asse por 15 minutos, retire e vire suavemente a batata-doce e os grãos-de-bico (para um cozimento homogêneo). Retorne ao forno por mais 10 minutos. Asse até que os grão-de-bico fiquem dourados e a batata-doce, corada e macia ao toque do garfo.

Enquanto a batata e os grãos-de-bico estiverem assando, cozinhe a quinoa. Enxágue-a com água em uma peneira de malha fina. Aqueça uma caçarola em fogo médio/alto. Quando estiver aquecida, adicione a quinoa enxaguada e refogue-a levemente por 3 minutos, mexendo com frequência — isso removerá o excesso de umidade e ressaltará o sabor acastanhado da quinoa. Em seguida, acrescente água, cúrcuma em pó e o sal e deixe ferver em fogo médio/alto. Diminua o fogo para médio, cubra com uma tampa bem ajustada e cozinhe por 20 minutos, até que a água seja absorvida e a quinoa fique macia. Quando estiver cozida, retire do fogo e solte-a com um garfo.

Coloque a couve temperada em uma tigela larga e rasa. Despeje 2 a 3 colheres de sopa de molho verde de tahine de limão. Adicione 1 colher de quinoa e uma generosa porção de batata-doce, e, em seguida, salpique os grãos-de-bico por cima. Regue com outras 2 a 3 colheres de sopa de molho verde de tahine de limão. Decore com sementes de girassol e folhas de endro sem caule.

Molho verde de tahine de limão

Rende ¾ de xícara

¼ de xícara de tahine
1 dente de alho triturado
½ limão espremido
¼ de xícara de leite de amêndoas
2 colheres de sopa de endro picado
⅛ de colher de chá de sal, ou a gosto

Misture todos os ingredientes e sirva. O molho pode ser armazenado na geladeira por até 3 dias.

Sopa cremosa e doce de ervilha

Essa sopa é uma comida reconfortante. As ervilhas naturalmente doces e as castanhas-de-caju cremosas são tão agradáveis que você nunca mais ficará sem essa sopa. Gostamos de apreciá-la com pão de trigo 100% integral.

Serve 4 porções

- ½ xícara de castanhas-de-caju cruas, deixadas de molho por, pelo menos, 4 horas (ou durante a noite)
- 1 colher de sopa de azeite de oliva extra virgem
- 1 cebola média picada
- 1 talo de aipo picado
- 1 cenoura média picada
- 4 dentes de alho, picados ou triturados
- ¼ de colher de chá de sal marinho
- 5 xícaras de caldo de legumes com baixo teor de sódio
- 2 xícaras de ervilhas descascadas, frescas ou congeladas
- 2 ou 3 ramos de tomilho
- 1 folha de louro
- Suco de meio limão (cerca de 2 colheres de chá)
- Salsa ou cebolinha bem picadas, para decorar

Deixe as castanhas-de-caju de molho antes de preparar o prato, ou, se estiver com pouco tempo, despeje água fervente sobre elas e cubra o recipiente com uma tampa por 30 minutos. Quanto mais embebidas, mais cremosas as castanhas ficarão.

Leve uma panela ao fogo médio/baixo. Aqueça o azeite de oliva por 1 minuto. Adicione a cebola, o aipo, a cenoura, o alho e o sal marinho, e cozinhe por 15 minutos, mexendo com frequência para os legumes não queimarem. Acrescente o caldo de legumes, as ervilhas, o tomilho e a folha de louro. Aumente o fogo e deixe ferver. Diminua o fogo e deixe em fogo brando por 30 a 35 minutos.

Remova a folha de louro e os ramos de tomilho. Aos poucos, transfira a sopa para um liquidificador, acrescente as castanhas-de-caju embebidas, e bata em alta velocidade por 2 a 3 minutos (até ficar bastante com consistência cremosa). Enquanto bate, cubra a tampa com uma toalha para evitar que o líquido quente escorra. Retorne a sopa à panela e aqueça. Adicione o suco de limão, experimente e acerte o sal e a pimenta, se necessário. Sirva em tigelas de sopas e decore com salsa ou cebolinha.

Leite de cúrcuma

Também conhecido como leite dourado, esta é uma bebida suave e rica em nutrientes para a saúde cerebral. É repleta de cúrcuma, canela e gengibre, que reparam e rejuvenescem o cérebro; e o eritritol acrescenta um adorável dulçor, isento de açúcar.

Serve 1 porção

- 1 xícara de leite de amêndoas não adoçado
- ½ colher de chá de cúrcuma em pó
- 1 colher de chá de canela
- ¼ de colher de chá de gengibre em pó
- 1 colher de chá de eritritol

Aqueça o leite de amêndoas em uma panela pequena ou no micro-ondas. Adicione cúrcuma, canela, gengibre e eritritol. Beba quente ou frio.

Agradecimentos

Somos gratos aos nossos avôs, cuja dedicação à saúde pública e à educação moldou nossos perfis como médicos e cidadãos. Esses dois homens admiráveis enfrentaram muitas batalhas, mas nenhuma foi maior do que aquela que enfrentaram no fim de suas vidas. Testemunhar suas corajosas lutas contra a demência foi o que nos uniu e, em última instância, nos levou à neurologia preventiva e ao serviço comunitário. Em todos os pacientes que atendemos, em todas as tentativas de compreender as origens e as causas dessa doença devastadora, vislumbramos as dificuldades daqueles dois grandes homens. Eles nos inspiraram a escrever este livro. Esperamos que ele influencie a vida de muitos avôs, avós, pais e mães.

Agradecemos aos muitos orientadores que nos ensinaram a arte da pesquisa e a prática clínica, e às maravilhosas comunidades de Loma Linda e San Bernardino, especialmente aos nossos pacientes, que nos permitiram exercitar nossa paixão pela prevenção e tornaram a experiência menos parecida com um trabalho e mais próxima a uma alegre jornada de descobrimento.

Somos extremamente gratos à orientação de Douglas Abrams, nosso agente e querido amigo. Sua abordagem empática e sua sabedoria em todos os diálogos nos ajudou não apenas a dar vida a este livro, mas também nos transformou em pessoas melhores ao longo do processo.

Gostaríamos de agradecer à talentosa equipe da HarperOne — especialmente, a Gideon Weil e a Sydney Rogers — por seu apoio inabalável. Um agradecimento especial à equipe criativa da TriVision, por seu incrível talento para trazer nossa mensagem à vida.

Também queremos demonstrar nossa imensa gratidão por Howard Rankin, que ouviu nossas ideias e nos ajudou a moldar a estrutura deste livro, e por nossa editora chefe, Amy Schleunes, cuja incrível capacidade de ouvir nossas vozes, acompanhar nossas experiências e nos ajudar a contar nossa história foi inigualável.

Por último, mas não menos importante, gostaríamos de agradecer às nossas mães, por proporcionarem todo o amor e o apoio de que precisávamos nessa jornada, e aos nossos filhos, Alex e Sophie, que suportaram muitas noites de escrita, reuniões diante da lousa e discussões apaixonadas, enquanto ouviam e teciam seus comentários.

Notas

Você pode encontrar uma lista abrangente de referências em nosso site TeamSherzai.com

INTRODUÇÃO

Página 10, *Em 2016, a doença de Alzheimer foi a sexta maior causa de morte nos Estados Unidos*: Alzheimer's Association. (2017). 2017 Alzheimer's disease facts and figures. *Alzheimer's & Dementia, 13*(4), 325-373.
Página 11, *Somente em 2015, eles forneceram cerca de 18 bilhões de horas em cuidados não remunerados*: Wol, J.L.; Spillman, B.C.; Freedman, V.A.; e Kasper, J.D. A national profile of family and unpaid caregivers who assist older adults with health care activities. (2016). *JAMA Internal Medicine, 176*(3), 372-379.

PARTE UM

Página 17, *Em novembro de 1901, um jovem médico alemão*: Cipriani, G.; Dolciotti, C.; Picchi, L.; e Bonuccelli, U. (2011). Alzheimer and his disease: A brief history. *Neurological Sciences, 32*(2), 275-279.

CAPÍTULO 1. MITOS E MAL-ENTENDIDOS

Página 20, *Um dos genes responsáveis pela produção da proteína apolipoproteína E*: Liu, C.C.; Kanekiyo, T.; Xu, H.; e Bu, G. (2013). Apolipoprotein E and Alzheimer disease: Risk, mechanisms and therapy. *Nature Reviews Neurology, 9*(2), 106-118.
Página 23, *Se você pudesse observar o cérebro de pessoas com Alzheimer*: Heneka, M.T.; Carson, M.J.; El Khoury, J.; Landreth, G.E.; Brosseron, F.; Feinstein, D.L.; Jacobs, A.H.; Wyss-Coray, T.; Vitorica, J.; Ransohoff, R.M.; e Herrup, K. (2015). Neuroinflammation in Alzheimer's disease. *The Lancet Neurology, 14*(4), 388- 405; Ferreira, S.T.; Clarke, J.R.; Bomfim, T.R.; e De Felice, F.G. (2014). Inflammation, defective insulin signaling, and neuronal dysfunction in Alzheimer's disease. *Alzheimer's & Dementia, 10*(1), S76-S83.
Página 23, *Pelo fato de o cérebro funcionar com mais intensidade do que qualquer outro órgão do corpo*: Raichle, M.E.; e Gusnard, D.A. (2002). Appraising the brain's energy budget. *Proceedings of the National Academy of Sciences, 99*(16), 10237-10239.
Página 23, *Embora o cérebro tenha células e moléculas especiais*: Good, P.F.; Werner, P.; Hsu, A.; Olanow, C.W.; e Perl, D.P. (1996). Evidence of neuronal oxidative damage in Alzheimer's disease. *The American Journal of Pathology, 149*(1), 21-28; Scheff, S.W.; Ansari, M.A.; e Mufson, E.J. (2016). Oxidative stress and hippocampal synaptic protein levels in elderly cognitively intact individuals with Alzheimer's disease pathology. *Neurobiology of Aging, 42,* 1-12; Wang, X.; Wang, W.; Li, L.; Perry, G.; Lee, H.G.; e Zhu, X. (2014). Oxidative stress and mitochondrial dysfunction in Alzheimer's disease. *Biochimica et Biophysica Acta (BBA)-Molecular Basis of Disease, 1842*(8), 1240-1247.
Página 24, *Uma consequência perigosa da desregulação da glicose*: Talbot, K.; Wang, H.Y.; Kazi, H.; Han, L.Y.; Bakshi, K.P.; Stucky, A.; Fuino, R.L.; Kawaguchi, K.R.; Samoyedny, A.J.; Wilson, R.S.; e Arvanitakis, Z. (2012). Demonstrated brain insulin resistance in Alzheimer's disease patients is associated with IGF-1 resistance, IRS-1 dysregulation, and cognitive decline. *The Journal of Clinical Investigation, 122*(4), 1316-1338; Willette, A.A.; Bendlin, B.B.; Starks, E.J.; Birdsill, A.C.; Johnson, S.C.; Christian, B.T.; Okonkwo, O.C.; La Rue, A.; Hermann, B.P.; Koscik, R.L.; e Jonaitis, E.M. (2015). Association of insulin resistance with cerebral glucose uptake in late middle-aged adults at risk for Alzheimer disease. *JAMA Neurology, 72*(9), 1013-1020; Mosconi, L. (2005). Brain glucose metabolism in the early and specific diagnosis of Alzheimer's disease. *European Journal of Nuclear Medicine and Molecular Imaging, 32*(4), 486-510.
Página 24, *Estudos demonstraram que indivíduos com diabetes*: Barbagallo, M.; e Dominguez, L.J. (2014). Type 2 diabetes mellitus and Alzheimer's disease. *World Journal of Diabetes, 5*(6), 889-893.

Página 25, *A desregulação de lipídios é o quarto processo biológico*: Sato, N.; e Morishita, R. (2015). The roles of lipid and glucose metabolism in modulation of β-amyloid, tau, and neurodegeneration in the pathogenesis of Alzheimer disease. *Frontiers in Aging Neuroscience, 7*, 199.

Página 25, *O APOE4, o gene mais pesquisado ligado ao Alzheimer*: Huang, Y.; e Mahley, R.W. (2014). Apolipoprotein E: structure and function in lipid metabolism, neurobiology, and Alzheimer's diseases. *Neurobiology of Disease, 72,* 3-12; Cutler, R.G.; Kelly, J.; Storie, K.; Pedersen, W.A.; Tammara, A.; Hatanpaa, K.; Troncoso, J.C.; e Mattson, M.P. (2004). Involvement of oxidative stress-induced abnormalities in ceramide and cholesterol metabolism in brain aging and Alzheimer's disease. *Proceedings of the National Academy of Sciences, 101*(7), 2070-2075.

Página 29, *Até o momento, mais de vinte genes diferentes foram relacionados ao Alzheimer*: Karch, C.M.; e Goate, A.M. (2015). Alzheimer's disease risk genes and mechanisms of disease pathogenesis. *Biological Psychiatry, 77*(1), 43-51.

Página 29, *O APOE4, o gene de Alzheimer mais investigado, é responsável*: Michaelson, D.M. (2014). APOE ε4: The most prevalent yet understudied risk factor for Alzheimer's disease. *Alzheimer's & Dementia, 10*(6), 861-868.

Página 30, *Para os outros 10%, aqueles com genes como a presenilina 1, a presenilina 2*: Bertram, L.; Lill, C.M.; e Tanzi, R.E. (2010). The genetics of Alzheimer disease: back to the future. *Neuron, 68*(2), 270-281; Robinson, M.; Lee, B.Y.; e Hane, F.T. (2017). Recent progress in Alzheimer's disease research, Part 2: Genetics and epidemiology. *Journal of Alzheimer's Disease 57*(2), 317-330.

Página 31, *Consideremos indivíduos com síndrome de Down*: Head, E.; Powell, D.; Gold, B.T.; e Schmitt, F.A. (2012). Alzheimer's disease in Down syndrome. *European Journal of Neurodegenerative Disease, 1*(3), 353-364; Thiel, R.; e Fowkes, S.W. (2005). Can cognitive deterioration associated with Down syndrome be reduced? *Medical Hypotheses, 64*(3), 524-532; Zana, M.; Janka, Z.; e Kalman, J. (2007). Oxidative stress: A bridge between Down's syndrome and Alzheimer's disease. *Neurobiology of Aging, 28*(5), 648-676.

Página 32, *Pesquisadores do King's College London*: Steves, C.J.; Mehta, M.M.; Jackson, S.H.; e Spector, T.D. (2016). Kicking back cognitive ageing: Leg power predicts cognitive ageing after ten years in older female twins. *Gerontology, 62*(2), 138-149.

Página 32, *Dois terços das pessoas com doença de Alzheimer são mulheres*: Mielke, M.M.; Vemuri, P.; e Rocca, W.A. (2014). Clinical epidemiology of Alzheimer's disease: assessing sex and gender differences. *Journal of Clinical Epidemiology, 6,* 37-48.

Página 33, *Esse conceito científico relativamente novo é o cerne da epigenética*: Chouliaras, L.; Rutten, B.P.; Kenis, G.; Peerbooms, O.; Visser, P.J.; Verhey, F.; van Os, J.; Steinbusch, H.W.; e van den Hove, D.L. (2010). Epigenetic regulation in the pathophysiology of Alzheimer's disease. *Progress in Neurobiology, 90*(4), 498-510.

Página 33, *As pesquisas demonstraram que nosso genoma realmente muda ao longo do tempo*: Nicolia, V.; Lucarelli, M.; e Fuso, A. (2015). Environment, epigenetics and neurodegeneration: Focus on nutrition in Alzheimer's disease. *Experimental Gerontology, 68,* 8-12; Maloney, B.; Sambamurti, K.; Zawia, N.; e Lahiri, D.K. (2012). Applying epigenetics to Alzheimer's disease via the Latent Early-life Associated Regulation (LEARn) Model. *Current Alzheimer Research, 9*(5), 589-599; Migliore, L.; e Coppede, F. (2009). Genetics, environmental factors and the emerging role of epigenetics in neurodegenerative diseases. *Mutation Research/Fundamental and Molecular Mechanisms of Mutagenesis, 667*(1), 82-97.

Página 34, *O Honolulu-Asian Aging Study descobriu que os japoneses*: White, L.; Petrovitch, H.; Ross, G.W.; Masaki, K.H.; Abbott, R.D.; Teng, E.L.; Rodriguez, B.L.; Blanchette, P.L.; Havlik, R.J.; Wergowske, G.; e Chiu, D. (1996). Prevalence of dementia in older Japanese-American men in Hawaii: The Honolulu-Asia aging study. *JAMA, 276*(12), 955-960.

Página 34, *Outros estudos mostraram que, nos Estados Unidos, filhos de imigrantes*: Grant, W.B. (2014). Trends in diet and Alzheimer's disease during the nutrition transition in Japan and developing countries. *Journal of Alzheimer's Disease, 38*(3), 611-620.

Página 35, *A Alzheimer's Disease International estima que a China*: Chan, K.Y.; Wang, W.; Wu, J.J.; Liu, L.; Theodoratou, E.; Car, J.; Middleton, L.; Russ, T.C.; Deary, I.J.; Campbell, H.; e Rudan, I. (2013). Epidemiology of Alzheimer's disease and other forms of dementia in China, 1990-2010: A systematic review and analysis. *The Lancet, 381*(9882), 2016-2023.

Página 35, *A Índia está experimentando um aumento semelhante nos casos de Alzheimer*: Mathuranath, P.S.; George, A.; Ranjith, N.; Justus, S.; Kumar, M.S.; Menon, R.; Sarma, P.S.; e Verghese, J. (2012). Incidence of Alzheimer's disease in India: A 10 years follow-up study. *Neurology India, 60*(6), 625-630.

Página 36, *Quando Jeanne Calment completou 90 anos*: Robine, J.M.; e Allard, M. (1999). Jeanne Calment: Validation of the duration of her life. In Jeune, B.; e Vaupel, J.W. (eds.), *Validation of Exceptional Longevity* (*Vol. 6*, pp. 145-172). Odense, Denmark: Odense University Press.

Página 36, *Na primeira infância, traumas físicos e emocionais*: Lupien, S.J.; McEwen, B.S.; Gunnar, M.R.; e Heim, C. (2009). Effects of stress throughout the life span on the brain, behaviour and cognition. *Nature Reviews Neuroscience*, 10(6), 434-445; Tyrka, A.R.; Price, L.H.; Kao, H.T.; Porton, B.; Marsella, S.A.; e Carpenter, L.L. (2010). Childhood maltreatment and telomere shortening: Preliminary support for an effect of early stress on cellular aging. *Biological Psychiatry*, 67(6), 531-534.

Página 36, *A aterosclerose (endurecimento das artérias que fornecem oxigênio ao corpo)*: Beauloye, V.; Zech, F.; Mong, H.T.T. Clapuyt, P.; Maes, M.; e Brichard, S.M. (2007). Determinants of early atherosclerosis in obese children and adolescents. *The Journal of Clinical Endocrinology & Metabolism*, 92(8), 3025-3032.

Página 37, *Um estudo de 2013, publicado na revista Radiology, descobriu que as "cabeçadas" repetitivas no futebol*: Lipton, M.L.; Kim, N.; Zimmerman, M.E.; Kim, M.; Stewart, W.F.; Branch, C.A.; e Lipton, R.B. (2013). Soccer heading is associated with white matter microstructural and cognitive abnormalities. *Radiology*, 268(3), 850-857.

Página 37, *Na faixa dos 20 e 30 anos, continuamos acumulando*: Barnes, D.E.; Kaup, A.; Kirby, K.A.; Byers, A.L.; Diaz-Arrastia, R.; e Yaffe, K. (2014). Traumatic brain injury and risk of dementia in older veterans. *Neurology*, 83(4), 312-319; Gardner, R.C.; e Yaffe, K. (2014). Traumatic brain injury may increase risk of young onset dementia. *Annals of Neurology*, 75(3), 339; LoBue, C.; Denney, D.; Hynan, L.S.; Rossetti, H.C.; Lacritz, L.H.; Hart Jr. J.; Womack, K.B.; Woon, F.L.; e Cullum, C.M. (2016). Self-reported traumatic brain injury and mild cognitive impairment: Increased risk and earlier age of diagnosis. *Journal of Alzheimer's Disease*, 51(3), 727-736.

Página 37, *Quando chegamos aos 60 e 70 anos*: Bateman, R.J.; Xiong, C.; Benzinger, T.L.; Fagan, A.M.; Goate, A.; Fox, N.C.; Marcus, D.S.; Cairns, N.J.; Xie, X.; Blazey, T.M.; e Holtzman, D.M. (2012). Clinical and biomarker changes in dominantly inherited Alzheimer's disease. *New England Journal of Medicine*, 367(9), 795-804.

Página 39, *Um estudo recente, publicado na* Alzheimer's Research & Therapy: Cummings, J.L.; Morstorf, T.; e Zhong, K. (2014). Alzheimer's disease drug-development pipeline: few candidates, frequent failures. *Alzheimer's Research & Therapy*, 6(4), 37.

Página 40, *A pesquisa médica moderna é fundamentalmente equivocada*: Tanzi, R.E.; e Bertram, L. (2005). Twenty years of the Alzheimer's disease amyloid hypothesis: A genetic perspective. *Cell*, 120(4), 545-555; Drachman, D.A. (2014). The amyloid hypothesis, time to move on: Amyloid is the downstream result, not cause, of Alzheimer's disease. *Alzheimer's & Dementia*, 10(3), 372-380; de la Torre, J.C. (2012). A turning point for Alzheimer's disease? *Biofactors*, 38(2), 78-83.

Página 42, *Os medicamentos contra a doença de Alzheimer são desenvolvidos e testados em modelos animais*: Laurijssens, B.; Aujard, F.; e Rahman, A. (2013). Animal models of Alzheimer's disease and drug development. *Drug Discovery Today: Technologies*, 10(3), e319-e327.

Página 42, *Nos últimos anos, os modelos do Alzheimer progrediram, especialmente com as iPSCs*: Zhang, S.; Lv, Z.; Zhang, S.; Liu, L.; Li, Q.; Gong, W.; Sha, H.; e Wu, H. (2017). Characterization of human induced pluripotent stem cell (iPSC) line from a 72-year-old male patient with later onset Alzheimer's disease. *Stem Cell Research*, 19, 34-36; Zhang, W.; Jiao, B.; Zhou, M.; Zhou, T.; e Shen, L. (2016). Modeling Alzheimer's disease with induced pluripotent stem cells: Current challenges and future concerns. *Stem Cells International*. doi:10.1155/2016:7828049.

Página 44, *Apesar de muitos pesquisadores reconhecerem sua influência no caso do Alzheimer*: de la Torre, J.C. (2010). Alzheimer's disease is incurable but preventable. *Journal of Alzheimer's Disease*, 20(3), 861-870.

Página 46, *Graças ao incrível Lifestyle Heart Trial [teste cardíaco do estilo de vida], criado em 1990 por Dean Ornish*: Ornish, D.; Brown, S.E.; Billings, J.H.; Scherwitz, L.W.; Armstrong, W.T.; Ports, T.A.; McLanahan, S.M.; Kirkeeide, R.L.; Gould, K.L.; e Brand, R.J. (1990). Can lifestyle changes reverse coronary heart disease?: The Lifestyle Heart Trial. *The Lancet*, 336(8708), 129-133; Ornish, D.; Scherwitz, L.W.; Billings, J.H.; Gould, K.L.; Merritt, T.A.; Sparler, S.; Armstrong, W.T.; Ports, T.A.; Kirkeeide, R.L.; Hogeboom, C.; e Brand, R.J. (1998). Intensive lifestyle changes for reversal of coronary heart disease. *JAMA*, 280(23), 2001-2007.

Página 46, *Um estudo de referência, publicado em 2002 no* New England Journal of Medicine: Diabetes Prevention Program Research Group. (2002). Reduction in the incidence of type 2 diabetes with lifestyle intervention or metformin. *New England Journal of Medicine*, 2002(346), 393-403.

Página 46, *Um estudo de acompanhamento realizado quatro anos depois*: Ratner, R.E. e Diabetes Prevention Program Research Group, D. (2006). An update on the diabetes prevention program. *Endocrine Practice*, 12(Suppl. 1), 20-24.

CAPÍTULO 2. O PODER DA MEDICINA DO ESTILO DE VIDA

Página 49, *Um terço de seus 25 mil habitantes*: Butler, T.L.; Fraser, G.E.; Beeson, W.L.; Knutsen, S.F.; Herring, R.P.; Chan, J.; Sabate, J.; Montgomery, S.; Haddad, E.; Preston-Martin, S.; e Bennett, H. (2008). Cohort profile: The Adventist Health Study-2 (AHS-2). *International Journal of Epidemiology, 37*(2), 260-265.

Página 50, *Este estilo de vida excepcionalmente saudável traz como resultado*: Fraser, G.E.; e Shavlik, D.J. (2001). Ten years of life: Is it a matter of choice? *Archives of Internal Medicine, 161*(13), 1645-1652.

Página 50, *Um estudo de 2007 descobriu que os adventistas que consumiam uma dieta à base de vegetais*: Tonstad, S.; Butler, T.; Yan, R.; e Fraser, G.E. (2009). Type of vegetarian diet, body weight, and prevalence of type 2 diabetes. *Diabetes Care, 32*(5), 791-796.

Página 50, *Outro estudo com a população adventista descobriu que os vegetarianos*: Tantamango-Bartley, Y.; Jaceldo-Siegl, K.; Jing, F.A.N.; e Fraser, G. (2012). Vegetarian diets and the incidence of cancer in a low-risk population. *Cancer Epidemiology, Biomarkers and Prevention, 22*(2), 286-294.

Página 50, *Em um estudo de 2003 publicado no* American Journal of Clinical Nutrition: Singh, P.N.; Sabate, J.; e Fraser, G.E. (2003). Does low meat consumption increase life expectancy in humans? *The American Journal of Clinical Nutrition, 78*(3), 526S-532S.

Página 50, *Um estudo de 1993 intitulado "Incidência de demência e ingestão de produtos animais"*: Giem, P.; Beeson, W.L.; e Fraser, G.E. (1993). The incidence of dementia and intake of animal products: Preliminary findings from the Adventist Health Study. *Neuroepidemiology, 12*(1), 28-36.

Página 51, *Vários outros estudos encontraram*: Fraser, G.E.; Sabate, J.; Beeson, W.L.; e Strahan, T.M. (1992). A possible protective effect of nut consumption on risk of coronary heart disease: The Adventist Health Study. *Archives of Internal Medicine, 152*(7), 1416-1424; Fraser, G.E.; Beeson, W.L.; e Phillips, R.L. (1991). Diet and lung cancer in California Seventh-day Adventists. *American Journal of Epidemiology, 133*(7), 683-693; Mills, P.K.; Beeson, W.L.; Abbey, D.E.; Fraser, G.E.; e Phillips, R.L. (1988). Dietary habits and past medical history as related to fatal pancreas cancer risk among Adventists. *Cancer, 61*(12), 2578-2585.

Página 51, *Loma Linda também é a única "zona azul" dos Estados Unidos*: Buettner, D. (2012). *The Blue Zones: 9 Lessons for Living Longer from the People Who've Lived the Longest.* National Geographic Books.

Página 53, *Eles encontraram diferenças de gênero em populações idosas*: Barrett-Connor, E.; e Kritz-Silverstein, D. (1999). Gender differences in cognitive function with age: the Rancho Bernardo study. *Journal of the American Geriatrics Society, 47*(2), 159-164; Edelstein, S.L.; Kritz-Silverstein, D.; e Barrett-Connor, E. (1998). Prospective association of smoking and alcohol use with cognitive function in an elderly cohort. *Journal of Women's Health, 7*(10), 1271-1281.

Página 53, *O Nurse's Health Study e o Health Professional Follow-Up Study*: Joshipura, K.J.; Ascherio, A.; Manson, J.E.; Stampfer, M.J.; Rimm, E.B.; Speizer, F.E.; Hennekens, C.H.; Spiegelman, D.; e Willett, W.C. (1999). Fruit and vegetable intake in relation to risk of ischemic stroke. *JAMA, 282*(13), 1233-1239.

Página 53, *Uma análise separada do Nurse's Health Study*: Fung, T.T.; Rexrode, K.M.; Mantzoros, C.S.; Manson, J.E.; Willett, W.C.; e Hu, F.B. (2009). Mediterranean diet and incidence of and mortality from coronary heart disease and stroke in women. *Circulation, 119*(8), 1093-1100.

Página 53, *O Cardiovascular Health Study revelou que a obesidade*: Fitzpatrick, A.L.; Kuller, L.H.; Lopez, O.L.; Diehr, P.; O'Meara, E.S.; Longstreth, W.T.; e Luchsinger, J.A. (2009). Midlife and late-life obesity and the risk of dementia: Cardiovascular health study. *Archives of Neurology, 66*(3), 336-342.

Página 53, *Cientistas da Universidade de Columbia*: Luchsinger, J.A.; Tang, M.X.; Shea, S.; e Mayeux, R. (2004). Hyperinsulinemia and risk of Alzheimer disease. *Neurology, 63*(7), 1187-1192.

Página 55, *Como dissemos antes, os parceiros daqueles que desenvolvem*: Alzheimer's Association. (2017). 2017 Alzheimer's disease facts and figures. *Alzheimer's & Dementia, 13*(4), 325-373; Norton, M.C.; Smith, K.R.; Ostbye, T.; Tschanz, J.T.; Corcoran, C.; Schwartz, S.; Piercy, K.W.; Rabins, P.V.; Steffens, D.C.; Skoog, I.; e Breitner, J. (2010). Greater risk of dementia when spouse has dementia? The Cache County study. *Journal of the American Geriatrics Society, 58*(5), 895-900.

Página 56, *Juntos, fizemos avaliações abrangentes sobre nutrição*: Sherzai, A.; Heim, L.T.; Boothby, C.; e Sherzai, A.D. (2012). Stroke, food groups, and dietary patterns: A systematic review. *Nutrition Reviews, 70*(8), 423-435; Sherzai, A.Z.; Tagliati, M.; Park, K.; Pezeshkian, S.; e Sherzai, D. (2016). Micronutrients and risk of Parkinson's disease: A systematic review. *Gerontology and Geriatric Medicine, 2,* doi:10.1177/2333721416644286.

Página 56, *Um estudo realizado por pesquisadores da Universidade de Columbia descobriu*: Scarmeas, N.; Stern, Y.; Tang, M.X.; Mayeux, R.; e Luchsinger, J.A. (2006). Mediterranean diet and risk for Alzheimer's disease. *Annals of Neurology, 59*(6), 912-921.

Página 56, *Os mesmos pesquisadores analisaram os hábitos alimentares e o risco*: Scarmeas, N.; Stern, Y.; Mayeux, R.; Manly, J.J.; Schupf, N.; e Luchsinger, J.A. (2009). Mediterranean diet and mild cognitive impairment. *Archives of Neurology*, 66(2), 216-225.

Página 56, *Outro estudo em nossa vasta revisão encontrou um padrão similar para a doença de Parkinson*: Alcalay, R.N.; Gu, Y.; Mejia-Santana, H.; Cote, L.; Marder, K.S.; e Scarmeas, N. (2012). The association between Mediterranean diet adherence and Parkinson's disease. *Movement Disorders*, 27(6), 771-774.

Página 58, *O Framingham Longitudinal Study, um famoso estudo sobre os moradores de Framingham*: Tan, Z.S.; Beiser, A.S.; Au, R.; Kelly-Hayes, M.; Vasan, R.S.; Auerbach, S.; Murabito, J.; Pikula, A.; Wolf, P.A.; e Seshadri, S.S. (2010). Physical activity and the risk of dementia: The Framingham Study. *Alzheimer's & Dementia*, 6(4), S68.

Página 58, *Comprovou-se que o estresse crônico diminui o nível de fator neurotrófico derivado do cérebro*: Rothman, S.M.; e Mattson, M.P. 2010. Adverse stress, hippocampal networks, and Alzheimer's disease. *Neuromolecular Medicine*, 12(1), 56-70.

Página 59, *Pesquisadores da Universidade de Washington, em St. Louis*: Kang, J.E.; Lim, M.M.; Bateman, R.J.; Lee, J.J.; Smyth, L.P.; Cirrito, J.R.; Fujiki, N.; Nishino, S.; e Holtzman, D.M. (2009). Amyloid-β dynamics are regulated by orexin and the sleep-wake cycle. *Science*, 326(5955), 1005-1007.

Página 59, *Vários estudos de meados da década de 1990 encontraram uma relação inversa*: Stern, Y.; Gurland, B.; Tatemichi, T.K.; Tang, M.X.; Wilder, D.; e Mayeux, R. (1994). Influence of education and occupation on the incidence of Alzheimer's disease. *JAMA*, 271(13), 1004-1010; Stern, Y.; Alexander, G.E.; Prohovnik, I.; e Mayeux, R. (1992). Inverse relationship between education and parietotemporal perfusion deficit in Alzheimer's disease. *Annals of Neurology*, 32(3), 371-375; Ott, A.; Breteler, M.M.; Van Harskamp, F.; Claus, J.J.; Van Der Cammen, T.J.; Grobbee, D.E.; e Hofman, A. (1995). Prevalence of Alzheimer's disease and vascular dementia: association with education. The Rotterdam study. *British Medical Journal*, 310(6985), 970-973.

Página 59, *Também lemos um notável estudo realizado na Universidade de Rush*: Morris, M.C.; Tangney, C.C.; Wang, Y.; Sacks, F.M.; Bennett, D.A.; e Aggarwal, N.T. (2015). MIND diet associated with reduced incidence of Alzheimer's disease. *Alzheimer's & Dementia*, 11(9), 1007-1014.

Página 59, *Ela analisou o California Teachers Study*: Sherzai, A.Z.; Ma, H.; Horn-Ross, P.; Canchola, A.J.; Voutsinas, J.; Willey, J.Z.; Gu, Y.; Scarmeas, N.; Sherzai, D.; Bernstein, L.; e Elkind, M.S. (2015). Abstract MP85: Mediterranean Diet and Incidence of Stroke in the California Teachers Study. *Circulation*, 131(Suppl. 1), AMP85.

Página 68, *Quando cuidamos de fatores de risco vascular como hipertensão arterial, colesterol elevado*: Norton, S.; Matthews, F.E.; Barnes, D.E.; Yaffe, K.; e Brayne, C. (2014). Potential for primary prevention of Alzheimer's disease: An analysis of population-based data. *The Lancet Neurology*, 13(8), 788-794.

CAPÍTULO 3. NUTRIÇÃO

Página 98, *Em um novo estudo, publicado em 2017, pesquisadores da Universidade de Columbia*: Gardener, H.; Dong, C.; Rundek, T.; McLaughlin, C.; Cheung, K.; Elkind, M.; Sacco, R.; e Wright, C. (2017). Diet Clusters in Relation to Cognitive Performance and Decline in the Northern Manhattan Study (S15. 003). *Neurology*, 88(16), S15-003.

Página 99, *Pesquisas conduzidas nos últimos anos demonstraram*: Simons, M.; Keller, P.; Dichgans, J.; e Schulz, J.B. (2001). Cholesterol and Alzheimer's disease Is there a link? *Neurology*, 57(6), 1089-1093.

Página 99, *O Chicago Health and Aging Project*: Morris, M.C.; Evans, D.A.; Bienias, J.L.; Tangney, C.C.; Bennett, D.A.; Aggarwal, N.; Schneider, J.; e Wilson, R.S. (2003). Dietary fats and the risk of incident Alzheimer's disease. *Archives of Neurology*, 60(2), 194-200.

Página 99, *Os cientistas analisaram 9.900 pacientes*: Solomon, A.; Kivipelto, M.; Wolozin, B.; Zhou, J.; e Whitmer, R.A. (2009). Midlife serum cholesterol and increased risk of Alzheimer's and vascular dementia three decades later. *Dementia and Geriatric Cognitive Disorders*, 28(1), 75-80.

Página 99, *Pesquisadores do Women's Health Study, em Harvard*: Okereke, O.I.; Rosner, B.A.; Kim, D.H.; Kang, J.H.; Cook, N.R.; Manson, J.E.; Buring, J.E.; Willett, W.C.; e Grodstein, F. (2012). Dietary fat types and 4-year cognitive change in community-dwelling older women. *Annals of Neurology*, 72(1), 124-134.

Página 100, *Em um estudo de referência publicado em 2016 no* Journal of the American Medical Association: Song, M.; Fung, T.T.; Hu, F.B.; Willett, W.C.; Longo, V.D.; Chan, A.T.; e Giovannucci, E.L. (2016). Association of animal and plant protein intake with all-cause and cause-specific mortality. *JAMA Internal Medicine*, 176(10), 1453-1463.

Página 100, *O Iowa Women's Health Study*: Kelemen, L.E.; Kushi, L.H.; Jacobs, D.R.; e Cerhan, J.R. (2005). Associations of dietary protein with disease and mortality in a prospective study of postmenopausal women. *American Journal of Epidemiology, 161*(3), 239-249.

Página 100, *Além disso, um estudo de 2003 publicado no periódico* Metabolism: Jenkins, D.J.; Kendall, C.W.; Marchie, A.; Faulkner, D.; Vidgen, E.; Lapsley, K.G.; Trautwein, E.A.; Parker, T.L.; Josse, R.G.; Leiter, L.A.; e Connelly, P.W. (2003). The effect of combining plant sterols, soy protein, viscous fibers, and almonds in treating hypercholesterolemia. *Metabolism, 52*(11), 1478-1483.

Página 100, *Mas as gorduras à base de vegetais, como as gorduras mono e poli-insaturadas*: Bazinet, R.P.; e Laye, S. (2014). Polyunsaturated fatty acids and their metabolites in brain function and disease. *Nature Reviews Neuroscience, 15*(12), 771-785.

Página 100, *Os ácidos graxos ômega-3 (encontrados em frutos secos, sementes, algas marinhas e peixes)*: Dyall, S.C. (2015). Long-chain omega-3 fatty acids and the brain: A review of the independent and shared effects of EPA, DPA and DHA. *Frontiers in Aging Neuroscience, 7*, 52.

Página 101, *Um estudo de 2014, realizado por pesquisadores da UCSF*: Pottala, J.V.; Yaffe, K.; Robinson, J.G.; Espeland, M.A.; Wallace, R.; e Harris, W.S. (2014). Higher RBC EPA+ DHA corresponds with larger total brain and hippocampal volumes WHIMS-MRI Study. *Neurology, 82*(5), 435-442.

Página 101, *O Framingham Longitudinal Study, — altamente prestigiado*: Tan, Z.S.; Harris, W.S.; Beiser, A.S.; Au, R.; Himali, J.J.; Debette, S.; Pikula, A.; DeCarli, C.; Wolf, P.A.; Vasan, R.S.; e Robins, S.J. (2012). Red blood cell omega-3 fatty acid levels and markers of accelerated brain aging. *Neurology, 78*(9), 658-664.

Página 101, *Outro estudo randomizado controlado mostrou que o ômega-3*: Witte, A.V.; Kerti, L.; Hermannstadter, H.M.; Fiebach, J.B.; Schreiber, S.J.; Schuchardt, J.P.; Hahn, A.; e Floel, A. (2013). Long-chain omega-3 fatty acids improve brain function and structure in older adults. *Cerebral Cortex.* doi:10.1093/cercor/bht163.

Página 102, *Embora seja verdade que os peixes são ricos em ômega-3, peixes de cativeiro e grandes peixes predadores*: Hong, M.Y.; Lumibao, J.; Mistry, P.; Saleh, R.; e Hoh, E. (2015). Fish oil contaminated with persistent organic pollutants reduces antioxidant capacity and induces oxidative stress without affecting its capacity to lower lipid concentrations and systemic inflammation in rats. *The Journal of Nutrition, 145*(5), 939-944; Shaw, S.D.; Brenner, D.; Berger, M.L.; Carpenter, D.O.; e Kannan, K. (2007). PCBs, PCDD/Fs, and organochlorine pesticides in farmed Atlantic salmon from Maine, Eastern Canada, and Norway, and wild salmon from Alaska. *Environmental Science & Technology, 41*(11), 4180; Wenstrom, K.D. (2014). The FDA's new advice on fish: It's complicated. *American Journal of Obstetrics and Gynecology, 211*(5), 475-478; Gribble, M.O.; Karimi, R.; Feingold, B.J.; Nyland, J.F.; O'Hara, T.M.; Gladyshev, M.I.; e Chen, C.Y. (2016). Mercury, selenium and fish oils in marine food webs and implications for human health. *Journal of the Marine Biological Association of the United Kingdom, 96*(01), 43-59.

Página 103, *Historicamente, a dieta paleolítica era adotada*: Turner, B.L.; e Thompson, A.L. (2013). Beyond the Paleolithic prescription: Incorporating diversity and flexibility in the study of human diet evolution. *Nutrition Reviews, 71*(8), 501-510; Milton, K. (2000). Back to basics: Why foods of wild primates have relevance for modern human health. *Nutrition, 16*(7), 480-483; Konner, M.; e Eaton, S.B. (2010). Paleolithic nutrition twenty-five years later. *Nutrition in Clinical Practice, 25*(6), 594-602.

Página 104, *Há muitos anos, surgiram*: Newport, M.T.; VanItallie, T.B.; Kashiwaya, Y.; King, M.T.; e Veech, R.L. (2015). A new way to produce hyperketonemia: Use of ketone ester in a case of Alzheimer's disease. *Alzheimer's & Dementia, 11*(1), 99-103.

Página 104, *Atualmente, os pesquisadores estão estudando os efeitos dos ácidos graxos de cadeia média*: Willett, W.C. (2011). Ask the Doctor. I have started noticing more coconut oil at the grocery store and have heard it is better for you that a lot of other oils. Is that true? *Harvard Health Letter, 36*(7), 7.

Página 105, *Um equívoco comum é afirmar que os esquimós vivem mais tempo*: Dyerberg, J.; Bang, H.O.; e Hjorne, N. (1975). Fatty acid composition of the plasma lipids in Greenland Eskimos. *The American Journal of Clinical Nutrition, 28*(9), 958-966.

Página 105, *Em um artigo revolucionário, publicado no* Canadian Journal of Cardiology: Fodor, J.G.; Helis, E.; Yazdekhasti, N.; e Vohnout, B. (2014). "Fishing" for the origins of the "Eskimos and heart disease" story: facts or wishful thinking? *Canadian Journal of Cardiology, 30*(8), 864-868.

Página 105, *As dietas centradas em vegetais chamaram a atenção da comunidade científica pela primeira vez*: Keys, A.; Menotti, A.; Aravanis, C.; Blackburn, H.; Djordevič, B.S.; Buzina, R.; Dontas, A.S.; Fidanza, F.; Karvonen, M.J.; Kimura, N.; e Mohaček, I. (1984). The seven countries study: 2,289 deaths in 15 years. *Preventive Medicine, 13*(2), 141-154.

Página 106, *Em um desses estudos, pesquisadores da Universidade de Columbia examinaram*: Scarmeas, N.; Luchsinger, J.A.; Mayeux, R.; e Stern, Y. (2007). Mediterranean diet and Alzheimer disease mortality.

Neurology, 69(11), 1084-1093; Gu, Y.; Luchsinger, J.A.; Stern, Y.; e Scarmeas, N. (2010). Mediterranean diet, inflammatory and metabolic biomarkers, and risk of Alzheimer's disease. *Journal of Alzheimer's Disease*, 22(2), 483-492.

Página 107, *Quando a dieta DASH foi avaliada em um ensaio clínico*: Wengreen, H.; Munger, R.G.; Cutler, A.; Quach, A.; Bowles, A.; Corcoran, C.; Tschanz, J.T.; Norton, M.C.; e Welsh-Bohmer, K.A. (2013). Prospective study of dietary approaches to stop hypertension — and Mediterranean-style dietary patterns and age-related cognitive change: The Cache County Study on Memory, Health and Aging. *The American Journal of Clinical Nutrition*, 98(5), 1263-1271.

Página 107, *A dieta MIND é um híbrido das dietas mediterrânea e DASH*: Morris, M.C.; Tangney, C.C.; Wang, Y.; Sacks, F.M.; Bennett, D.A.; e Aggarwal, N.T. (2015). MIND diet associated with reduced incidence of Alzheimer's disease. *Alzheimer's & Dementia*, 11(9), 1007-1014; Morris, M.C.; Tangney, C.C.; Wang, Y.; Sacks, F.M.; Barnes, L.L.; Bennett, D.A.; e Aggarwal, N.T. (2015). MIND diet slows cognitive decline with aging. *Alzheimer's & Dementia*, 11(9), 1015-1022; Morris, M.C.; Tangney, C.C.; Wang, Y.; Barnes, L.L.; Bennett, D.A.; e Aggarwal, N. (2014). MIND diet score more predictive than DASH or Mediterranean diet scores. *Alzheimer's & Dementia: The Journal of the Alzheimer's Association*, 10(4), P166.

Página 107, *Um estudo mostrou que, quando as pessoas trocam a carne vermelha pela branca*: Vergnaud, A.C.; Norat, T.; Romaguera, D.; Mouw, T.; May, A.M.; Travier, N.; Luan, J.A.; Wareham, N.; Slimani, N.; Rinaldi, S.; e Couto, E. (2010). Meat consumption and prospective weight change in participants of the EPICPANACEA study. *The American Journal of Clinical Nutrition*, 92(2), 398-407.

Página 107, *As aves, assim como a carne vermelha, aumentam o risco de doenças vasculares e de demência*: Maki, K.C.; Van Elswyk, M.E.; Alexander, D.D.; Rains, T.M.; Sohn, E.L.; e McNeill, S. (2012). A meta--analysis of randomized controlled trials that compare the lipid effects of beef versus poultry and/or fish consumption. *Journal of Clinical Lipidology*, 6(4), 352-361.

Página 109, *Rico em luteína e zeaxantina, antioxidantes carotenoides*: Kang, J.H.; Ascherio, A.; e Grodstein, F. (2005). Fruit and vegetable consumption and cognitive decline in aging women. *Annals of Neurology*, 57(5), 713-720.

Página 109, *A cafeína presente no café é antagonista dos receptores de adenosina*: Arendash, G.W.; e Cao, C. (2010). Caffeine and coffee as therapeutics against Alzheimer's disease. *Journal of Alzheimer's Disease*, 20(S1), 117-126; Liu, Q.P.; Wu, Y.F.; Cheng, H.Y.; Xia, T.; Ding, H.; Wang, H.; Wang, Z.M.; e Xu, Y. (2016). Habitual coffee consumption and risk of cognitive decline/dementia: A systematic review and metaanalysis of prospective cohort studies. *Nutrition*, 32(6), 628-636; Sugiyama, K.; Tomata, Y.; Kaiho, Y.; Honkura, K.; Sugawara, Y.; e Tsuji, I. (2016). Association between coffee consumption and incident risk of disabling dementia in elderly Japanese: The Ohsaki Cohort 2006 Study. *Journal of Alzheimer's Disease*, 50(2), 491-500.

Página 109, *Excelente fonte de ácidos graxos monoinsaturados*: Berr, C.; Portet, F.; Carriere, I.; Akbaraly, T.N.; Feart, C.; Gourlet, V.; Combe, N.; Barberger-Gateau, P.; e Ritchie, K. (2009). Olive oil and cognition: results from the three-city study. *Dementia and Geriatric Cognitive Disorders*, 28(4), 357-364.

Página 109, *Ômegas-3 de origem vegetal de alta potência*: Eckert, G.P.; Franke, C.; Noldner, M.; Rau, O.; Wurglics, M.; Schubert-Zsilvecz, M.; e Muller, W.E. (2010). Plant derived omega-3-fatty acids protect mitochondrial function in the brain. *Pharmacological Research*, 61(3), 234-241; Bradbury, J. (2011). Docosahexaenoic acid (DHA): An ancient nutrient for the modern human brain. *Nutrients*, 3(5), 529-554; Valenzuela, R.W.; Sanhueza, J.; e Valenzuela, A. (2012). Docosahexaenoic acid (DHA), an important fatty acid in aging and the protection of neurodegenerative diseases. *Journal of Nutritional Therapeutics*, 1(1), 63-72; Witte, A.V.; Kerti, L.; Hermannstadter, H.M.; Fiebach, J.B.; Schreiber, S.J.; Schuchardt, J.P.; Hahn, A.; e Floel, A. (2013). Long-chain omega-3 fatty acids improve brain function and structure in older adults. *Cerebral Cortex*, 24(11), 3059-3068.

Página 109, *O chá verde contém catequina de chá verde*: Tomata, Y.; Sugiyama, K.; Kaiho, Y.; Honkura, K.; Watanabe, T.; Zhang, S.; Sugawara, Y.; e Tsuji, I.; 2016. Green tea consumption and the risk of incident dementia in elderly Japanese: The Ohsaki Cohort 2006 Study. *The American Journal of Geriatric Psychiatry*, 24(10), 881-889.

Página 110, *Grãos: ricos em antioxidantes, fitonutrientes, proteínas vegetais*: Kokubo, Y.; Iso, H.; Ishihara, J.; Okada, K.; Inoue, M.; e Tsugane, S. (2007). Association of dietary intake of soy, beans, and isoflavones with risk of cerebral and myocardial infarctions in Japanese populations. *Circulation*, 116(22), 2553-2562.

Página 110, *Um estudo longitudinal de Harvard, realizado com 16 mil enfermeiras*: Devore, E.E.; Kang, J.H.; Breteler, M.; e Grodstein, F. (2012). Dietary intakes of berries and flavonoids in relation to cognitive decline. *Annals of Neurology*, 72(1), 135-143.

Página 110, *Os frutos secos são a maior fonte de gorduras insaturadas saudáveis*: Muthaiyah, B.; Essa, M.M.; Chauhan, V.; e Chauhan, A. (2011). Protective effects of walnut extract against amyloid beta peptide-

-induced cell death and oxidative stress in PC12 cells. *Neurochemical research, 36*(11), 2096-2103; Poulose, S.M.; Miller, M.G.; e Shukitt-Hale, B. (2014). Role of walnuts in maintaining brain health with age. *The Journal of Nutrition, 144*(4), 561S-566S. Shytle, R.D.; Tan, J.; Bickford, P.C.; Rezai-Zadeh, K.; Hou, L.; Zeng, J.; Sanberg, P.R.; Sanberg, C.D.; Alberte, R.S.; Fink, R.C.; e Roschek, B. Jr. (2012). Optimized turmeric extract reduces β-amyloid and phosphorylated tau protein burden in Alzheimer's transgenic mice. *Current Alzheimer Research, 9*(4), 500-506; Ringman, J.M.; Frautschy, S.A.; Cole, G.M.; Masterman, D.L.; e Cummings, J.L. (2005). A potential role of the curry spice curcumin in Alzheimer's disease. *Current Alzheimer Research, 2*(2), 131-136; Shytle, R.D.; Bickford, P.C.; Rezai-zadeh, K.; Hou, L.; Zeng, J.; Tan, J.; Sanberg, P.R.; Sanberg, C.D.; Roschek, J.; Fink, R.C.; e Alberte, R.S. (2009). Optimized turmeric extracts have potent anti-amyloidogenic effects. *Current Alzheimer Research, 6*(6), 564-571.

Página 110, *Contêm fibras que reduzem o colesterol, carboidratos complexos, proteínas*: Flight, I.; e Clifton, P. (2006). Cereal grains and legumes in the prevention of coronary heart disease and stroke: A review of the literature. *European Journal of Clinical Nutrition, 60*(10), 1145-1159; McKeown, N.M.; Meigs, J.B.; Liu, S.; Wilson, P.W.; e Jacques, P.F. (2002). Whole-grain intake is favorably associated with metabolic risk factors for type 2 diabetes and cardiovascular disease in the Framingham Offspring Study. *The American Journal of Clinical Nutrition, 76*(2), 390-398; Mellen, P.B.; Walsh, T.F.; e Herrington, D.M. (2008). Whole grain intake and cardiovascular disease: A meta-analysis. *Nutrition, Metabolism and Cardiovascular Diseases, 18*(4), 283-290; Ross, A.B.; Bruce, S.J.; Blondel-Lubrano, A.; Oguey-Araymon, S.; Beaumont, M.; Bourgeois, A.; Nielsen-Moennoz, C.; Vigo, M.; Fay, L.B.; Kochhar, S.; e Bibiloni, R. (2011). A whole-grain cereal-rich diet increases plasma betaine, and tends to decrease total and LDL-cholesterol compared with a refined-grain diet in healthy subjects. *British Journal of Nutrition, 105*(10), 1492-1502; Ye, E.Q.; Chacko, S.A.; Chou, E.L.; Kugizaki, M.; e Liu, S. (2012). Greater wholegrain intake is associated with lower risk of type 2 diabetes, cardiovascular disease, and weight gain. *The Journal of Nutrition, 142*(7), 1304-1313; Montonen, J.; Knekt, P.; Jarvinen, R.; Aromaa, A.; e Reunanen, A. (2003). Whole-grain and fiber intake and the incidence of type 2 diabetes. *The American Journal of Clinical Nutrition, 77*(3), 622-629.

Página 116, *A American Heart Association estabeleceu os limites diários de açúcar adicionado*: Johnson, R.K.; Appel, L.J.; Brands, M.; Howard, B.V.; Lefevre, M.; Lustig, R.H.; Sacks, F.; Steffen, L.M.; e Wylie-Rosett, J. (2009). Dietary sugars intake and cardiovascular health. *Circulation, 120*(11), 1011-1020; Francis, H.M.; e Stevenson, R.J. (2011). Higher reported saturated fat and refined sugar intake is associated with reduced hippocampal-dependent memory and sensitivity to interoceptive signals. *Behavioral Neuroscience, 125*(6), 943; Kanoski, S.E.; e Davidson, T.L. (2011). Western diet consumption and cognitive impairment: Links to hippocampal dysfunction and obesity. *Physiology & Behavior, 103*(1), 59-68; Moreira, P.I. (2013). High-sugar diets, type 2 diabetes and Alzheimer's disease. *Current Opinion in Clinical Nutrition & Metabolic Care, 16*(4), 440-445.

Página 119, *Um trabalho divulgado em 2017 sobre o estudo longitudinal de Framingham*: Pase, M.P.; Himali, J.J.; Jacques, P.F.; DeCarli, C.; Satizabal, C.L.; Aparicio, H.; Vasan, R.S.; Beiser, A.S.; e Seshadri, S. (2017). Sugary beverage intake and preclinical Alzheimer's disease in the community. *Alzheimer's & Dementia*. doi:10.1016/j.jalz.2017.01.024.

Página 119, *Outro estudo, publicado em 2015*: Willette, A.A.; Bendlin, B.B.; Starks, E.J.; Birdsill, A.C.; Johnson, S.C.; Christian, B.T.; Okonkwo, O.C.; La Rue, A.; Hermann, B.P.; Koscik, R.L.; e Jonaitis, E.M. (2015). Association of insulin resistance with cerebral glucose uptake in late middle-aged adults at risk for Alzheimer disease. *JAMA Neurology, 72*(9), 1013-1020.

Página 119, *Em nossa análise de uma ampla amostra nacional*: Sherzai, A.; Yu, J.; Talbot, K.; Shaheen, M.; e Sherzai, D. (2016). Abstract P167: Insulin Resistance and Cognitive Status Among Adults 50 Years and Older: Data from National Health and Nutrition Examination Survey (NHANES). *Circulation, 133*, AP167.

Página 113, *A 2016 study published in the* Neurobiology of Aging: Ronan, L.; Alexander-Bloch, A.F.; Wagstyl, K.; Farooqi, S.; Brayne, C.; Tyler, L.K.; e Fletcher, P.C. (2016). Obesity associated with increased brain age from midlife. *Neurobiology of Aging, 47*, 63-70; Luchsinger, J.A.; Tang, M.X.; Shea, S.; e Mayeux, R. (2002). Caloric intake and the risk of Alzheimer disease. *Archives of Neurology, 59*(8), 1258-1263.

Página 131, *Apesar de melhorarem a função gástrica*: Gomm, W.; von Holt, K.; Thome, F.; Broich, K.; Maier, W.; Fink, A.; Doblhammer, G.; e Haenisch, B. (2016). Association of proton pump inhibitors with risk of dementia: a pharmacoepidemiological claims data analysis. *JAMA Neurology, 73*(4), 410-416.

Página 132, *As estatinas, que abaixam o colesterol LDL ("ruim")*: Daneshvar, H.L.; Aronson, M.D.; e Smetana, G.W. (2015). Do statins prevent Alzheimer's disease? A narrative review. *European Journal of Internal Medicine, 26*(9), 666-669; Rockwood, K.; Kirkland, S.; Hogan, D.B.; MacKnight, C.; Merry, H.; Verreault, R.; Wolfson, C.; e McDowell, I. (2002). Use of lipid-lowering agents, indication bias, and the risk of dementia in community-dwelling elderly people. *Archives of Neurology, 59*(2), 223-227; Liang, T.; Li, R.; e Cheng, O. (2015). Statins for treating Alzheimer's disease: truly ineffective? *European Neurology, 73*(5-6),

360-366; Zissimopoulos, J.M.; Barthold, D.; Brinton, R.D.; e Joyce, G. (2017). Sex and race differences in the association between statin use and the incidence of Alzheimer disease. *JAMA Neurology*, 74(2), 225-232.

Página 132, *Um novo estudo, realizado no Irã, analisou os efeitos da ingestão de iogurte fermentado*: Akbari, E.; Asemi, Z.; Kakhaki, R.D.; Bahmani, F.; Kouchaki, E.; Tamtaji, O.R.; Hamidi, G.A.; e Salami, M. (2016). Effect of probiotic supplementation on cognitive function and metabolic status in Alzheimer's disease: a randomized, double-blind and controlled trial. *Frontiers in Aging Neuroscience*, 10(8), 256.

Página 132, *Considerando-se o que sabemos até agora, nossa recomendação é, novamente, focar nos alimentos originais*: Cepeda, M.S.; Katz, E.G.; e Blacketer, C. (2016). Microbiome-gut-brain axis: Probiotics and their association with depression. *The Journal of Neuropsychiatry and Clinical Neurosciences*, 29(1), 39-44.

Página 134, *Estudos recentes descobriram que a terapia de privação de andrógenos*: Khosrow-Khavar, F.; Rej, S.; Yin, H.; Aprikian, A.; e Azoulay, L. (2016). Androgen deprivation therapy and the risk of dementia in patients with prostate cancer. *Journal of Clinical Oncology*, 35(2), 201-207.

Página 134, *Um estudo de 2016, publicado no periódico* Neuroepidemiology, *concluiu*: Islam, M.M.; Iqbal, U.; Walther, B.; Atique, S.; Dubey, N.K.; Nguyen, P.A.; Poly, T.N.; Masud, J.H.B.; Li, Y.C.; e Shabbir, S.A. (2016). Benzodiazepine Use and Risk of Dementia in the Elderly Population: A Systematic Review and Meta-Analysis. *Neuroepidemiology*, 47(3-4), 181-191.

CAPÍTULO 4. EXERCÍCIOS

Página 159, *Qualquer coisa que reduza o fluxo sanguíneo*: Querido, J.S.; e Sheel, A.W. (2007). Regulation of cerebral blood flow during exercise. *Sports Medicine*, 37(9), 765-782.

Página 159, *Vários estudos demonstraram que a atividade aeróbica regular*: Thompson, P.D.; Buchner, D.; Pina, I.L.; Balady, G.J.; Williams, M.A.; Marcus, B.H.; Berra, K.; Blair, S.N.; Costa, F.; Franklin, B.; e Fletcher, G.F. (2003). Exercise and physical activity in the prevention and treatment of atherosclerotic cardiovascular disease. *Arteriosclerosis, Thrombosis, and Vascular Biology*, 23(8), e42-e49; Palmefors, H.; DuttaRoy, S.; Rundqvist, B.; e Borjesson, M. (2014). The effect of physical activity or exercise on key biomarkers in atherosclerosis — a systematic review. *Atherosclerosis*, 235(1), 150-161; Chomistek, A.K.; Manson, J.E.; Stefanick, M.L.; Lu, B.; Sands-Lincoln, M.; Going, S.B.; Garcia, L.; Allison, M.A.; Sims, S.T.; LaMonte, M.J.; e Johnson, K.C. (2013). Relationship of sedentary behavior and physical activity to incident cardiovascular disease: Results from the Women's Health Initiative. *Journal of the American College of Cardiology*, 61(23), 2346-2354.

Página 160, *Em 2010, uma meta-análise de 15 estudos*: Sofi, F.; Valecchi, D.; Bacci, D.; Abbate, R.; Gensini, G.F.; Casini, A.; e Macchi, C. (2011). Physical activity and risk of cognitive decline: A meta-analysis of prospective studies. *Journal of Internal Medicine*, 269(1), 107-117.

Página 160, *Pesquisadores da Universidade de Lisboa*: Frederiksen, K.S.; Verdelho, A.; Madureira, S.; Bazner, H.; O'Brien, J.T.; Fazekas, F.; Scheltens, P.; Schmidt, R.; Wallin, A.; Wahlund, L.O.; e Erkinjunttii, T. (2015). Physical activity in the elderly is associated with improved executive function and processing speed: the LADIS Study. *International Journal of Geriatric Psychiatry*, 30(7), 744-750.

Página 160, *O* Framingham Longitudinal Study, *de 2010*: Tan, Z.S.; Beiser, A.S.; Au, R.; Kelly-Hayes, M.; Vasan, R.S.; Auerbach, S.; Murabito, J.; Pikula, A.; Wolf, P.A.; e Seshadri, S.S. (2010). Physical activity and the risk of dementia: The Framingham Study. *Alzheimer's & Dementia*, 6(4), S68.

Página 160, *Em outro estudo de Harvard, feito com mais de 18 mil mulheres*: Weuve, J.; Kang, J.H.; Manson, J.E.; Breteler, M.M.; Ware, J.H.; e Grodstein, F. 2004. Physical activity, including walking, and cognitive function in older women. *JAMA*, 292(12), 1454-1461.

Página 160, *Pesquisadores da Universidade de Pittsburgh descobriram*: Erickson, K.I.; Voss, M.W.; Prakash, R.S.; Basak, C.; Szabo, A.; Chaddock, L.; Kim, J.S.; Heo, S.; Alves, H.; White, S.M.; e Wojcicki, T.R. (2011). Exercise training increases size of hippocampus and improves memory. *Proceedings of the National Academy of Sciences*, 108(7), 3017-3022.

Página 160, *Cientistas da Universidade Wake Forest compararam*: Baker, L.D. (2016). Exercise and memory decline. *Alzheimer's & Dementia*, 12(7), P220-P221.

Página 161, *Nitidamente, a pressão arterial alta na meia-idade*: Gottesman, R.F.; Schneider, A.L.; Albert, M.; Alonso, A.; Bandeen-Roche, K.; Coker, L.; Coresh, J.; Knopman, D.; Power, M.C.; Rawlings, A.; e Sharrett, A.R. (2014). Midlife hypertension and 20-year cognitive change: the atherosclerosis risk in communities neurocognitive study. *JAMA Neurology*, 71(10), 1218-1227; Kivipelto, M.; Helkala, E.L.; Laakso, M.P.; Hanninen, T.; Hallikainen, M.; Alhainen, K.; Iivonen, S.; Mannermaa, A.; Tuomilehto, J.; Nissinen, A.; e Soininen, H. (2002). Apolipoprotein E ε4 allele, elevated midlife total cholesterol level, and high midlife systolic blood pressure are independent risk factors for late-life Alzheimer disease. *Annals of Internal Medicine*, 137(3), 149-155.

Página 162, *Esse estudo analisou a atividade recreativa ao longo da vida*: Torres, E.R.; Merluzzi, A.P.; Zetterberg, H.; Blennow, K.; Carlsson, C.M.; Okonkwo, O.C.; Asthana, S.; Johnson, S.C.; e Bendlin, B.B. (2016). Lifetime recreational physical activity is associated with CSF amyloid in cognitively asymptomatic adults. *Alzheimer's & Dementia, 12*(7), P591–P592.

Página 162, *Há evidências, no entanto, de que os exercícios aeróbicos podem aumentar a conectividade*: Rajab, A.S.; Crane, D.E.; Middleton, L.E.; Robertson, A.D.; Hampson, M.; e MacIntosh, B.J. (2014). A single session of exercise increases connectivity in sensorimotor-related brain networks: a resting-state fMRI study in young healthy adults. *Frontiers in Human Neuroscience, 8*, 625.

Página 164, *Ficou demonstrado que a atividade aeróbica aumenta a síntese cerebral de BDNF*: Gomez-Pinilla, F.; Ying, Z.; Roy, R.R.; Molteni, R.; e Edgerton, V.R. (2002). Voluntary exercise induces a BDNF-mediated mechanism that promotes neuroplasticity. *Journal of Neurophysiology, 88*(5), 2187–2195; Cotman, C.W.; Berchtold, N.C.; e Christie, L.A. (2007). Exercise builds brain health: Key roles of growth factor cascades and inflammation. *Trends in Neurosciences, 30*(9), 464–472; Huang, T.; Larsen, K.T.; Ried Larsen, M.; Moller, N.C.; e Andersen, L.B. (2014). The effects of physical activity and exercise on brain-derived neurotrophic factor in healthy humans: A review. *Scandinavian Journal of Medicine & Science in Sports, 24*(1), 1–10; de Melo Coelho, F.G.; Gobbi, S.; Andreatto, C.A.A.; Corazza, D.I.; Pedroso, R.V.; e Santos-Galduroz, R.F. (2013). Physical exercise modulates peripheral levels of brainderived neurotrophic factor (BDNF): A systematic review of experimental studies in the elderly. *Archives of Gerontology and Geriatrics, 56*(1), 10–15.

Página 164, *Outros fatores importantes que promovem a neuroplasticidade*: Maass, A.; Duzel, S.; Brigadski, T.; Goerke, M.; Becke, A.; Sobieray, U.; Neumann, K.; Lovden, M.; Lindenberger, U.; Backman, L.; e Braun-Dullaeus, R. (2016). Relationships of peripheral IGF-1, VEGF and BDNF levels to exercise-related changes in memory, hippocampal perfusion and volumes in older adults. *Neuroimage, 131*, 142–154.

Página 164, *Em uma revisão sistemática e uma meta-análise de 43 estudos*: Hammonds, T.L.; Gathright, E.C.; Goldstein, C.M.; Penn, M.S.; e Hughes, J.W. (2016). Effects of exercise on c-reactive protein in healthy patients and in patients with heart disease: A meta-analysis. *Heart & Lung: The Journal of Acute and Critical Care, 45*(3), 273–282.

Página 164, *Pesquisadores da Universidade da Califórnia em San Francisco descobriram que as pessoas portadoras do gene klotho*: Yokoyama, J.; Sturm, V.; Bonham, L.; Klein, E.; Arfanakis, K.; Yu, L.; Coppola, G.; Kramer, J.; Bennett, D.; Miller, B.; e Dubal, D.B. (2015). Variation in longevity gene KLOTHO is associated with greater cortical volumes in aging. *Annals of Clinical and Translational Neurology, 2*(3), 215–230.

Página 164, *Outros estudos mostram que é possível aumentar os níveis desse hormônio em adultos saudáveis com apenas vinte minutos*: Matsubara, T.; Miyaki, A.; Akazawa, N.; Choi, Y.; Ra, S.G.; Tanahashi, K.; Kumagai, H.; Oikawa, S.; e Maeda, S. (2013). Aerobic exercise training increases plasma Klotho levels and reduces arterial stiffness in postmenopausal women. *American Journal of Physiology-Heart and Circulatory Physiology, 306*(3), H348–H355.

Página 165, *Pesquisadores da Universidade da Colúmbia Britânica descobriram que fazer esse treinamento duas vezes por semana*: Bolandzadeh, N.; Tam, R.; Handy, T.C.; Nagamatsu, L.S.; Hsu, C.L.; Davis, J.C.; Dao, E.; Beattie, B.L.; e Liu-Ambrose, T. (2015). Resistance Training and White Matter Lesion Progression in Older Women: Exploratory Analysis of a 12-Month Randomized Controlled Trial. *Journal of the American Geriatrics Society, 63*(10), 2052–2060; Nagamatsu, L.S.; Handy, T.C.; Hsu, C.L.; Voss, M.; e Liu-Ambrose, T. (2012). Resistance training promotes cognitive and functional brain plasticity in seniors with probable mild cognitive impairment. *Archives of Internal Medicine, 172*(8), 666–668.

Página 165, *Pesquisadores da Universidade da Flórida descobriram que adultos*: Yarrow, J.F.; White, L.J.; McCoy, S.C.; e Borst, S.E. (2010). Training augments resistance exercise induced elevation of circulating brain derived neurotrophic factor (BDNF). *Neuroscience Letters, 479*(2), 161–165.

Página 165, *Em um estudo conduzido na Universidade da Colúmbia Britânica*: Liu-Ambrose, T.; Nagamatsu, L.S.; Voss, M.W.; Khan, K.M.; e Handy, T.C. (2012). Resistance training and functional plasticity of the aging brain: A 12-month randomized controlled trial. *Neurobiology of Aging, 33*(8), 1690–1698.

Página 166, *Homocisteína no soro, que provoca inflamações*: Vincent, K.R.; Braith, R.W.; Bottiglieri, T.; Vincent, H.K.; e Lowenthal, D.T. (2003). Homocysteine and lipoprotein levels following resistance training in older adults. *Preventive Cardiology, 6*(4), 197–203.

Página 166, *Um estudo, publicado no* Journal of the American Geriatric Society: Mavros, Y.; Gates, N.; Wilson, G.C.; Jain, N.; Meiklejohn, J.; Brodaty, H.; Wen, W.; Singh, N.; Baune, B.T.; Suo, C.; e Baker, M.K. (2016). Mediation of Cognitive Function Improvements by Strength Gains After Resistance Training in Older Adults with Mild Cognitive Impairment: Outcomes of the Study of Mental and Resistance Training. *Journal of the American Geriatrics Society, 65*(3), 550–559.

Página 166, *Outro estudo recente, publicado no* American Journal of Geriatric Psychiatry: Bossers, W.J.; van der Woude, L.H.; Boersma, F.; Hortobagyi, T.; Scherder, E.J.; e van Heuvelen, M.J. (2015). A 9-week aerobic and strength training program improves cognitive and motor function in patients with dementia: a randomized, controlled trial. *The American Journal of Geriatric Psychiatry*, 23(11), 1106-1116.

Página 169, *Um estudo de 2016, realizado na Tailândia, descobriu*: Sungkarat, S.; Boripuntakul, S.; Chattipakorn, N.; Watcharasaksilp, K.; e Lord, S.R. (2016). Effects of tai chi on cognition and fall risk in older adults with mild cognitive impairment: a randomized controlled trial. *Journal of the American Geriatrics Society*, 65(4), 721-727.

Página 169, *Outro estudo de 2012 descobriu que um programa de tai chi com duração de quarenta semanas*: Mortimer, J.A.; Ding, D.; Borenstein, A.R.; DeCarli, C.; Guo, Q.; Wu, Y.; Zhao, Q.; e Chu, S. (2012). Changes in brain volume and cognition in a randomized trial of exercise and social interaction in a community--based sample of non-demented Chinese elders. *Journal of Alzheimer's Disease*, 30(4), 757-766.

Página 169, *Além disso, um estudo de 2016, conduzido no Hospital St. Luke*: Del Moral, M.C.O.; Dominguez, J.C.; e Natividad, B.P. (2016). An observational study on the cognitive effects of ballroom dancing among Filipino elderly with MCI. *Alzheimer's & Dementia*, 12(7), P791.

Página 173, *Sem nenhuma surpresa, descobriram que os indivíduos que passavam mais tempo assistindo à TV*: Hoang, T.D.; Reis, J.; Zhu, N.; Jacobs, D.R.; Launer, L.J.; Whitmer, R.A.; Sidney, S.; e Yaffe, K. (2016). Effect of early adult patterns of physical activity and television viewing on midlife cognitive function. *JAMA Psychiatry*, 73(1), 73-79.

Página 173, *Outro estudo mostrou que o comportamento sedentário*: Klaren, R.E.; Hubbard, E.A.; Wetter, N.C.; Sutton, B.P.; e Motl, R.W. (2017). Objectively measured sedentary behavior and brain volumetric measurements in multiple sclerosis. *Neurodegenerative Disease Management*, 7(1), 31-37.

CAPÍTULO 5. DESCONTRAÇÃO

Página 193, *O cortisol também foi associado à atrofia do hipocampo*: McLaughlin, K.J.; Gomez, J.L.; Baran, S.E.; e Conrad, C.D. (2007). The effects of chronic stress on hippocampal morphology and function: an evaluation of chronic restraint paradigms. *Brain Research*, 1161, 56-64; Tynan, R.J.; Naicker, S.; Hinwood, M.; Nalivaiko, E.; Buller, K.M.; Pow, D.V.; Day, T.A.; e Walker, F.R. (2010). Chronic stress alters the density and morphology of microglia in a subset of stress-responsive brain regions. *Brain, Behavior, and Immunity*, 24(7), 1058-1068.

Página 193, *Novas evidências indicam que o estresse descontrolado e níveis elevados de cortisol*: Heim, C.; e Binder, E.B. (2012). Current research trends in early life stress and depression: Review of human studies on sensitive periods, gene–environment interactions, and epigenetics. *Experimental Neurology*, 233(1), 102-111.

Página 194, *Aparentemente, o estresse descontrolado inibe a produção*: Slavich, G.M.; e Irwin, M.R. (2014). From stress to inflammation and major depressive disorder: A social signal transduction theory of depression. *Psychological Bulletin*, 140(3), 774-815.

Página 194, *Um estudo conduzido por pesquisadores da Universidade McGill*: Lupien, S.J.; de Leon, M.; De Santi, S.; Convit, A.; Tarshish, C.; Nair, N.P.V.; Thakur, M.; McEwen, B.S.; Hauger, R.L.; e Meaney, M.J. (1998). Cortisol levels during human aging predict hippocampal atrophy and memory deficits. *Nature Neuroscience*, 1(1), 69-73.

Página 195, *O estresse descontrolado tem sido sistematicamente associado ao ganho de peso*: Torres, S.J.; e Nowson, C.A. (2007). Relationship between stress, eating behavior, and obesity. *Nutrition*, 23(11), 887-894.

Página 198, *Um estudo de 2011, publicado na revista* Proceedings of the National Academy of Sciences: Clapp, W.C.; Rubens, M.T.; Sabharwal, J.; e Gazzaley, A. (2011). Deficit in switching between functional brain networks underlies the impact of multitasking on working memory in older adults. *Proceedings of the National Academy of Sciences*, 108(17), 7212-7217.

Página 199, *Em 2014, uma revisão abrangente e uma meta-análise*: Goyal, M.; Singh, S.; Sibinga, E.M.; Gould, N.F.; Rowland-Seymour, A.; Sharma, R.; Berger, Z.; Sleicher, D.; Maron, D.D.; Shihab, H.M.; e Ranasinghe, P.D. (2014). Meditation programs for psychological stress and well-being: a systematic review and meta--analysis. *JAMA Internal Medicine*, 174(3), 357-368.

Página 199, *Em um estudo conduzido no Hospital Geral de Harvard-Massachusetts*: Lazar, S.W.; Kerr, C.E.; Wasserman, R.H.; Gray, J.R.; Greve, D.N.; Treadway, M.T.; McGarvey, M.; Quinn, B.T.; Dusek, J.A.; Benson, H.; e Rauch, S.L. (2005). Meditation experience is associated with increased cortical thickness. *Neuroreport*, 16(17), 1893-1897.

Página 199, *Outro estudo correlacionou os praticantes da meditação zen*: Pagnoni, G.; e Cekic, M. (2007). Age effects on gray matter volume and attentional performance in Zen meditation. *Neurobiology of Aging*, 28(10), 1623-1627.

Página 199, *Um estudo de 2015, realizado na Universidade da Califórnia, em Los Angeles, mostrou que a meditação*: Kurth, F.; Cherbuin, N.; e Luders, E. (2015). Reduced age-related degeneration of the hippocampal subiculum in long-term meditators. *Psychiatry Research: Neuroimaging, 232*(3), 214-218.
Página 199, *Pesquisadores da Universidade de Pittsburgh mostraram*: Taren, A.A.; Creswell, J.D.; e Gianaros, P.J. (2013). Dispositional mindfulness co-varies with smaller amygdala and caudate volumes in community adults. *PLoS One, 8*(5), e64574; Taren, A.A.; Gianaros, P.J.; Greco, C.M.; Lindsay, E.K.; Fairgrieve, A.; Brown, K.W.; Rosen, R.K.; Ferris, J.L.; Julson, E.; Marsland, A.L.; e Bursley, J.K. (2015). Mindfulness meditation training alters stress-related amygdala resting state functional connectivity: A randomized controlled trial. *Social Cognitive and Affective Neuroscience, 10*(12), 1758-1768.
Página 203, *Uma análise realizada em 2016 também descobriu que a ioga*: Mathersul, D.C.; e Rosenbaum, S. (2016). The Roles of Exercise and Yoga in Ameliorating Depression as a Risk Factor for Cognitive Decline. *Evidence-Based Complementary and Alternative Medicine*, 2016, 4612953; Oken, B.S.; Zajdel, D.; Kishiyama, S.; Flegal, K.; Dehen, C.; Haas, M.; Kraemer, D.F.; Lawrence, J.; e Leyva, J. (2006). Randomized, controlled, six-month trial of yoga in healthy seniors: Effects on cognition and quality of life. *Alternative Therapies in Health and Medicine, 12*(1), 40-47.
Página 203, *Um estudo publicado em 2011 na revista acadêmica* Frontiers of Psychology: Koelsch, S.; Fuermetz, J.; Sack, U.; Bauer, K.; Hohenadel, M.; Wiegel, M.; Kaisers, U.; e Heinke, W. (2011). Effects of music listening on cortisol levels and propofol consumption during spinal anesthesia. *Frontiers in Psychology, 2*, 58.
Página 204, *O Harvard Grant Study mostrou, ao longo de 75 anos*: Waldinger, R.J.; e Schulz, M.S. (2010). What's love got to do with it? Social functioning, perceived health, and daily happiness in married octogenarians. *Psychology and Aging, 25*(2), 422-431.
Página 204, *Um estudo de 2010, realizado na Universidade de Rush, examinou os idosos norte-americanos e japoneses*: Boyle, P.A.; Buchman, A.S.; Barnes, L.L.; e Bennett, D.A. (2010). Effect of a purpose in life on risk of incident Alzheimer disease and mild cognitive impairment in community-dwelling older persons. *Archives of General Psychiatry, 67*(3), 304-310; Kaplin, A.; e Anzaldi, L. (2015, May). New movement in neuroscience: A purpose-driven life. *Cerebrum, 7.*

CAPÍTULO 6. RESTAURAÇÃO

Página 215, *Um estudo de acompanhamento realizado em Harvard mostrou que os residentes*: Landrigan, C.P.; Rothschild, J.M.; Cronin, J.W.; Kaushal, R.; Burdick, E.; Katz, J.T.; Lilly, C.M.; Stone, P.H.; Lockley, S.W.; Bates, D.W.; e Czeisler, C.A. (2004). Effect of reducing interns' work hours on serious medical errors in intensive care units. *New England Journal of Medicine, 351*(18), 1838-1848.
Página 215, *O sono foi projetado especialmente para o cérebro*: Diekelmann, S.; e Born, J. (2010). The memory function of sleep. *Nature Reviews Neuroscience, 11*(2), 114-126; Smith, C. (1995). Sleep states and memory processes. *Behavioural Brain Research, 69*(1), 137-145.
Página 218, *Estudos demonstraram que indivíduos que trabalham no turno da noite*: Rouch, I.; Wild, P.; Ansiau, D.; e Marquie, J.C. (2005). Shiftwork experience, age and cognitive performance. *Ergonomics, 48*(10), 1282-1293.
Página 219, *Um estudo de 2001, publicado na* Nature Neuroscience, *examinou o desempenho cognitivo*: Cho, K. (2001). Chronic "jet lag" produces temporal lobe atrophy and spatial cognitive deficits. *Nature Neuroscience, 4*(6), 567-568; Drummond, S.P.; Brown, G.G.; Gillin, J.C.; Stricker, J.L.; Wong, E.C.; e Buxton, R.B. (2000). Altered brain response to verbal learning following sleep deprivation. *Nature, 403*(6770), 655-657.
Página 219, *Outros estudos descobriram que a TNF*: Mullington, J.M.; Haack, M.; Toth, M.; Serrador, J.M.; e Meier-Ewert, H.K. (2009). Cardiovascular, inflammatory, and metabolic consequences of sleep deprivation. *Progress in Cardiovascular Diseases, 51*(4), 294-302; Haack, M.; Sanchez, E.; e Mullington, J.M. (2007). Elevated inflammatory markers in response to prolonged sleep restriction are associated with increased pain experience in healthy volunteers. *Sleep, 30*(9), 1145-1152; Clark, I.A.; e Vissel, B. (2014). Inflammation-sleep interface in brain disease: TNF, insulin, orexin. *Journal of Neuroinflammation, 11*(1), 51.
Página 220, *De forma geral, pessoas que dormem nove horas por noite apresentam pior desempenho*: Ferrie, J.E.; Shipley, M.J.; Akbaraly, T.N.; Marmot, M.G.; Kivimaki, M.; e Singh-Manoux, A. (2011). Change in sleep duration and cognitive function: findings from the Whitehall II Study. *Sleep, 34*(5), 565-573.
Página 221, *Em 2009, pesquisadores da Universidade de Washington, em St. Louis*: Kang, J.E.; Lim, M.M.; Bateman, R.J.; Lee, J.J.; Smyth, L.P.; Cirrito, J.R.; Fujiki, N.; Nishino, S.; e Holtzman, D.M. (2009). Amyloid-β dynamics are regulated by orexin and the sleep-wake cycle. *Science, 326*(5955), 1005-1007.
Página 221, *Apenas quatro anos depois, pesquisadores da Universidade da Saúde e da Ciência de Oregon*: Xie, L.; Kang, H.; Xu, Q.; Chen, M. J.; Liao, Y.; Thiyagarajan, M.; O'Donnell, J.; Christensen, D.J.; Nicholson,

C.; Iliff, J.J.; e Takano, T. (2013). Sleep drives metabolite clearance from the adult brain. *Science, 342*(6156), 373-377; Ooms, S.; Overeem, S.; Besse, K.; Rikkert, M.O.; Verbeek, M.; e Claassen, J.A. (2014). Effect of 1 night of total sleep deprivation on cerebrospinal fluid β-amyloid 42 in healthy middle-aged men: A randomized clinical trial. *JAMA Neurology, 71*(8), 971-977.

Página 221, *Um estudo descobriu que indivíduos que dormem bem gastam 11% menos*: Kapur, V.K.; Redline, S.; Nieto, F.J.; Young, T.B.; Newman, A.B.; e Henderson, J.A. (2002). The relationship between chronically disrupted sleep and healthcare use. *Sleep, 25*(3), 289-296.

Página 222, *Dormir melhor nos faz ter menos resfriados e menos distúrbios imunológicos*: Gamaldo, C.E.; Shaikh, A.K.; e McArthur, J.C. (2012). The sleep-immunity relationship. *Neurologic Clinics, 30*(4), 1313-1343; Bollinger, T.; Bollinger, A.; Oster, H.; e Solbach, W. (2010). Sleep, immunity, and circadian clocks: A mechanistic model. *Gerontology, 56*(6), 574-580.

Página 222, *Existe uma correlação direta entre o sono restaurador*: Ford, D.E.; e Cooper-Patrick, L. (2001). Sleep disturbances and mood disorders: An epidemiologic perspective. *Depression and Anxiety, 14*(1), 3-6.

Página 222, *Um estudo descobriu que estudantes universitários*: Brown, F.C.; Buboltz Jr.; W.C.; e Soper, B. (2002). Relationship of sleep hygiene awareness, sleep hygiene practices, and sleep quality in university students. *Behavioral Medicine, 28*(1), 33-38.

Página 222, *Uma boa noite de sono também pode nos ajudar a processar as emoções*: Mauss, I.B.; Troy, A.S.; e LeBourgeois, M.K. (2013). Poorer sleep quality is associated with lower emotion-regulation ability in a laboratory paradigm. *Cognition & Emotion, 27*(3), 567-576.

Página 222, *Um estudo de 2005, publicado em* Seminars in Neurology, *descobriu*: Durmer, J.S.; e Dinges, D.F. (2005, March). Neurocognitive consequences of sleep deprivation. *Seminars in Neurology, 25* (1), 117-129. Copyright c 2005 by Thieme Medical Publishers, Inc.; 333 Seventh Avenue, New York, NY 10001, USA.

Página 222, *Pessoas que dormem bem têm melhores memórias de curto e de longo prazo*: Maquet, P. (2001). The role of sleep in learning and memory. *Science, 294*(5544), 1048-1052; Curcio, G.; Ferrara, M.; e De Gennaro, L. (2006). Sleep loss, learning capacity and academic performance. *Sleep Medicine Reviews, 10*(5), 323-337; Yang, G.; Lai, C.S.W.; Cichon, J.; Ma, L.; Li, W.; e Gan, W.B. (2014). Sleep promotes branch-specific formation of dendritic spines after learning. *Science, 344*(6188), 1173-1178.

Página 223, *A falta de sono pode prejudicar nossas respostas ao meio*: Ayalon, R.D.; e Friedman, F. (2008). The effect of sleep deprivation on fine motor coordination in obstetrics and gynecology residents. *American Journal of Obstetrics and Gynecology, 199*(5), 576, e1-5.

Página 223, *Quem dorme melhor tem menor probabilidade de abusar de álcool*: Wallen, G.R.; Brooks, M.A.T.; Whiting, M.B.; Clark, R.; Krumlauf, M.M.C.; Yang, L.; Schwandt, M.L.; George, D.T.; e Ramchandani, V.A. (2014). The prevalence of sleep disturbance in alcoholics admitted for treatment: A target for chronic disease management. *Family & Community Health, 37*(4), 288-297.

Página 223, *Adultos que dormiam de sete a oito horas por noite*: Green, M.J.; Espie, C.A.; Popham, F.; Robertson, T.; e Benzeval, M. (2017). Insomnia symptoms as a cause of type 2 diabetes Incidence: A 20 year cohort study. *BMC Psychiatry, 17*(1), 94; Bonnet, M.H.; Burton, G.G.; e Arand, D.L. (2014). Physiological and medical findings in insomnia: Implications for diagnosis and care. *Sleep Medicine Reviews, 18*(2), 111-122.

Página 223, *A falta de um sono de qualidade aumenta o risco de acidente vascular cerebral*: Wu, M.P.; Lin, H.J.; Weng, S.F.; Ho, C.H.; Wang, J.J.; e Hsu, Y.W. (2014). Insomnia subtypes and the subsequent risks of stroke. *Stroke, 45*(5), 1349-1354.

Página 223, *Esse benefício foi ilustrado em um estudo no qual 43 mulheres*: Calhoun, A.H.; e Ford, S. (2007). Behavioral sleep modification may revert transformed migraine to episodic migraine. *Headache: The Journal of Head and Face Pain, 47*(8), 1178-1183.

Página 224, *Em um estudo de 13 anos realizado com quinhentos indivíduos*: Hasler, G.; Buysse, D.J.; Klaghofer, R.; Gamma, A.; Ajdacic, V.; Eich, D.; Rossler, W.; e Angst, J. (2004). The association between short sleep duration and obesity in young adults: a 13-year prospective study. *Sleep, 27*(4), 661-666.

Página 224, *Um estudo realizado em 2017 revelou que a privação do sono*: Bellesi, M.; de Vivo, L.; Chini, M.; Gilli, F.; Tononi, G.; e Cirelli, C. (2017). Sleep Loss Promotes Astrocytic Phagocytosis and Microglial Activation in Mouse Cerebral Cortex. *Journal of Neuroscience, 37*(21), 5263-5273.

Página 226, *Muitas pessoas que os tomam acreditam*: de Gage, S.B.; Begaud, B.; Bazin, F.; Verdoux, H.; Dartigues, J.F.; Peres, K.; Kurth, T.; e Pariente, A. (2012). Benzodiazepine use and risk of dementia: Prospective population based study. *British Medical Journal, 345*, e6231.

Página 231, *Pesquisas sugerem que a falta de oxigênio e de fluxo de sangue no cérebro*: Osorio, R.S.; Gumb, T.; Pirraglia, E.; Varga, A.W.; Lu, S.E.; Lim, J.; Wohlleber, M.E.; Ducca, E.L.; Koushyk, V.; Glodzik, L.; e Mosconi, L. (2015). Sleep-disordered breathing advances cognitive decline in the elderly. *Neurology,*

84(19), 1964-1971; Lutsey, P.L.; Bengtson, L.G.; Punjabi, N.M.; Shahar, E.; Mosley, T.H.; Gottesman, R.F.; Wruck, L.M.; MacLehose, R.F.; e Alonso, A. (2016). Obstructive sleep apnea and 15-year cognitive decline: The Atherosclerosis Risk in Communities (ARIC) study. *Sleep, 39*(2), 309-316; Gagnon, K.; Baril, A.A.; Gagnon, J.F.; Fortin, M.; Decary, A.; Lafond, C.; Desautels, A.; Montplaisir, J.; e Gosselin, N. (2014). Cognitive impairment in obstructive sleep apnea. *Pathologie Biologie, 62*(5), 233-240.

Página 231, *Em nossa própria pesquisa, publicada em Circulation, em 2015*: Sherzai, A.Z.; Willey, J.Z.; Vega, S.; e Sherzai, D. (2015). The Association Between Chronic Obstructive Pulmonary Disease and Cognitive Status in an Elderly Sample Using the Third National Health and Nutrition Examination Survey. *Circulation, 131*(Suppl. 1), AP125.

Página 231, *Em uma revisão e uma meta-análise de sete estudos publicados em 2015*: Bubu, O.M.; Utuama, O.; Umasabor-Bubu, O.Q.; e Schwartz, S. (2015). Obstructive sleep apnea and Alzheimer's disease: A systematic review and meta-analytic approach. *Alzheimer's & Dementia, 11*(7), P452.

CAPÍTULO 7. OTIMIZAÇÃO

Página 249, *A reserva cognitiva, por outro lado*: Stern, Y. (2002). What is cognitive reserve? Theory and research application of the reserve concept. *Journal of the International Neuropsychological Society, 8*(03), 448-460; Alexander, G.E.; Furey, M.L.; Grady, C.L.; Pietrini, P.; Brady, D.R.; Mentis, M.J.; e Schapiro, M.B. (1997). Association of premorbid intellectual function with cerebral metabolism in Alzheimer's disease: Implications for the cognitive reserve hypothesis. *American Journal of Psychiatry, 154*(2), 165-172; Meng, X.; e D'Arcy, C. (2012). Education and dementia in the context of the cognitive reserve hypothesis: A systematic review with meta-analyses and qualitative analyses. *PloS One, 7*(6), e38268; Scarmeas, N.; e Stern, Y. (2003). Cognitive reserve and lifestyle. *Journal of Clinical and Experimental Neuropsychology, 25*(5), 625-633; Stern, Y.; Albert, S.; Tang, M.X.; e Tsai, W.Y. (1999). Rate of memory decline in AD is related to education and occupation cognitive reserve? *Neurology, 53*(9), 1942-1942.

Página 250, *Em um estudo longitudinal randomizado, realizado na Universidade da Flórida*: Edwards, J.D.; Xu, H.; Clark, D.; Ross, L.A.; e Unverzagt, F.W. (2016). The ACTIVE study: what we have learned and what is next? Cognitive training reduces incident dementia across ten years. *Alzheimer's & Dementia, 12*(7), 212.

Página 252, *Um desses estudos, publicado em 2017 na revista acadêmica Neuron*: Dresler, M.; Shirer, W.R.; Konrad, B.N.; Muller, N.C.; Wagner, I.C.; Fernandez, G.; Czisch, M.; e Greicius, M.D. (2017). Mnemonic training reshapes brain networks to support superior memory. *Neuron, 93*(5), 1227-1235.

Página 253, *Um estudo de 2006, realizado na University College London, identificou*: Maguire, E.A.; Woollett, K.; e Spiers, H.J. (2006). London taxi drivers and bus drivers: A structural MRI and neuropsychological analysis. *Hippocampus, 16*(12), 1091-1101; Woollett, K.; Spiers, H.J.; e Maguire, E.A. (2009). Talent in the taxi: A model system for exploring expertise. *Philosophical Transactions of the Royal Society B: Biological Sciences, 364*(1522), 1407-1416.

Página 253, *Há evidências de que segundas línguas (ou o bilinguismo precoce)*: Craik, F.I.; Bialystok, E.; e Freedman, M. (2010). Delaying the onset of Alzheimer disease: Bilingualism as a form of cognitive reserve. *Neurology, 75*(19), 1726-1729.

Página 253, *Em 2014, pesquisadores da Universidade de Ghent*: Woumans, E.; Santens, P.; Sieben, A.; Versijpt, J.; Stevens, M.; e Duyck, W. (2015). Bilingualism delays clinical manifestation of Alzheimer's disease. *Bilingualism: Language and Cognition, 18*(03), 568-574.

Página 254, *Um estudo de 2016, realizado pelo NIH*: Perani, D.; Farsad, M.; Ballarini, T.; Lubian, F.; Malpetti, M.; Fracchetti, A.; Magnani, G.; March, A.; e Abutalebi, J. (2017). The impact of bilingualism on brain reserve and metabolic connectivity in Alzheimer's dementia. *Proceedings of the National Academy of Sciences, 114*(7), 1690-1695.

Página 254, *Outro estudo de 2016, realizado na Espanha*: Estanga, A.; Ecay-Torres, M.; Ibanez, A.; Izagirre, A.; Villanua, J.; Garcia-Sebastian, M.; Gaspar, M.T.I.; Otaegui-Arrazola, A.; Iriondo, A.; Clerigue, M.; e Martinez-Lage, P. (2017). Beneficial effect of bilingualism on Alzheimer's disease CSF biomarkers and cognition. *Neurobiology of Aging, 50*, 144-151.

Página 254, *Os pesquisadores encontraram um fenômeno semelhante nos músicos*: Sluming, V.; Barrick, T.; Howard, M.; Cezayirli, E.; Mayes, A.; e Roberts, N. (2002). Voxel-based morphometry reveals increased gray matter density in Broca's area in male symphony orchestra musicians. *Neuroimage, 17*(3), 1613-1622; Gaser, C.; e Schlaug, G. (2003). Gray matter differences between musicians and nonmusicians. *Annals of the New York Academy of Sciences, 999*(1), 514-517.

Página 254, *Um estudo publicado em 2003 no* New England Journal of Medicine: Verghese, J.; Lipton, R.B.; Katz, M.J.; Hall, C.B.; Derby, C.A.; Kuslansky, G.; Ambrose, A.F.; Sliwinski, M.; e Buschke, H. (2003).

Leisure activities and the risk of dementia in the elderly. *New England Journal of Medicine, 2003*(348), 2508-2516.

Página 254, *Um estudo publicado em 2007 analisou um grupo de indivíduos britânicos*: Roe, C.M.; Xiong, C.; Miller, J.P.; e Morris, J.C. (2007). Education and Alzheimer disease without dementia support for the cognitive reserve hypothesis. *Neurology, 68*(3), 223-228; Cobb, J.L.; Wolf, P.A.; Au, R.; White, R.; e D'Agostino, R.B. (1995). The effect of education on the incidence of dementia and Alzheimer's disease in the Framingham Study. *Neurology, 45*(9), 1707-1712; Amieva, H.; Mokri, H.; Le Goff, M.; Meillon, C.; Jacqmin-Gadda, H.; Foubert-Samier, A.; Orgogozo, J.M.; Stern, Y.; e Dartigues, J.F. (2014). Compensatory mechanisms in higher-educated subjects with Alzheimer's disease: A study of 20 years of cognitive decline. *Brain, 137*(4), 1167-1175.

Página 254, *E a educação não precisa ocorrer no início da vida para ser protetora*: in a 2011 study conducted in Brazil: da Silva, E.M.; Farfel, J.; Apolinario, D.; Magaldi, R.; Nitrini, R.; e Jacob-Filho, W. (2011). Formal education after 60 years improves cognitive performance. *Alzheimer's & Dementia, 7*(4), S503.

Página 255, *Novas pesquisas, conduzidas a partir de 2016 por cientistas do Centro de Pesquisa da Doença de Alzheimer e do Instituto de Alzheimer*: Boots, E.A.; Schultz, S.A.; Oh, J.M.; Racine, A.M.; Koscik, R.L.; Gallagher, C.L.; Carlsson, C.M.; Rowley, H.A.; Bendlin, B.B.; Asthana, S.; e Sager, M.A. (2016). Occupational complexity, cognitive reserve, and white matter hyperintensities: Findings from the Wisconsin Registry for Alzheimer's Prevention. *Alzheimer's & Dementia, 12*(7), P130.

Página 255, *Outro estudo recente, realizado no Hospital Geral de Massachusetts*: Sun, F.W.; Stepanovic, M.R.; Andreano, J.; Barrett, L.F.; Touroutoglou, A.; e Dickerson, B.C. (2016). Youthful brains in older adults: Preserved neuroanatomy in the default mode and salience networks contributes to youthful memory in superaging. *Journal of Neuroscience, 36*(37), 9659-9668.

Página 256, *Em uma revisão sistemática do treinamento cognitivo de realidade virtual*: Coyle, H.; Traynor, V.; e Solowij, N. (2015). Computerized and virtual reality cognitive training for individuals at high risk of cognitive decline: systematic review of the literature. *The American Journal of Geriatric Psychiatry, 23*(4), 335-359.

Página 259, *Um estudo de 2013, publicado no* Journal of the American Medical Association Internal Medicine: Lin, F.R.; Metter, E.J.; O'Brien, R.J.; Resnick, S.M.; Zonderman, A.B.; e Ferrucci, L. (2011). Hearing loss and incident dementia. *Archives of Neurology, 68*(2), 214-220.

Página 259, *Outros estudos descobriram que a deficiência visual*: Valentijn, S.A.; Van Boxtel, M.P.; Van Hooren, S.A.; Bosma, H.; Beckers, H.J.; Ponds, R.W.; e Jolles, J. (2005). Change in sensory functioning predicts change in cognitive functioning: Results from a 6-year follow-up in the Maastricht Aging Study. *Journal of the American Geriatrics Society, 53*(3), 374-380.

Página 261, *Um estudo realizado na Holanda, em 2013, revelou que o envolvimento com a música*: Burggraaf, J.L.I.; Elffers, T.W.; Segeth, F.M.; Austie, F.M.C.; Plug, M.B.; Gademan, M.G.J.; Maan, A.C.; Man, S.; de Muynck, M.; Soekkha, T.; e Simonsz, A. (2013). Neurocardiological differences between musicians and control subjects. *Netherlands Heart Journal, 21*(4), 183-188; Kunikullaya, K.U.; Goturu, J.; Muradi, V.; Hukkeri, P.A.; Kunnavil, R.; Doreswamy, V.; Prakash, V.S.; e Murthy, N.S. (2016). Combination of music with lifestyle modification versus lifestyle modification alone on blood pressure reduction—A randomized controlled trial. *Complementary Therapies in Clinical Practice, 23,* 102-109.

Página 263, *Um estudo descobriu que pessoas que não se envolvem em atividades sociais*: Holwerda, T.J.; van Tilburg, T.G.; Deeg, D.J.; Schutter, N.; Van, R.; Dekker, J.; Stek, M.L.; Beekman, A.T.; e Schoevers, R.A. (2016). Impact of loneliness and depression on mortality: results from the Longitudinal Aging Study Amsterdam. *The British Journal of Psychiatry, 209*(2), 127-34.

Página 263, *Todas as zonas azuis têm uma sólida dimensão social*: Poulain, M.; Herm, A.; e Pes, G. (2013). The Blue Zones: Areas of exceptional longevity around the world. *Vienna Yearbook of Population Research, 11,* 87-108.

Página 264, *O famoso Grant Study, de Harvard, acompanhou 286 homens*: Waldinger, R.J.; e Schulz, M.S. (2010). What's love got to do with it? Social functioning, perceived health, and daily happiness in married octogenarians. *Psychology and Aging, 25*(2), 422-431.

Página 264, *A imunologista Esther Sternberg*: Sternberg, E.M. (2001). *The Balance Within: The Science Connecting Health and Emotions.* New York: Macmillan.

Página 264, *Um estudo publicado na* JAMA Psychiatry: Wilson, R.S.; Krueger, K.R.; Arnold, S.E.; Schneider, J.A.; Kelly, J.F.; Barnes, L.L.; Tang, Y.; e Bennett, D.A. (2007). Loneliness and risk of Alzheimer disease. *Archives of General Psychiatry, 64*(2), 234-240.

Página 264, *Um estudo de 2013, realizado na Universidade de Nova Gales do Sul, na Austrália*: Lipnicki, D.M.; Sachdev, P.S.; Crawford, J.; Reppermund, S.; Kochan, N.A.; Trollor, J.N.; Draper, B.; Slavin, M.J.; Kang, K.; Lux, O.; e Mather, K.A. (2013). Risk factors for late-life cognitive decline and variation with age and sex in the Sydney Memory and Ageing Study. *PloS One, 8*(6), e65841.

Este livro foi composto na tipologia Minion Pro,
em corpo 10,65/15, e impresso em papel off-white
no Sistema Cameron da Divisão Gráfica
da Distribuidora Record.